안경사 국가고시 대비문제집

안경조제가공학

김혜동 감수 | 편집부 편

도서출판 대학서림

머리말 Preface

안경광학이라는 생소한 학문을 처음으로 접하는 학생들은 무척 당황스럽고 이해의 폭을 넓히는데 많은 애로사항과 어려움이 있으리라 짐작된다. 안경광학과의 여러 과목 중에서 안경조제가공학은 안경의 기본적인 사항 뿐 아니라, 다른 학문과의 접목이 있어야 이해가 되는 과목이다. 또한 안경조제가공 실기라는 복병이 있다. 그러므로 많은 안경의 이론적 배경과 더불어 안경조제가공 실기를 동시에 능숙하게 해결하기 위해서는 다양한 방면에 경험이 절실히 요구된다.

특히 안경사 국가고시를 준비하는 예비안경사인 학생들의 입장에서는 이론과 현장실무를 잘 접목해 하는 과제가 필수적이다. 이런 측면에서 실전경험을 쌓을 수 있는 간접방법은 다양한 문제를 통해 해결할 수 있다.

안경사 국가고시를 앞둔 예비안경사인 학생입장에서 안경조제가공학의 이론과 실기를 한 번에 해결할 수 있는 지름길이 필요해서 좋은 지침서인 문제집을 발간하게 되었다. 본 문제집의 가장 두드러진 특징의 하나는 반복학습을 통하여 문제 해결 능력을 향상시킬 수 있다는 것과 또 다른 하나는 같은 주제의 문제를 다양한 각도에서 분석하여 접해 봄으로써 응용능력을 배가시켜 완벽하게 내 것으로 만드는데 심혈을 기울여 집필하였다.

철저하고 완벽한 시력검사와 시기능검사에 따른 처방이라 하더라도 안경조제가공에 오류가 발생한다면 결단코 쾌적하고 편안한 안경을 국민에게 제공할 수 없다. 아무리 강조해도 안경조제가공의 중요성은 이루 말할 수 없을 만큼 매우 크다. 뿐만 아니라 안경사국가고시에서 상당히 높은 비중의 %를 차지하므로 매우 중요한 과목임을 다시 한 번 부연하여 강조하고 싶다.

아무쪼록 본 문제집을 필독 분석하여 문제를 완벽하게 이해하므로 예비안경사로서 꿈꾸고 있는 멋있고 훌륭한 안경사로서 자리매김을 바라며 앞날에 무궁한 발전과 영광이 함께 하길 간절히 소망한다. 앞으로도 끊임없는 연구를 통해 더 좋은 지침서가 될 수 있도록 전념하겠다.

2021. 2. 10

차 례 Contents

I 안경조제가공학

II 안경총론

I 안경조제가공학

제 1 강 안경과 안경조제가공

001 **안경렌즈의 선택으로 옳은 것은?**

① 난시는 오목렌즈를 선택한다.
② 상용을 위한 안경렌즈는 독서에 사용된다.
③ 안경렌즈는 토릭렌즈, 볼록렌즈, 오목렌즈 순서로 발전되어 왔다.
④ 비정시안의 종류에 따라 볼록렌즈, 오목렌즈, 토릭렌즈를 선택한다.
⑤ 안경렌즈의 재질은 셀룰로이드, 셀룰로오스 아세테이트가 사용된다.

002 **안경테 선택으로 옳은 것은?**

① 유행에 따라 선택한다.
② 고가의 안경테를 선택한다.
③ 사용 목적에 적합해야 한다.
④ 물리적 요소를 충족해야 한다.
⑤ 생리학적 요소를 충족해야 한다.

003 **안경조제가공을 위한 광학적 충족 요소로 옳은 것은?**

① 안경테의 앞 수평면 경사각
② 동공 중심간 거리에 맞는 조제가공
③ 안경테의 귀방향 측면림이 연직선과 만드는 휨각
④ 안경렌즈의 각막정점과 안경렌즈 물측정점간의 거리인 정점간거리
⑤ 수직방향으로 안경테 하부림에서 하안검까지의 거리인 광학중심점 높이

정답 | 1. ④ 2. ③ 3. ②

004 **안경조제가공 할 때 지켜야 할 조건으로 옳은 것은?**

① 사위나 사시가 있으면 안경렌즈의 광학 중심과 동공을 일치시킨다.
② 원용 경사각이 큰 이유는 눈의 조준선이 아래로 향하기 때문이다.
③ 눈의 조준선이 안경렌즈의 광학중심을 통과하고 렌즈면에 직각으로 맞추어져야 한다.
④ 조준선이 설계점을 수직으로 지나게 하는 광학적 요소의 기본조건은 광학적 조건이라고 한다.
⑤ 렌즈 상측정점에서 각막정점까지 거리인 정점간거리는 서양인이 15 mm, 동양인은 10 mm이다.

005 **용도목적에 따른 안경분류에 대한 설명으로 옳은 것은?**

① 원용안경은 근방시를 목적으로 한다.
② 중간용 안경은 주시 사용거리는 보통 3 m이다.
③ 원용안경은 원방시를 목적으로 하는 경우의 안경으로 보통 33 cm이다.
④ 근용안경은 근방시의 독서 등을 목적으로 하는 안경으로 보통 5 m이다.
⑤ 중간용 안경은 피아니스트 파일럿이 주로 사용하는 안경으로 보통 50 cm이다.

006 **안경조제가공시 지켜야 할 조건으로 옳은 것은?**

① 경사각은 원용 15°~25°, 근용 10°~15°가 되도록 한다.
② 근용경사각이 큰 이유는 눈의 조준선이 위로 향하기 때문이다.
③ 사위나 사시가 없으면 안경렌즈의 광학중심과 동공을 일치시키지 않아도 된다.
④ 눈의 조준선은 안경렌즈의 광학중심을 통과하며 렌즈면에 직각으로 맞춰져야 한다.
⑤ 회선점조건은 수평선 방향에서는 경사각과 수직방향에서는 앞수평면 휨각에 관계가 있다.

007 **안경조제가공을 위한 충족 요소로 옳은 것은?**

① 광학적 요소, 화학적 요소, 미적 요소
② 광학적 요소, 해부학적 요소, 미적 요소
③ 광학적 요소, 생리학적 요소, 미적 요소
④ 광학적 요소, 해부학적 요소, 인적 요소
⑤ 물리학적 요소, 해부학적 요소, 미적 요소

정답 | 4. ③ 5. ⑤ 6. ④ 7. ②

008 해부학적 요소로 옳은 것은?

① 안경테의 귀방향 측면림이 연직선과 만드는 경사각
② 수평방향으로 좌우 동공중심간 거리에 맞는 조제가공
③ 각막정점과 안경렌즈 상측정점간의 거리인 정점간거리
④ 광학적 요소가 변함없이 접촉부위에 균등하고 편안하게 고정
⑤ 수직방향으로 안경테 하부림에서 동공중심까지의 거리인 광학중심높이

정답 | 8. ④

제 2 강 안경 처방전의 해석과 약자

001 **안경을 착용한 상태에서 측면에서 보아 가장자리 연결선과 연직선이 이루는 각으로 장용자의 시거리, 신장, 안면의 경사도, 체형 등을 고려해야 하는 것은?**

① 프리즘 ② 경사각 ③ 가입도
④ 원주렌즈 축 ⑤ 동공간거리

002 **처방전의 표기 순서로 옳은 것은?**

① 원주렌즈, 난시축방향, 구면렌즈
② 구면렌즈, 원주렌즈, 프리즘 기저방향
③ 원주렌즈, 구면렌즈, 프리즘 기저방향
④ 구면렌즈, 프리즘 기저방향, 원주렌즈
⑤ 구면렌즈, 난시축방향, 프리즘 기저방향

003 **TABO식 각도표기에 대한 설명으로 옳은 것은?**

① Base In 방향은 우안, 좌안 0도이다.
② 우안, 좌안 둘 다 코방향에서 시작한다.
③ 우안은 코쪽 좌안은 귀쪽에서 시작한다.
④ Base Down은 각도로 표시하지 않는다.
⑤ Base Up방향은 우안은 90도 좌안은 270도이다.

004 **안경 처방전에서 명기사항이지만 자주 생략되어지는 요소는?**

① 가입도 ② 안경의 용도 ③ 정점간거리
④ 동공간거리 ⑤ 프리즘굴절력과 기저방향

005 **Oh에 대한 내용 중 맞는 것은?**

① 동공중심간 거리를 말한다.
② 안경테 하부림에서 상부림까지의 높이를 말한다.
③ Oh(Optical Height)는 안경렌즈의 높이를 말한다.
④ 안경테 하부림에서 동공중심까지의 높이를 말한다.
⑤ 안경테 상부림에서 동공중심까지의 높이를 말한다.

정답 | 1. ② 2. ② 3. ③ 4. ③ 5. ④

006 다음과 같은 처방전 표기에 옳은 설명은?

O.D : S−2.00D ⊃ C−1.00D, Ax180 ⊃ 0.5△, B.U

① 좌안의 도수 처방값이다.
② 원주렌즈 굴절력은 −2.00D이다.
③ 원주렌즈굴절력은 −2D이고 축은 180°이다.
④ 우안 처방전으로 구면굴절력은 −1.00D이다.
⑤ 프리즘굴절력은 0.5△이고 기저방향은 90°이다.

007 S−2.00D의 안경렌즈의 광학중심에서 3 cm 만큼 떨어진 곳의 프리즘은 얼마인가?

① 3△ ② 4△ ③ 5△
④ 6△ ⑤ 7△

008 약시 치료목적으로 교정하는 렌즈로 옳은 것은?

① S(구면렌즈) ② C(토릭렌즈) ③ 프리즘렌즈
④ 비구면렌즈 ⑤ OCC(차폐렌즈)

009 TABO식 각에 대한 설명으로 옳은 것은?

① 안경렌즈는 프리즘의 집합체이다.
② L은 신만국식과 국만국식의 각도 방향이 같다.
③ 현재 사용되는 TABO식은 구만국식방법이라 한다.
④ 프리즘렌즈의 기지방향의 유효각도는 0 − 180도이다.
⑤ 좌우 모두 손님을 안경사가 바라보고 시계방향으로 각도를 측정한다.

010 다음 중 안경처방전의 명기사항이 옳은 것은?

① 조정 ② 경사각
③ 광학적 중심높이 ④ 렌즈와 테의 적용도
⑤ 프리즘 굴절력과 기저방향

정답 | 6. ⑤ 7. ④ 8. ⑤ 9. ① 10. ⑤

011 안경처방전의 명기사항은?

① VD ② Fitting ③ 경사각
④ 안경테 선택 ⑤ 렌즈크기 설정

012 안경처방전의 명기사항은?

① PD ② 경사각 ③ 렌즈크기
④ 안경테 선택 ⑤ 광학중심높이

013 처방전 표기로, 다음 기호 중에서 안경테를 선택한 후 결정되는 것은?

① 가입도 ② 동공거리 ③ 토릭렌즈축
④ 광학중심높이 ⑤ 프리즘굴절력

014 안경테를 선택할 때 광학적인 면에서 크게 고려하지 않아도 되는 사항은?

① 템플의 길이 ② 코받침 유무
③ 구안경과의 상이함 ④ 렌즈 삽입부의 크기
⑤ 템플의 모양과 넓이

015 안경처방시(Prescription)의 명기사항이 옳은 것은?

① 렌즈크기 ② 필요최소직경
③ 조정 ④ 구면렌즈의 상측정점굴절력
⑤ 원주렌즈의 물측정점굴절력

016 안경처방시(Prescription)의 명기사항이지만 일반적으로 명기되지 않아도 되는 것은?

① Oh ② 안경테 선택
③ 정점간거리 ④ 용도별 거리표시
⑤ 구면렌즈의 상측정점굴절력

정답 | 11. ① 12. ① 13. ④ 14. ⑤ 15. ④ 16. ③

017 처방서 발행인에게 문의해야 할 경우가 맞는 것은?

① Oh가 빠진 경우
② 기입사항이 읽기 쉬운 경우
③ 발행일자가 최근의 처방전일 경우
④ 정점간거리의 경사각이 가입되어 있지 않을 경우
⑤ 난시축, 프리즘 기저방향, 동공거리 등 누락이 있을 경우

018 다음 중 안경처방전에 반드시 기입하여야 하는 명기사항은?

① Oh
② 구면렌즈의 상측초점위치
③ 구면렌즈의 물측초점위치
④ 원주렌즈의 물측초점위치
⑤ 프리즘의 디옵터 및 기저방향

019 처방전에 'Balance'라고 표기되었다면 이는 어떻게 조제하여야 하나?

① 프리즘 가공한다.
② 가입도를 계산하여 제작한다.
③ 양안에 같은 굴절력을 넣어 제작한다.
④ 한쪽 렌즈에 도수가 없는 것을 넣어 제작한다.
⑤ 양안의 굴절력 차이가 심할 경우 무게의 균형이 잡히도록 얇은 쪽 렌즈를 두껍게 제작한다.

020 For Dist OU : S + 3.00D = C + 2.00D, Ax 90° = 1△B.I의 처방을 옳게 해석한 것은?

① 우안에 S+3.00D 90°방향으로 처방한다.
② 원용안경으로 양안 각각 0.5△의 기저내방으로 하고 타보식 방향각 90°경선에는 +3.00D, 180°방향에는 +5.00D가 되게 한다.
③ 원용안경으로 양안 각각 0.5△의 기저내방으로 하고 타보식 방향각 90°경선에는 +5.00D, 180°방향에는 +3.00D가 되게 한다.
④ 원용안경으로 양안 각각 1.00△의 기저내방으로 하고 타보식 방향각 90°경선에는 +3.00D, 180°방향에는 +5.00D가 되게 한다.
⑤ 원용안경으로 양안 각각 1.00△의 기저내방으로 하고 타보식 방향각 90°경선에는 +5.00D, 180°방향에는 +3.00D가 되게 한다.

정답 | 17. ⑤ 18. ⑤ 19. ⑤ 20. ④

021 TABO식 규약의 각 측정 방향 설명으로 옳은 것은?

① 구만구식 방법이다.
② 시계방향으로 잰다.
③ 특별한 약속은 없다.
④ 데칼트의 평면좌표의 (−)방향각과 같다.
⑤ 데칼트의 평면좌표의 (+)방향각과 같다.

022 안경렌즈의 좌, 우 구별에 대한 설명 중 맞는 것은?

① 특별한 약속은 없다.
② TABO식을 기준, 쓰는 입장에서
③ 구만국식을 기준, 쓰는 입장에서
④ TABO식을 기준, 보는 입장에서
⑤ 구만국식을 기준, 보는 입장에서

023 축방향 측정의 약속에서 좌안에 대한 구만국식 표현으로 30°는 TABO식으로 몇 도가 되는가?

① 45° ② 30° ③ 150°
④ 120° ⑤ 135°

024 난시교정용 원주렌즈의 축방향 표기설명으로 옳은 것은?

① 기저방향과 같다.
② 180°는 Vert, V, ↑로 표기한다.
③ 90°는 Hor, H, →로 표기한다.
④ 축 표기는 360°까지 유효하다.
⑤ 기호는 [Axis], [Ax], [A], [軸], [축] 등으로 표기한다.

025 좌,우 안구의 회선점간 거리는?

① VD ② 근용 PD ③ 중간용 PD
④ 측정기준 PD ⑤ 조제가공 PD

정답 | 21. ⑤ 22. ④ 23. ③ 24. ⑤ 25. ④

026 표기 약어 O.D, O.U 정확한 원어와 그 뜻은?

① Oculus Dexter(좌안), Oculus Union(우안)
② Oculus Sinister(우안), Oculus Union(양안)
③ Oculus Decxter(양안), Oculus Union(우안)
④ Oculus Dexter(우안), Oculus Uterque(양안)
⑤ Oculus Decxter(좌안), Oculus Uterque(양안)

027 표기 약어 O.S, O.U 정확한 원어와 그 뜻은?

① Oculus Sinister(좌안), Oculus Union(우안)
② Oculus Sinister(우안), Oculus Union(양안)
③ Oculus Sinister(양안), Oculus Union(우안)
④ Oculus Sinister(우안), Oculus Uterque(양안)
⑤ Oculus Sinister(좌안), Oculus Uterque(양안)

028 안경렌즈 굴절력이 전혀 없는 렌즈의 표기로 옳은 것은?

① O.D　② O.U　③ O.C.C
④ Plano　⑤ Combination

029 처방전 약어로 잘 쓰이는 O.S.의 정확한 원어와 그 뜻은?

① Oculus Sinister – 맹　② Oculus Sinister – 우안
③ Oculus Sinister – 양안　④ Oculus Sinister – 좌안
⑤ Oculus Sinister – 우위안

030 처방전 표기 약호로 O.U : 4△ B.O과 같은 내용은?

① R : 2.0△ Base 0° L : 2.0△ Base 0°
② R : 4.0△ Base 180° L : 4.0△ Base 0°
③ R : 2.0△ Base 180° L : 2.0△ Base 0°
④ R : 4.0△ Base 180° L : 4.0△ Base 180°
⑤ R : 2.0△ Base 180° L : 2.0△ Base 180°

정답 | 26. ④ 27. ⑤ 28. ④ 29. ④ 30. ②

031 처방전 표기약호로 "O.U : 1△ B.I"과 같은 내용은?

① R : 0.50△ Base 0° L : 10.5△ Base 0°
② R : 1.0△ Base 180° L : 1.0△ Base 0°
③ R : 0.5△ Base 180° L : 0.5△ Base 0°
④ R : 1.0△ Base 0° L : 1.0△ Base 180°
⑤ R : 1.0△ Base 180° L : 1.0△ Base 180°

032 처방 "O.U : S−4.00D = 1△B.I" 처방과 같은 내용은?

① O.D : S−4.00D = 0.5△ Base 0°
O.S : S−4.00D = 0.5△ Base 180°
② O.D : S−4.00D = 0.5△ Base 180°
O.S : S−4.00D = 0.5△ Base 0°
③ O.D : S−4.00D = 1.00△ Base 0°
O.S : S−4.00D = 1.00△ Base 180°
④ O.D : S−4.00D = 1.00△ Base 180°
O.S : S−4.00D = 1.00△ Base 0°
⑤ O.D : S−4.00D = 0.5△ Base 180°
O.S : S−4.00D = 0.5△ Base 180°

033 처방 "O.U : S−4.00D = 1△B.O" 처방과 같은 내용은?

① O.D : S−4.00D = 0.5△ Base 0°
O.S : S−4.00D = 0.5△ Base 180°
② O.D : S−4.00D = 0.5△ Base 180°
O.S : S−4.00D = 0.5△ Base 0°
③ O.D : S−4.00D = 1.00△ Base 0°
O.S : S−4.00D = 1.00△ Base 180°
④ O.D : S−4.00D = 1.00△ Base 180°
O.S : S−4.00D = 1.00△ Base 0°
⑤ O.D : S−4.00D = 1.00△ Base 180°
O.S : S−4.00D = 1.00△ Base 180°

정답 | 31. ④ 32. ③ 33. ④

034 "오른쪽 눈이 원시성 복성 도난시안으로 3△의 외사위를 가진 환자"를 교정하려고 한다. 옳은 처방은?

① O.S : S+0.25D ⊃ C−2.00D, Ax 90° ⊃ 3△, B.I.
② O.S. : S+0.25D ⊃ C+2.00D, Ax 90° ⊃ 3△, B.I
③ O.D. : S+1.75D ⊃ C+2.00D, Ax 180° ⊃ 3△, B.O
④ O.D. : S+2.00D ⊃ C+1.00D, Ax 180° ⊃ 3△, B.O
⑤ O.D. : C+1.75D, Ax 180° ⊃ C+0.25D, Ax 90° ⊃ 3△, B.I

035 안경처방전의 약속사항으로만 옳은 것은?

가. 원주렌즈의 상측정점굴절력	나. 광학적 중심 높이
다. 필요렌즈의 최소직경	라. 프리즘 렌즈의 굴절력

036 안경처방전의 명기사항으로 옳은 것은?

가. 원주렌즈의 상측정점굴절력	나. 광학적 중심 높이
다. 필요렌즈의 최소직경	라. 프리즘 렌즈의 굴절력

037 For Dist O.U : S+2.00D ⊃ C+2.00D, Ax 90° ⊃ 1Δ, B.I의 처방을 옳게 해석한 것은?

가. 원용안경으로 양안 모두 1.0 프리즘디옵터(Δ)를 기저내방으로 영향을 주고, 렌즈미터로 인점시 초선방향이 90°일 때 +4.00D, 초선방향이 180°일 때 +2.00D의 굴절력 나타났을 때 인점한다.
나. 원용안경으로 양안 모두 0.5 프리즘디옵터(Δ)를 기저내방으로 영향을 주고, 렌즈미터로 인점시 초선방향이 90°일 때 +2.00D, 초선방향이 180°일 때 +4.00D의 굴절력이 나타났을 때 인점한다.
다. 양안 모두 1.0 프리즘디옵터(Δ)를 기저내방으로 하고, 타보식 방향각 90°경선에는 +2.00D, 180°에는 +4.00D의 영향이 미치게 원용 안경을 조제한다.
라. 양안 모두 0.5 프리즘디옵터(Δ)를 기저내방으로 하고, 타보식 방향각 90°경선에 +4.00D, 180°에는 +2.00D의 영향이 미치게 원용안경을 조제한다.

정답 | 34. ⑤ 35. 나, 다 36. 가, 라 37. 가, 다

제 3 강 동공거리(PD)와 정점간거리(VD)

001 PD 설명으로 옳은 것은?

① 조제가공PD는 측정기준 PD와 같다.
② 해부학적 PD측정시에는 lens를 주체로 한다.
③ 좌우 동공 중심간 거리를 조제가공PD라고 한다.
④ 안경 처방에 나오는 PD는 동공 중심선 PD라고 한다.
⑤ prism 처방 안경을 제외하면 조제가공PD와 측정기준 PD는 같다.

002 PD 설명으로 옳은 것은?

① 측정은 양안 PD 측정이 원칙이다.
② 동공 중심선 PD가 생리학적 PD보다 실제적이다.
③ 각막 반사상간 거리를 측정한 것으로 조준선PD 또는 생리학적 PD라고 한다.
④ 동공 중심간 거리를 측정한 것으로 해부학적 PD 또는 생리학적 PD라고 한다.
⑤ 동공 중심간 거리를 측정한 것으로 동공 중심선 PD 또는 조준선 PD라고 한다.

003 측정기준 PD 설명 옳은 것은?

① 조제가공 PD라고 한다.
② 조준선 PD보다 동공 중심선 PD가 실제적이다.
③ 조준선 PD가 동공중심선 PD보다 귀쪽에 있으면 길다.
④ 동공중심간 거리를 측정한 것으로 해부학적 PD라고 한다.
⑤ 주시선의 각막 반사상간 거리측정 동공중심선 PD라고 한다.

004 조제가공 PD, Oh에 대한 설명으로 옳은 것은?

① 단안만 사용하는 눈은 Oh는 필수이다.
② 단안만 사용하는 눈은 조제가공PD는 필수이다.
③ Prism처방안경에서 조제가공PD와 측정기준PD는 같다.
④ 조제가공 PD는 측정기준PD와 같거나 작거나 클 수 있다.
⑤ 조제가공 PD는 좌우 안경렌즈의 기하중심점거리를 측정한 것이다.

정답 | 1. ⑤ 2. ③ 3. ④ 4. ④

005 양시선이 평행하게 되었을 때 동공중심간 거리를 측정한 것은?

① 단안 PD ② 근용 PD ③ 조준선 PD
④ 생리학적 PD ⑤ 해부학적 PD

006 근용 PD를 안경자로 직접 측정할 때 각막정점으로부터 몇 mm 떨어진 위치에서 안경자를 놓고 측정하는가?

① 0 mm ② 6 mm ③ 12 mm
④ 15 mm ⑤ 25 mm

007 동공거리 측정방법으로 옳은 것은?

① 각막정점에 PD자를 25 mm 떨어뜨리고 측정
② 측정자는 피측정자의 정면에 피측정자 시선과 평행한 위치로 3 m 전방에 위치하고 양자의 눈높이가 같도록 한다.
③ 주시거리 P.D 측정시, 안경자는 상안검에 위치시키고 피측정자의 각막정점으로부터 12 mm 떨어진 위치에서 측정한다.
④ 오른쪽 단안 동공거리 측정시 피측정자에게 측정자의 오른쪽 동공중심을 보도록 하고 안경자를 이용하여 동공중심에서 코중앙 부위까지 측정한다.
⑤ 주시거리 P.D측정시, 주시하려는 거리만큼 측정자가 피측정자로부터 떨어져 피측정자로 하여금 측정자의 눈높이의 코 중앙 부분을 보게 한 후 그때의 좌, 우 동공간거리를 측정한다.

008 측정기준 PD를 가장 정확하게 설명한 것은?

① 40 cm 거리를 볼 때의 동공간거리
② 임의의 고시점을 보고 있을 때의 좌우 동공중심간 거리
③ 사용하고 있는 원용안경의 좌우 렌즈의 광학중심간 거리
④ 양시선이 전방으로 평행하게 된 상태에서 잰 좌우 동공중심간 거리
⑤ 양시선이 5 m 전방의 한 고시점을 보고 있을 때, 좌우 동공중심간의 거리

정답 | 5. ⑤ 6. ③ 7. ⑤ 8. ④

009 **다음의 각종 P.D의 설명으로 옳은 것은?**

① 측정기준 PD는 조제 가공 PD보다 크다.
② 좌우 안경렌즈의 광학중심점간 거리가 조제 및 가공 P.D이다.
③ 보통 주시거리 P.D는 조제 및 가공 P.D와 같은 크기로 나타난다.
④ 일반적으로 측정기준 P.D가 조제가공 P.D보다 같거나 작게 나타난다.
⑤ 회선점간의 거리가 되는 좌, 우 동공 중심간 거리가 측정기준 P.D이다.

010 **다음 중 피측정자가 측정자의 눈을 정면에서 마주 본 자세로 안경자를 이용하여 '측정기준 PD'를 가장 옳게 측정한 것은?**

① 40 cm 주시할 때 동공간거리 측정
② 5 m 전방의 고시점을 보도록 하여 그 때의 양 동공중심간 거리를 측정한다.
③ 측정자가 고시점으로 손가락을 올려 그 곳을 보게 했을 때 직접 좌우 동공간 거리를 측정한다.
④ 인중선을 기준점으로 하여 좌우 각 눈이 직전방의 측정자 눈을 보는 상태에서 각각 동공중심까지의 거리를 잰다.
⑤ 먼저 한 쪽 눈으로 직전방의 측정자 눈을 보도록 하였을 때 동공중심을 기준위치로 하고 다시 다른쪽 눈을 직전방으로 보고 있을 때 동공가장자리까지의 거리를 측정한다.

011 **안경자 또는 동공거리계(PD meter)로 사시 또는 사위의 PD와 정위의 PD를 측정할 때의 다른 점은?**

① 전혀 없다.
② 주시거리 PD측정과 같다.
③ 사시의 PD 측정방법은 근용 PD 측정방법과 같다.
④ 오른쪽 눈을 측정할 때는 검사자의 오른쪽 눈을 주시한다.
⑤ 측정방법은 같으나 측정하지 않는 또다른 눈은 번갈아 차폐시킨다.

정답 | 9. ③ 10. ② 11. ⑤

012 안경자로 사시의 P.D와 정상인의 P.D를 측정할 때의 다른 점은?

① 원용 P.D 측정방법과 같다.
② 소아의 P.D 측정방법과 사시의 측정방법은 같다.
③ 사시의 P.D 측정방법은 근용 P.D 측정방법과 같다.
④ 오른쪽 눈을 측정할 때는 검사자의 오른쪽 눈을 주시한다.
⑤ 측정방법은 같으나 오른쪽 눈을 측정할 때는 피검사자 왼쪽 눈을 가리고 검사자의 왼쪽 눈을 주시하도록 한다.

013 PD미터기(동공거리계의 레버 수치를 무한대로 하고)로 처음 측정된 수치는?

① V.D ② 근용 P.D ③ 측정기준 P.D
④ 조제가공 P.D ⑤ 주시거리 P.D

014 40 cm 떨어진 곳의 검사자의 얼굴을 보게 하고 안경자로 좌우 동공간거리를 측정하면 다음 중 어느 것일까?

① 단안 P.D ② 원용 P.D ③ 측정기준 P.D
④ 주시거리 40 cm P.D ⑤ 중간거리 P.D

015 좌, 우 안경렌즈의 광학적 중심점간 거리는?

① V.D ② 근용 P.D ③ 원용 P.D
④ 측정기준 P.D ⑤ 조제가공 P.D

016 TOPCON PD-5형 PD-meter에서 피검자의 주시점을 변경시키고자 할 때 조작해야 할 부위는?

① PD lever ② Main switch
③ 코받침대 ④ PD/VD mode switch
⑤ Target Distance Selector

정답 | 12. ⑤ 13. ③ 14. ④ 15. ⑤ 16. ⑤

017 동공거리계(P.D. meter)의 측정치가 옳은 것은?

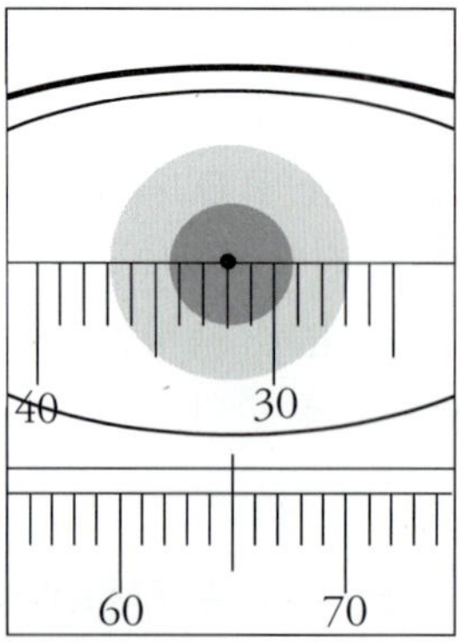

① R : 33 ② R : 29 ③ L : 33
④ L : 30 ⑤ R : 34

018 정점간거리를 측정할 때 케라토미터에 의한 방법은?

① 측정자는 측면에서 고시창을 통해 측정한다.
② 측정값은 각막 정점에서 렌즈전면 정점간거리이다.
③ 피측정자는 안경착용 상태에서 3 m 전방을 주시한다.
④ 각막정점에서 렌즈 전면 거리 측정한 후 오목면 깊이 더한다.
⑤ 각막정점에서 렌즈 후면 가장자리간 거리에서 오목면 깊이 뺀다.

019 각막반사식 PD미터로 정점간거리를 측정할 때 필요한 보조기구는?

① 구면계 ② 케라토미터 ③ 렌즈미터구면계
④ 두께게이지 ⑤ 레티노스코프

020 측정기준 PD가 64 mm인 사람이 35 cm에서 근거리 독서를 주로 하려고 근용안경을 쓰려고 한다. 이 안경의 근용 조제 및 가공 PD에 가장 가까운 것은?

① 62 mm ② 57 mm ③ 60 mm
④ 64 mm ⑤ 50 mm

정답 | 17. ③ 18. ④ 19. ④ 20. ③

021 측정기준 P.D가 58 mm인 사람이 35cm 안경을 조제하려고 할 때 이 안경의 조제가공 P.D는?

① 54 mm ② 56 mm ③ 60 mm
④ 64 mm ⑤ 68 mm

022 원용 기준측정 P.D가 60 mm인 사람이 35 cm의 독서거리용 안경을 쓰려고 한다. 이 안경의 조제가공 P.D는?

① 60 mm ② 58.8 mm ③ 55.8 mm
④ 64.8 mm ⑤ 60.8 mm

023 측정기준 P.D가 65 mm인 사람이 중간거리용(50 cm) 안경을 조제하려고 할 때 이 안경의 조제가공 P.D는?

① 55 mm ② 60 mm ③ 61.83 mm
④ 52.32 mm ⑤ 57.08 mm

024 주시거리가 30 cm일 때 주시거리 P.D가 55 mm였다. 원용측정기준 P.D로 맞는 것은?

① 68.77 mm ② 65.87 mm ③ 59.77 mm
④ 50.60 mm ⑤ 55 mm

025 측정 P.D가 65 mm인 사람이 주시거리 33.3 cm용 안경을 조제하고자 할 때 조제가공 P.D는? (답은 소수점 이하는 버리시오)

① 59 mm ② 60 mm ③ 61 mm
④ 62 mm ⑤ 68 mm

026 주시거리가 30 cm일 때 주시거리 P.D가 59.8 mm였다. 원용측정기준 P.D로 맞는 것은?

① 70 mm ② 68.77 mm ③ 65.87 mm
④ 64.99 mm ⑤ 63.34 mm

정답 | 21. ① 22. ③ 23. ③ 24. ③ 25. ② 26. ④

027 측정 P.D가 58 mm인 사람이 주시거리 33 cm용 안경을 조제하고자 할 때 조제가공 P.D는?

① 50 mm ② 53.7 mm ③ 56.7 mm
④ 61.7 mm ⑤ 63.7 mm

028 측정기준 단안 P.D가 33 mm인 사람의 주시거리 35 cm용 안경일 때 P.D의 단안 편위량은? (단, V.D는 12 mm)

① 귀방향 5 mm ② 코방향 3.27 mm
③ 귀방향 3.05 mm ④ 귀방향 약 2.05 mm
⑤ 코방향으로 약 2.27 mm

029 측정기준 단안 PD가 27 mm인 사람의 주시거리 33 cm용 근용안경 단안 PD의 편위량은? (단, V.D는 12 mm)

① 귀방향 2 mm ② 코방향으로 1.96 mm
③ 귀방향으로 1.96 mm ④ 코방향으로 3.16 mm
⑤ 귀방향으로 3.16 mm

030 측정기준 단안 PD/R이 25 mm인 사람이 주시거리 30 cm를 보려는 근용안경을 사용하려고 할 때 측정기준PD에서 편위량은 얼마인가?

① 1.40 ② 1.99 ③ 2.50
④ 2.88 ⑤ 3.00

031 측정기준 단안 P.D가 29 mm인 사람의 주시거리 35 cm용 안경일 때 P.D의 단안 편위량은? (단, V.D는 12 mm이다.)

① 귀방향 6 mm ② 코방향으로 약 2 mm
③ 귀방향으로 약 2 mm ④ 코방향으로 약 3 mm
⑤ 귀방향으로 약 3 mm

정답 | 27. ② 28. ⑤ 29. ② 30. ② 31. ②

032 안경자를 이용한 동공거리 측정방법으로 맞는 것은?

가. 측정자는 피측정자의 정면에 피측정자 시선과 평행한 위치로 50~60 cm 전방에 위치하고 양자의 눈높이가 같도록 한다.
나. 주시거리 P.D 측정시 주시하려는 거리만큼 측정자가 피측정자로부터 떨어져 피측정자로 하여금 측정자의 눈높이의 코 중앙 부분을 보게 한 후 그때의 좌, 우 동공간거리를 측정한다.
다. 사시환자의 오른쪽 단안 P.D 측정할 때는 피검자의 왼쪽 눈을 검사자의 손바닥으로 가리고 측정한다.
라. 오른쪽 단안 동공거리 측정시 피측정자에게 측정자의 오른쪽 동공중심을 보도록 하고 안경자를 이용하여 동공중심에서 코 중앙 부위까지 측정한다.

033 PD자에 의한 PD측정방법으로 설명이 옳은 것은?

가. 원용 – 상안검 12 mm
나. 원용 – 하안검 12 mm
다. 근용 – 하안검 12 mm
라. 근용 – 상안검 12 mm

정답 | 32. 가, 나, 다 33. 가, 다

제4강 광학 중심 높이와 경사각

001 수평시 측정방법으로 옳은 것은?

① 머리를 수직으로 한다.
② 안경테의 전피팅은 나중에 한다.
③ 눈높이 아래 전방시표를 보게 한다.
④ 경사각이 1도 변함에 따라 보정을 0.343 mm로 한다.
⑤ 검사자는 피검자 시선이 방해되지 않도록 앞에서 형판의 동공위치에 펜으로 인점을 한다.

002 원용안경을 상방시 측정방법으로 광학중심높이(Oh)를 측정할 때 바라봐야 할 곳은?

① 검자의 눈
② 상방의 천정
③ 검자의 코 끝
④ 5 m 전방 지면
⑤ 5 m 전방의 눈높이 시표

003 주시선과 렌즈가 직교하지 않을 때의 현상으로 옳은 것은?

① 코마수차가 발생한다.
② 구면수차가 발생한다.
③ 정사각형이 정사각형으로 보인다.
④ 구면렌즈의 도수가 더욱 약한 효과를 준다.
⑤ 구면렌즈라도 눈에 난시렌즈의 효과를 준다.

004 경사각에 대한 설명으로 옳은 것은?

① 키가 클수록 경사각은 작게 한다.
② 주시선과 렌즈의 전면이 직교하게 한다.
③ 얼굴의 기울기는 감안하지 않아도 된다.
④ 주시거리가 짧을수록 경사각은 작게 한다.
⑤ 조준선이 아래로 향하기 때문에 경사각이 필요하다.

정답 | 1. ① 2. ⑤ 3. ⑤ 4. ⑤

005 원용 광학적 중심높이(Oh)에 관한 측정설명 중 옳은 것은?

① 상방시 측정시 경사각을 보정해 준다.
② 수평시로 한 측정값은 그대로 결정한다.
③ 평상시의 자세로 시선은 눈 높이와 같은 고시점을 보게 한다.
④ 수평시의 위치에서 측정한 값을 조제가공 높이로 한다.
⑤ 피검자의 턱을 올려 측정한 수평시 값을 그대로 조제가공 높이로 한다.

006 원용 광학적 중심높이에 관한 측정 설명 중 옳은 것은?

① 수평시 측정값은 보정이 필요 있다.
② 상방시 측정시 경사각을 보정한다.
③ 검사자와 피검자의 시선을 경사지게 유지한다.
④ 평상시의 자세로 시선은 눈높이와 같은 고시점을 보게 한다.
⑤ 피 측정자의 턱을 올려 측정한 수평시 값은 그대로 조제가공 높이로 한다.

007 원용광학적 중심높이의 측정에 대해 옳은 것은?

① 눈높이의 1 m 전방을 보게 한다.
② 시선은 측정자의 코를 보게 해서 측정한다.
③ 검사자는 피검사자의 시선이 방해되지 않도록 앞에서 측정한다.
④ 안경테를 완전히 피팅하고 투명 형판을 넣어서 측정한다.
⑤ 수평시 측정값은 그대로 적용한다.

008 동공 높이를 측정할 때 피측정자의 시선은?

① 측정자의 턱 끝
② 측정자의 머리끝
③ 40 cm 거리 시표
④ 피측정자의 눈높이에 직전방
⑤ 눈앞 5 m 거리의 시표 중 아무거나

정답 | 5. ③ 6. ④ 7. ④ 8. ④

009 **동공의 위치를 측정하는 방법 중 상방시에 의한 방법을 측정하고자 할 때 처음 할 일은?**

① Frame 경사각 0 유지
② 수평시 유지
③ 동공 중심 위치 측정 인점
④ 안경테를 피팅한다.
⑤ 경사각 1°에 0.434 mm 보정

010 **광학적 중심높이를 상방시로 측정할 때 옳은 것은?**

① 경사각을 보정해 준다.
② 인점된 곳에서 1 cm 아래쪽이 곧바로 광학중심적 위치가 된다.
③ 안경테를 완전히 피팅하고 투명형관을 넣거나 혹은 투명 테이프를 붙인다.
④ 경사각이 10°에 가깝도록 분도기를 측면에서 수직으로 대고 턱을 앞으로 올린다.
⑤ 검사자는 피검사자의 시선에 방해되지 않도록 앞에서 형판의 동공 중앙 위치에 가는 싸인펜으로 인점을 하여 안경자로 높이를 잰다.

011 **광학적 중심높이를 측정하는 방법으로 턱을 올려 측면 림을 연직방향으로 했을 때와 자연스러운 자세로 했을 때와 수치는?**

① 상관없다.
② 둘 다 같다.
③ 경우에 따라 다르다.
④ 턱 상방 자세 때가 크다.
⑤ 자연 자세 때가 크다.

012 **턱을 상방으로 올려서 안경테의 측면 림(rim)의 경사각이 0°가 되었을 때 테의 하부림(rim)에서 동공중심까지 거리가 25 mm였다. 조제가공시 광학적 중심높이는?**

① 18 mm
② 20 mm
③ 25 mm
④ 27 mm
⑤ 16 mm

정답 | 9. ④ 10. ③ 11. ⑤ 12. ③

013 평상자세 상태(안경장용자의 머리가 지면과 수직상태)에서의 광학중심높이가 25 mm였다. 조제 가공하기 위한 설계점의 수직 높이는 얼마로 해야 하는가? (단, 경사각 16° 이고 프리즘 교정은 없다)

① 16 mm ② 18 mm ③ 20 mm
④ 22 mm ⑤ 24 mm

014 착용 중인 안경테의 경사각이 0°가 되도록 턱을 치켜 올린 다음 전방 눈높이 물체를 볼 때 측정한 동공 높이에서 O.C. 높이는 어떻게 보정해 주어야 하는가?

① 그대로 ② 1 mm 높게 ③ 1 mm 낮게
④ 2 mm 낮게 ⑤ 3 mm 낮게

015 Oh측정을 할 때 머리를 수직상태로 두고 측정하는 방법에서 동공인점 위치에서 렌즈 광심, 위치, 보정거리를 구하는 공식은? (단, 정간거리 12 mm, 회선점거리 13 mm)

① 25 cos ② 25 sin ③ 25 tan
④ 25 cos sin ⑤ 25 sin tan

016 광학적으로 정확하게 조제된 안경이 되려면 주시선이 렌즈의 어느 곳을 통과해야 되는가? (단, 프리즘 처방은 제외한다)

① 렌즈의 상측초점 ② 렌즈의 물측초점
③ 렌즈의 기하중심점 ④ 렌즈의 광학중심점
⑤ 근용부 광학중심점

정답 | 13. ② 14. ① 15. ② 16. ④

017 중등도 근시안이 교정안경을 쓰고 원거리에 있는 정사각형 그림 (a)를 보았을 때, 그림 (b)와 같이 직사각형으로 보인다고 불편을 호소하는 경우 우선적으로 검사해야 할 사항은?

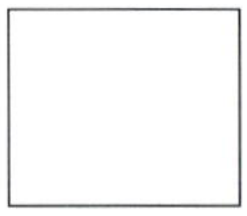

(a) 안경을 착용하지 않고 본 그림

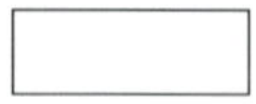

(b) 안경을 착용했을 때 보이는 그림

① 전정각
② 정점간거리
③ 광학중심점 높이
④ 렌즈 광심의 수평거리
⑤ 안경을 장용한 상태에서의 경사각

018 경사각이 앞으로 지나치게 커서 정사각형 그림 (a)를 보았을 때, 그림 (b)와 같이 직사각형으로 보인다고 불편을 호소하는 경우로 옳은 것은?

(a) 안경을 착용하지 않고 본 그림

(b) 안경을 착용했을 때 보이는 그림

① 프리즘 렌즈 장용
② (−)구면렌즈 장용한 경우
③ (+)구면렌즈 장용한 경우
④ (−)원주렌즈 장용한 경우
⑤ (+)원주렌즈 장용한 경우

정답 | 17. ⑤ 18. ③

019 경사각이 앞으로 지나치게 커서 정사각형 그림 (a)를 보았을 때, 그림 (b)와 같이 직사각형으로 보인다고 불편을 호소하는 경우 옳은 것은?

(a) 안경을 착용하지 않고 본 그림 (b) 안경을 착용했을 때 보이는 그림

① 프리즘 렌즈 장용
② (−)구면렌즈 장용한 경우
③ (+)구면렌즈 장용한 경우
④ (−)원주렌즈 장용한 경우
⑤ (+)원주렌즈 장용한 경우

020 (−)구면렌즈가 경사각이 앞으로 지나치게 커서 기울어졌을 때 정사각형은 어떻게 보일까?

① 원
② 삼각형
③ 변화없다.
④ 상하로 긴 직사각형
⑤ 좌우가 긴 직사각형

021 (+)구면렌즈가 경사각이 앞으로 지나치게 커서 기울어졌을 때 정사각형은 어떻게 보일까?

① 원
② 삼각형
③ 변화 없다.
④ 상하로 긴 직사각형
⑤ 좌우가 긴 직사각형

022 광학적으로 정확하게 조제된 안경이 되려면 주시선이 렌즈의 어느 곳을 통과해야 하는가?

① 렌즈의 기하중심점
② 렌즈의 광학중심점
③ 근용부 상부 경계선
④ (+)렌즈는 가장 얇은 곳
⑤ (−)렌즈는 가장 두꺼운 점

정답 | 19. ② 20. ⑤ 21. ④ 22. ②

023 안경 경사각에 대한 설명 중 옳은 것은?

① 수평시 그대로 적용
② 보통 원용 경사각은 20°이다.
③ 주시거리가 짧을수록 경사각이 작아야 한다.
④ 신장이 큰 사람일수록 경사각이 작아야 한다.
⑤ 경사각은 얼굴기울기 3~5°를 감해야 정확하다.

024 '조제 및 가공시'에 경사각에 관하여 옳게 설명한 것은?

① 미용목적이다.
② 멋을 내기 위해서이다.
③ 색수차를 없애기 위해 필요하다.
④ 원용이 근용보다 경사각이 크다.
⑤ 시선이 렌즈에 수직으로 지나기 위해 필요하다.

025 안경테의 경사각이 10~20°되어야 하는 까닭은?

① 미용상
② 멋을 내려고
③ 색수차를 없애려고
④ 안정된 피팅을 하려고
⑤ 되도록 주시선이 렌즈에 직교되도록 하려고

026 경사각에 대한 설명으로 옳은 것은?

① 키가 클수록 경사각은 작다.
② 원용은 얼굴 기울기 5~10°를 더해야 한다.
③ 주시거리가 길수록 경사각이 작아야 한다.
④ tan Q = y/x의 공식은 근용에서도 적용된다.
⑤ 근용의 얼굴 기울기는 주시 방향으로 조정한다.

정답 | 23. ⑤ 24. ⑤ 25. ⑤ 26. ③

027 경사각도에 맞는 광학중심위치 측정방법이 설명으로 옳은 것은?

① 경사각 1° 당 5.43 mm 보정
② 얼굴을 수평 상태로 하여 안경테의 경사각을 측정한다.
③ 얼굴을 수직상태로 하여 그 때 동공의 위치를 인점한다.
④ 측정된 경사각도가 10°일 경우 광학중심의 위치는 약 6.3 mm가 동공으로부터 내려간다.
⑤ 안경테를 장용한 상태에서 경사각이 0°되도록 턱을 내렸고 이 때 동공의 위치를 인점한다.

028 근시안경 장용자가 안경을 장용하게 되면 눈이 작게 보이고 얼굴의 측면이 들어가 보인다고 한다. 미적감각을 좋게 하려면?

① 가급적 정간거리 길게 한다.
② 가급적 정간거리를 짧게 한다.
③ Pentoscopic angle을 크게 한다.
④ 안경테가 가급적 작고 end piece가 긴 안경테를 선택한다.
⑤ 안경테가 가급적 작고 Bridge size가 큰 안경테를 선택한다.

029 신장 170 cm인 원용 안경 장용자가 5 m의 원방을 주시할 때 장용 안경의 경사각은? (단, 얼굴기울기 경사각은 5도, sin 19°=0.3256, cos 19°=0.9455이다)

① 11° ② 9.6 ③ 13.8
④ 16.8 ⑤ 18.8

030 1 m 75 cm인 원용안경 장용자가 5 m를 주시할 때 장용안경의 경사각은 얼마인가? (단, 얼굴기울기 경사각이 5° 일 때)

① 12° ② 10.29° ③ 14.29°
④ 16.29° ⑤ 19.29°

정답 | 27. ③ 28. ② 29. ③ 30. ③

031 O.D : S+4.50D ⊃ C+0.50D, Ax 180° ⊃ 1△B.D, P.D/R 30 mm, 수평시 상태의 경사각 7°, 인점높이 24 mm, 54 ▫ 16, 135의 안경테를 이용하여 안경을 만들려고 한다. 광학중심점의 위치는?(sin 7° = 0.1219, cos 7° = 0.9925, 소수 첫째 이하는 버리시오)

① 수직기준선에서 귀쪽으로 2 mm, 측정된 인점위치에서 아래로 5 mm
② 수직기준선에서 귀쪽으로 5 mm, 측정된 인점위치에서 위로 3.5 mm
③ 수직기준선에서 귀쪽으로 5 mm, 측정된 인점위치에서 아래로 5 mm
④ 수직기준선에서 코쪽으로 5 mm, 측정된 인점위치에서 위로 3.5 mm
⑤ 수직기준선에서 코쪽으로 5 mm, 측정된 인점위치에서 아래로 5 mm

032 예비 과정에서 약속사항으로 광학중심점의 높이 측정방법으로 옳은 것은?

가. 턱올림 자세 측정방법은 안경테의 경사각이 0°로 하여 측정하며, 인점된 곳까지 측정된 높이가 광학적 중심높이가 된다.
나. 평상자세 측정방법은 안경테의 경사각을 분도기로 측정 후, 동공중심을 인점하고 인점된 위치에서 cos θx (25x tan θ)만큼을 감하여야 한다(θ는 안경테 경사각).
다. 광학적 중심높이 측정시 피측정자의 눈높이와 같은 위치의 시표를 주시하고 전방 5 m를 주시하게 한다.
라. 광학적 중심높이 측정시 평상자세보다 턱올림 자세가 높게 인점된다.

정답 | 31. ⑤ 32. 가, 나, 다

제 5 강 안경렌즈

001 근시의 정의로 옳은 것은?

① 무한원방에 원점이 있다.
② 눈앞 유한거리에 원점이 있다.
③ 눈앞 무한거리에 원점이 있다.
④ 눈뒤 유한거리에 원점이 있다.
⑤ 눈뒤 무한거리에 원점이 있다.

002 안경렌즈의 굴절력으로 옳은 것은?

① 상측초점거리를 m단위로 잰 역수값이다.
② 물측초점거리를 m단위로 잰 역수값이다.
③ 상측주점거리를 m단위로 잰 역수값이다.
④ 물측주점거리를 m단위로 잰 역수값이다.
⑤ 상측절점거리를 m단위로 잰 역수값이다.

003 안경렌즈 설명으로 옳은 것은?

① 안경렌즈는 구면의 집합체이다.
② 오목렌즈는 광학중심이 정각이 된다.
③ 볼록렌즈는 광학중심이 정각이 된다.
④ 오목렌즈는 가장자리가 정각이 된다.
⑤ 볼록렌즈는 가장자리가 기저가 된다.

004 조절 휴지상태에서 눈의 원점에 교정렌즈의 무엇을 일치시켜 교정하는가?

① 상측초점 ② 물측초점 ③ 상측주점
④ 물측주점 ⑤ 상측절점

정답 | 1. ② 2. ① 3. ② 4. ①

005 근시에 대한 설명으로 옳은 것은?

① 볼록렌즈로 교정한다.
② 안축장이 정시보다 긴 눈이다.
③ 각막 또는 수정체의 굴절력이 정시보다 약한 눈이다.
④ 조절휴지 상태에서 눈의 원점에 물측초점을 일치시킨다.
⑤ 조절휴지 상태에서 안광학계로 수렴해오는 광선이 망막 뒤에 있는 안축상의 어떤 점으로 입사할 경우 이 광선이 황반부 중심와에 결상한다.

006 원시의 설명으로 옳은 것은?

① 전초선, 후초선과 착란원으로 결상하는 눈이다.
② 각막의 경도의 방향에 따라 원점의 위치가 다른 곳이다.
③ 각막 또는 수정체의 굴절력이 정시보다 강한 눈이다.
④ 안축장이 정시보다 길어서 원시상태로 되는 눈이다.
⑤ 조절휴지 상태에서 안광학계로 수렴해 오는 광선이 망막 뒤에 있는 안축상의 원시안의 원점을 향해 입사할 경우 이 광선이 황반부 중심와에 결상한다.

007 난시렌즈에서 강주경선과 약주경선에 대한 설명으로 옳은 것은?

① 상이 점으로 결상한다.
② 강주경선이 약주경선보다 뒤에 맺힌다.
③ 굴절력이 가장 강한 경선이 약주경선이다.
④ 굴절력이 가장 강한 경선이 강주경선이다.
⑤ 굴절력이 가장 약한 경선이 강주경선이다.

008 비정시안 굴절력이 64D, 62D이고 도난시일 때 옳은 것은?

① 수평경선굴절력 64D, 수직경선 굴절력 62D인 근시성 복성난시
② 수평경선굴절력 62D, 수직경선 굴절력 64D인 근시성 복성난시
③ 수평경선굴절력 64D, 수직경선 굴절력 62D인 원시성 복성난시
④ 수평경선굴절력 62D, 수직경선 굴절력 64D인 원시성 복성난시
⑤ 수평경선굴절력 64D, 수직경선 굴절력 62D인 원시성 단성난시

정답 | 5. ② 6. ⑤ 7. ④ 8. ①

009 비정시안 굴절력이 64D, 62D이고 도난시일 때 옳은 것은?

① 수평경선굴절력 −4D, 수직경선 굴절력 −2D로 교정한다.
② 수평경선굴절력 −2D, 수직경선 굴절력 −4D로 교정한다.
③ 수평경선굴절력 +4D, 수직경선 굴절력 +2D로 교정한다.
④ 수평경선굴절력 +2D, 수직경선 굴절력 +4D로 교정한다.
⑤ 수평경선굴절력 −4D, 수직경선 굴절력 +2D로 교정한다.

010 비정시안 굴절력이 57D, 59D이고 직난시일 때 옳은 것은?

① 수평경선굴절력 57D, 수직경선 굴절력 59D인 근시성 복성난시
② 수평경선굴절력 59D, 수직경선 굴절력 57D인 근시성 복성난시
③ 수평경선굴절력 57D, 수직경선 굴절력 59D인 원시성 복성난시
④ 수평경선굴절력 59D, 수직경선 굴절력 57D인 원시성 복성난시
⑤ 수평경선굴절력 57D, 수직경선 굴절력 59D인 원시성 단성난시

011 비정시안 굴절력이 56D, 58D이고 직난시일 때 옳은 것은?

① 수평경선굴절력 −2D, 수직경선 굴절력 −4D로 교정한다.
② 수평경선굴절력 −4D, 수직경선 굴절력 −2D로 교정한다.
③ 수평경선굴절력 +4D, 수직경선 굴절력 +2D로 교정한다.
④ 수평경선굴절력 +2D, 수직경선 굴절력 +4D로 교정한다.
⑤ 수평경선굴절력 −4D, 수직경선 굴절력 +2D로 교정한다.

012 비정안의 교정으로 옳은 것은?

① 원시성복성난시안의 강주경선에 안경렌즈 약주경선으로 교정한다.
② 원시성복성난시안의 약주경선에 안경렌즈 약주경선으로 교정한다.
③ 근시성복성난시안의 강주경선에 안경렌즈 약주경선으로 교정한다.
④ 근시성복성난시안의 약주경선에 안경렌즈 강주경선으로 교정한다.
⑤ 근시성복성난시안의 약주경선에 안경렌즈 중간경선으로 교정한다.

정답 | 9. ① 10. ③ 11. ③ 12. ①

013 교정렌즈 S−1.00D = C−2.00D Ax180의 설명은?

① 강주경선 180° −2.00D, 약주경선 90° −1.00D
② 강주경선 90° −2.00D, 약주경선 180°−1.00D
③ 강주경선 180° −3.00D, 약주경선 90° −1.00D
④ 강주경선 90° −3.00D, 약주경선 180°−1.00D
⑤ 강주경선 90° −3.00D, 약주경선 180°+1.00D

014 안경렌즈의 굴절력에 대한 내용으로 옳은 것은?

① 물측초점거리를 cm단위로 잰 역수
② 광학중심을 지나면 프리즘이 발생한다.
③ 떨어진 거리 가까울수록 프리즘이 크다.
④ 렌즈의 전면 면굴절력과 후면 면굴절력의 차
⑤ 광학중심에서 h만큼 떨어진 곳에 발생한 프리즘

015 상측정점에서 초점까지 거리가 20 cm인 안경렌즈에서 광학중심으로부터 4 mm 떨어진 곳의 프리즘 영향은?

① 1△ ② 2△ ③ 3△
④ 4△ ⑤ 5△

016 렌즈의 굴절률이 1.5이고 전면의 곡률반경 10 cm, 후면의 곡률반경 20 cm일 때 렌즈의 굴절력으로 옳은 것은?

① 1D ② 1.5D ③ 2D
④ 2.5D ⑤ 3D

017 정적 굴절상태에서 전초선은 망막에 위치하고 후초선이 망막 뒤에 위치하는 눈의 굴절상태는?

① 혼합(잡성)난시 ② 원시성 복성난시 ③ 원시성 단난시
④ 근시성 단난시 ⑤ 부정난시

정답 | 13. ④ 14. ⑤ 15. ② 16. ④ 17. ③

018 정적 굴절상태에서 후초선은 망막에 위치하고 전초선이 망막 앞에 위치하는 눈의 굴절상태는?

① 부정난시 ② 근시성 단난시 ③ 원시성 단난시
④ 혼합(잡성)난시 ⑤ 원시성 복성난시

019 정적 굴절상태에서 전초선은 망막 앞에 위치하고 후초선이 망막 뒤에 위치하는 눈의 굴절상태는?

① 부정난시 ② 원시성 단난시 ③ 혼합(잡성)난시
④ 근시성 복성난시 ⑤ 원시성 복성난시

020 정적 굴절상태에서 전·후 초선이 망막 앞에 위치하는 눈의 굴절상태는?

① 부정난시 ② 원시성 단난시 ③ 혼합(잡성)난시
④ 근시성 복성난시 ⑤ 원시성 복성난시

021 정적 굴절상태에서 전·후 초선이 망막 뒤에 위치하는 눈의 굴절상태는?

① 부정난시 ② 원시성 단난시 ③ 혼합(잡성)난시
④ 근시성 복성난시 ⑤ 원시성 복성난시

022 다음 중 혼합난시의 눈을 교정하는데 사용될 수 있는 렌즈는?

① S−2.00D ② S+0.50D = C−0.25D
③ S+2.00D = C−1.00D ④ S−2.00D = C+4.00D
⑤ S+2.00D = C+1.00D

023 다음 중 근시성 복성난시의 눈을 교정하는데 사용될 수 있는 렌즈는?

① S−1.00D ② S−0.50D = C−0.25D
③ S+2.00D = C−1.00D ④ S−2.00D = C+4.00D
⑤ S+2.00D = C+1.00D

정답 | 18. ② 19. ③ 20. ④ 21. ⑤ 22. ④ 23. ②

024 다음 중 원시성 복성난시 눈을 교정하는데 사용될 수 있는 렌즈는?

① S−2.00D ② S−0.50D ⊃ C−0.25D
③ S+2.00D ⊃ C−1.00D ④ S−2.00D ⊃ C+4.00D
⑤ S−2.00D ⊃ C+1.00D

025 다음 중 원시성 단난시 눈을 교정하는데 사용될 수 있는 렌즈는?

① C−0.25D ② C+4.00D
③ S+2.00D ④ S+2.00D ⊃ C−1.00D
⑤ S+2.00D ⊃ C+1.00D

026 다음 중 근시성 단난시 눈을 교정하는데 사용될 수 있는 렌즈는?

① C−0.25D ② C+4.00D ③ S+1.00D
④ S+2.00D ⊃ C−1.00D ⑤ S+2.00D ⊃ C+1.00D

027 S+2.00D ⊃ C−2.00D, Ax 180°의 렌즈는 무슨 난시를 교정하기 위한 것인가?

① 혼합난시 ② 부정난시
③ 원시성 단성 난시 ④ 원시성 단성 직난시
⑤ 근시성 단성 직난시

028 S+2.00D ⊃ C−2.00D, Ax 90°의 렌즈는 무슨 난시를 교정하기 위한 것인가?

① 혼합난시 ② 부정난시
③ 원시성 단성 난시 ④ 원시성 단성 도난시
⑤ 원시성 단성 직난시

029 S−2.00D ⊃ C+2.00D, Ax 180°의 렌즈는 무슨 난시를 교정하기 위한 것인가?

① 혼합난시 ② 부정난시
③ 원시성 단성 난시 ④ 근시성 단성 도난시
⑤ 원시성 단성 직난시

정답 | 24. ③ 25. ② 26. ① 27. ④ 28. ④ 29. ④

030 S−2.00D ⊂ C+2.00D, Ax 90°의 렌즈는 무슨 난시를 교정하기 위한 것인가?

① 혼합난시 ② 부정난시
③ 원시성 단성 난시 ④ 근시성 단성 직난시
⑤ 근시성 단성 도난시

031 S+3.00D ⊂ C−2.00D, Ax 180°의 렌즈는 무슨 난시를 교정하기 위한 것인가?

① 혼합난시 ② 부정난시
③ 원시성 단성 난시 ④ 원시성 복성 직난시
⑤ 원시성 복성 도난시

032 S+3.00D ⊂ C−2.00D, Ax 90°의 렌즈는 무슨 난시를 교정하기 위한 것인가?

① 혼합난시 ② 부정난시
③ 원시성 단성 난시 ④ 원시성 복성 직난시
⑤ 원시성 복성 도난시

033 S−3.00D ⊂ C−2.00D, Ax 180°의 렌즈는 무슨 난시를 교정하기 위한 것인가?

① 혼합난시 ② 부정난시
③ 원시성 단성 난시 ④ 근시성 복성 직난시
⑤ 근시성 복성 도난시

034 S−3.00D ⊂ C−2.00D, Ax 90°의 렌즈는 무슨 난시를 교정하기 위한 것인가?

① 혼합난시 ② 부정난시
③ 원시성 단성 난시 ④ 근시성 복성 직난시
⑤ 근시성 복성 도난시

035 S−3.00D ⊂ C+4.00D, Ax 90°의 렌즈는 무슨 난시를 교정하기 위한 것인가?

① 혼합난시 ② 부정난시
③ 원시성 단성 난시 ④ 근시성 복성 직난시
⑤ 근시성 복성 도난시

정답 | 30. ④ 31. ④ 32. ⑤ 33. ④ 34. ⑤ 35. ①

036 C+2.00D, Ax 180°의 렌즈로 교정되는 원시성단성직난시인 사람을 등가구면 상태로 만들기 위해서 처치방법은?

① S−1.00D
② S+1.00D 렌즈 장용
③ S+0.50D 렌즈 장용
④ C+1.00D, Ax 180° 렌즈 장용
⑤ S+1.00D ⊂ C+0.50D, Ax 180° 렌즈를 장용

037 렌즈포장에 'S−1.00D', C−0.50D, Add 2.00D'라고 쓰여 있다. 이 렌즈를 사용할 사람은?

① 혼합난시
② 원시성 복난시이면서 노안인 사람
③ 근시성 복난시이면서 노안인 사람
④ 근시성 단난시이면서 사위가 있는 사람
⑤ 원시성 단난시이면서 사위가 있는 사람

038 렌즈 포장에 'S+2.00D = C+1.00D, Add 2.00D'라고 쓰여 있다. 이 렌즈를 사용할 사람은?

① 혼합난시
② 원시성 복난시이면서 노안인 사람
③ 근시성 복난시이면서 노안인 사람
④ 근시성 단난시이면서 사위가 있는 사람
⑤ 원시성 단난시이면서 사위가 있는 사람

039 기저내방의 처방인 복성 근시성 직난시의 조제 가공 P.D는?

① 변함없다.
② 늘어난다.
③ 줄어든다.
④ 우안은 늘고 좌안은 줄어든다.
⑤ 우안은 줄고 좌안은 늘어난다.

정답 | 36. ③ 37. ③ 38. ② 39. ②

040 크로스실린더 Cr±0.50D을 C+0.50D Ax 60° ⊂ C−0.50D Ax 150°로 위치시켰을 때 "S+C" 표기로 나타내면?

① S−0.50D ⊂ C+1.00D, Ax 150°
② S−1.00D ⊂ C+1.00D, Ax 150°
③ S−1.00D ⊂ C+1.00D, Ax 60°
④ S−0.50D ⊂ C+1.00D, Ax 60°
⑤ S+0.50D ⊂ C+1.00D, Ax60°

정답 | 40. ④

제 6 강 안경의 조제가공 PD와 OH

001 OD : S−5.00D = 2△BI, OS : S−4.00D = 2△BI 측정기준 PD가 66 mm일 때 조제가공 PD는?

① 66 mm ② 70 mm ③ 74 mm
④ 75 mm ⑤ 80 mm

002 처방이 원용 OU : S−4.00D = C−1.00D Ax90' 측정기준 PD가 70 mm일 때 완성된 PD가 65 mm였다. 양안에 미치는 프리즘은?

① 1.5△BI ② 2.0△BI ③ 2.0△BO
④ 2.5△BI ⑤ 2.5△BO

003 S−4.00D = C−1.00D Ax180'인 렌즈의 광학중심점으로부터 수직방향으로 5 mm지점의 프리즘은?

① 2.0△BU ② 2.5△BU ③ 2.5△BD
④ 2.0△BD ⑤ 1.0△BU

004 잘못된 조제가공으로 인해 원용 OD : S+5.00D 측정기준 PD 30 mm인데 조제가공PD가 25 mm로 되었다. 프리즘량은?

① 2.0△BO ② 2.0△BI ③ 2.5△BO
④ 2.5△BI ⑤ 1.5△BI

005 원용OD S−5.00D 측정기준 PD60 mm, 조제가공PD 54 mm가 되었다. 눈에 미치는 프리즘량은?

① 3.0△ BI ② 3.0△ BO ③ 1.5△ BO
④ 1.5△ BI ⑤ 4.5△ BO

정답 | 1. ④ 2. ⑤ 3. ② 4. ④ 5. ②

006 원용 OD S−4.00D 측정기준 PD 32 mm인데, 조제가공 PD가 28 mm이였다. 눈에 미치는 프리즘량은 얼마인가?

① 1.6△ BO ② 2.0△ BO ③ 2.5△ BO
④ 1.6△ BI ⑤ 2.0△ BI

007 원용 OD S−2.00D 측정기준 Oh 20 mm인데, 조제가공 Oh가 15 mm이였다. 눈에 미치는 프리즘량은 얼마인가?

① 1.0△ BO ② 1.0△ BI ③ 1.0△ BU
④ 1.0△ BD ⑤ 2.0△ BD

008 양안 : S−4.00D = 2△ B.I 측정기준 PD가 60 mm일 때 조제가공 PD는?

① 60 mm ② 65 mm ③ 70 mm
④ 75 mm ⑤ 80 mm

009 OD : S+5.00D 측정기준 Oh는 20 mm이고 조제가공 Oh가 15 mm일 때 프리즘량과 기저방향은?

① 2.5△ B.D ② 2.5△ B.U ③ 3.0△ B.D
④ 3.0△ B.U ⑤ 3.5△ B.D

010 원용 OU : S−5.00D 측정기준 PD 60 mm일 때 조제가공 후 광학중심이 왼쪽으로 각각 3 mm 이동되었다. 이때 눈에 미치는 프리즘량은?

① 0△ ② 1.0△ ③ 2.0△
④ 3.0△ ⑤ 4.0△

011 원용 OS : S−4.00D = 2.0△ B.D 측정기준 Oh가 20 mm일 때 조제가공 Oh는?

① 15 mm ② 20 mm ③ 25 mm
④ 30 mm ⑤ 35 mm

정답 | 6. ① 7. ③ 8. ③ 9. ① 10. ① 11. ③

012 OU : S-4.00D 2△BI일 때 측정기준 PD가 65 mm일 때 조제가공 PD는?

① 60 mm ② 65 mm ③ 70 mm
④ 75 mm ⑤ 80 mm

013 OU : S-5.00D 2△BD일 때 측정기준 Oh가 20 mm일 때 조제가공 OH는? (단, 상방시로 측정한다)

① 15 mm ② 16 mm ③ 17 mm
④ 18 mm ⑤ 19 mm

014 원용 OD S+2.00D ⊂ 2△BO, OS S+5.00D ⊂ 2△BO 측정기준 PD가 64 mm일 때 조제가공 PD는? (단, 좌우 측정기준 PD는 같다)

① 76 mm ② 77 mm ③ 78 mm
④ 79 mm ⑤ 80 mm

015 (+)구면렌즈로 기저외방의 프리즘 효과를 얻기 위해서는 안경렌즈의 광학중심점을 기준으로 동공이 어느 방향으로 편심되어 있어야 하는가?

① 위쪽 ② 코방향 ③ 귀방향
④ 축방향 ⑤ 기저방향

016 (+)구면렌즈로 기저내방의 프리즘 효과를 얻기 위해서는 안경렌즈의 광학중심점을 기준으로 동공이 어느 방향으로 편심되어 있어야 하는가?

① 위쪽 ② 코방향 ③ 귀방향
④ 축방향 ⑤ 기저방향

017 (−)구면렌즈로 기저외방의 프리즘 효과를 얻기 위해서는 동공을 중심으로 안경렌즈의 광학중심점을 어느 쪽으로 편심시켜야 하는가?

① 위쪽 ② 코방향 ③ 귀방향
④ 축방향 ⑤ 기저방향

정답 | 12. ④ 13. ② 14. ③ 15. ② 16. ③ 17. ②

018 (-) 구면렌즈로 기저내방의 프리즘 효과를 얻기 위해서는 동공을 중심으로 안경렌즈의 광학중심점을 어느 쪽으로 편심시켜야 하는가?

① 위쪽 ② 코방향 ③ 귀방향
④ 축방향 ⑤ 기저방향

019 Sph+8.00D렌즈의 광학적중심점에서 몇 mm 떨어진 곳에서 2△의 굴절력이 있는가?

① 1.5 mm ② 2.5 mm ③ 3.5 mm
④ 2.0 mm ⑤ 4.0 mm

020 근시안의 교정안경에서 O.C간 거리가 측정기준 P.D보다 작을 경우 프리즘 효과는?

① 기저내방 ② 기저외방 ③ 기저상방
④ 기저하방 ⑤ Base 45°

021 근시안의 교정안경에서 O.C간 거리가 측정기준 P.D보다 클 경우 프리즘 효과는?

① 기저내방 ② 기저외방 ③ 기저상방
④ 기저하방 ⑤ Base 45°

022 원시안의 교정안경에서 O.C간 거리가 측정기준 P.D보다 작을 경우 프리즘 효과는?

① 기저내방 ② 기저외방 ③ 기저상방
④ 기저하방 ⑤ Base 45°

023 원시안의 교정안경에서 O.C간 거리가 측정기준 P.D보다 클 경우 프리즘 효과는?

① 기저내방 ② 기저외방 ③ 기저상방
④ 기저하방 ⑤ Base 45°

정답 | 18. ③ 19. ② 20. ② 21. ① 22. ① 23. ②

024 원용 기준 P.D가 65 mm인 사람을 (+)렌즈로 근용안경을 처방할 때 근용 P.D는?

① 65 mm 보다 작다.
② 65 mm 보다 크다.
③ 70 mm 보다 크다.
④ 75 mm 보다 작다.
⑤ 70 mm 보다 작다.

025 조제 가공 오류로 오른쪽에는 3△B.I, 왼쪽에는 2△B.O의 영향을 주는 안경을 쓸 때 양안에 미치는 프리즘 굴절력은?

① 1.0△
② 3.0△
③ 4.0△
④ 5.0△
⑤ 2.0△

026 조제 가공 오류로 오른쪽에는 3△B.O, 왼쪽에는 2△B.O의 영향을 주는 안경을 쓸 때 양안에 미치는 프리즘 굴절력은?

① 1.0△
② 3.0△
③ 4.0△
④ 5.0△
⑤ 2.0△

027 조제 가공 오류로 오른쪽에는 3△BU., 왼쪽에는 2△B.U의 영향을 주는 안경을 쓸 때 양안에 미치는 프리즘 굴절력은?

① 1.0△
② 3.0△
③ 4.0△
④ 5.0△
⑤ 2.0△

028 조제 가공 오류로 오른쪽에는 3△B.D, 왼쪽에는 2△B.U의 영향을 주는 안경을 쓸 때 양안에 미치는 프리즘 굴절력은?

① 1.0△
② 3.0△
③ 4.0△
④ 5.0△
⑤ 2.5△

029 측정기준 양안 P.D가 60 mm인 사람의 처방이 다음과 같을 때 조제가공 P.D는? (Px = O.U : C−1.00D Ax 90 = 0.5△B.I)

① 50 mm
② 55 mm
③ 65 mm
④ 70 mm
⑤ 60 mm

정답 | 24. ① 25. ① 26. ④ 27. ① 28. ④ 29. ④

030 C−2.00D, Ax 135°, P.D. 65 mm의 처방으로 완성된 안경의 조제 가공 PD가 60 mm이다. 장용시 안경이 양안에 미치는 프리즘 영향은?

① 0.5△, B.O. ② 0.5△ B.I. ③ 1.0△, B.O.
④ 1.0△B.I. ⑤ 2.0△, B.O.

031 O.U : S+2.00D ⊂ 1△ B.O PD 60 mm인 프리즘처방 안경조제시 O.C간 거리는 얼마로 해야 하나?

① 57 mm ② 59 mm ③ 70 mm
④ 79 mm ⑤ 64 mm

032 O.U : S+2.50D ⊂ 2△BO, PD 63 mm인 프리즘 처방 안경조제시 O.C간 거리는 얼마로 해야 하나?

① 47 mm ② 55 mm ③ 71 mm
④ 79 mm ⑤ 75 mm

033 OU : S+4.00D ⊂ 2△BO 측정기준 PD 63 mm의 안경을 조제할 경우, 좌, 우 렌즈의 광학중심점간 거리인 조제가공 PD는?

① 68 mm ② 69 mm ③ 70 mm
④ 73 mm ⑤ 75 mm

034 'O.U : Sph+5.00D ⊂ 1△ BO' 측정기준 PD 66 mm의 안경을 조제할 경우 좌, 우 렌즈의 광학중심점간 거리인 조제가공 P.D는?

① 68 mm ② 69 mm ③ 70 mm
④ 73 mm ⑤ 75 mm

035 O.U : S+5.00D = 0.5△ B.O PD 60 mm인 프리즘처방 안경조제시 O.C간 거리는 얼마로 해야 하나?

① 58 mm ② 59 mm ③ 61 mm
④ 62 mm ⑤ 70 mm

정답 | 30. ① 31. ③ 32. ④ 33. ④ 34. ③ 35. ④

036 처방 'For dist : O.U S−5.00D = 1Δ B.O'의 측정기준 양안 PD가 62 mm인 안경을 조제할 경우 '조제가공 PD'는?

① 58 mm ② 60 mm ③ 64 mm
④ 66 mm ⑤ 70 mm

037 다음의 처방에 대한 조제 및 가공 P.D의 크기는?

"O.U : S+5.00D ⊂ 1△B.I, PD 62"

① 66 mm ② 64 mm ③ 60 mm
④ 58 mm ⑤ 70 mm

038 R : S+5.00D, 오른쪽 : 동공 중심간거리(PD/R) 30 mm인 사람의 안경을 조제 가공한 결과 P.D가 25 mm가 되었다. 이 눈에 미치는 프리즘 굴절력은?

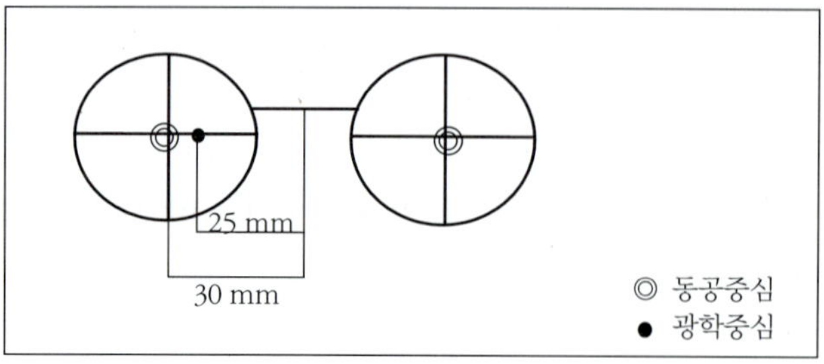

① 2.5△B.O ② 2.5△B.I ③ 3.0△B.I
④ 3.0△B.O ⑤ 2.0△B.I

039 R : S+5.00D, 오른쪽 : 동공 중심간거리(PD/R) 30 mm인 사람의 안경을 조제 가공한 결과 P.D가 35 mm가 되었다. 이 눈에 미치는 프리즘 굴절력은?

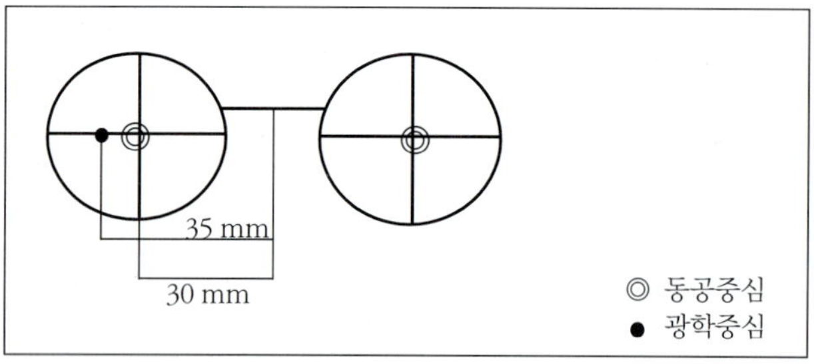

① 2.5△B.O ② 2.5△B.I ③ 3.0△B.I
④ 3.0△B.O ⑤ 2.0△B.I

정답 | 36. ① 37. ④ 38. ② 39. ①

040 R : S−6.00D, 오른쪽 : 동공 중심간거리(PD/R) 30 mm인 사람의 안경을 조제 가공한 결과 P.D가 25 mm가 되었다. 이 눈에 미치는 프리즘 굴절력은?

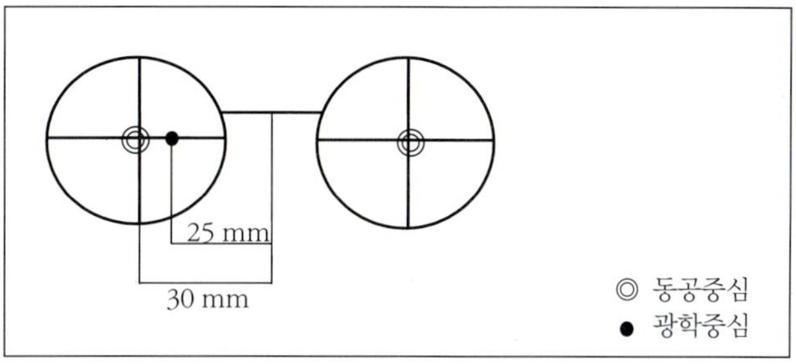

① 2.5△B.O ② 2.5△B.I ③ 3.0△B.I
④ 3.0△B.O ⑤ 2.0△B.I

041 R : S−6.00D, 오른쪽 : 동공 중심간거리(PD/R) 30 mm인 사람의 안경을 조제 가공한 결과 P.D가 35 mm가 되었다. 이 눈에 미치는 프리즘 굴절력은?

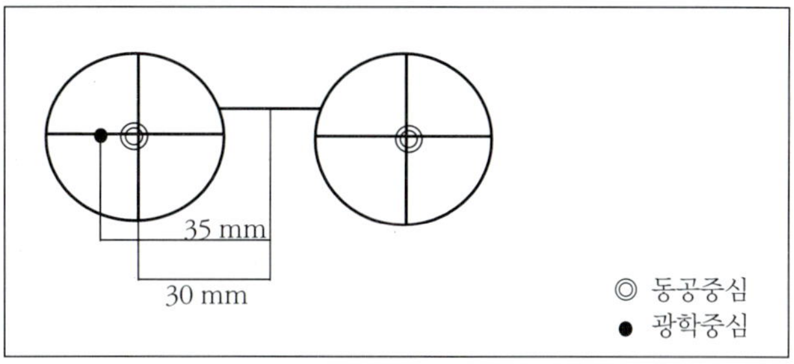

① 2.5△B.O ② 2.5△B.I ③ 3.0△B.I
④ 3.0△B.O ⑤ 4.0△B.I

042 For Dist. P.D 60 mm O.D : S+2.00, O.S : S+3.50D의 안경 완성후의 조제 가공시 P.D는 P.D/R : 28 mm, P.D/L : 32 mm였다. 이때 양안에 미치는 프리즘의 효과는?

① 오른쪽 0.4△B.I, 왼쪽 0.7△B.O
② 오른쪽 0.4△B.O, 왼쪽 0.7△B.I
③ 오른쪽 0.7△B.I, 왼쪽 0.7△B.O
④ 오른쪽 0.7△B.O, 왼쪽 0.7△B.I
⑤ 오른쪽 1.0△B.I, 왼쪽 0.7△B.O

정답 | 40. ④ 41. ③ 42. ①

043 'R : S−4.00D, 오른쪽 PD 30 mm'의 처방 지시에 따라 조제한 결과로 '조제 및 가공 P.D'가 25 mm가 되었다면 동공중앙에 미치는 프리즘의 굴절력과 기저방향은?

① 2.0△B.O ② 2.0△B.I ③ 5△B.U
④ 5△B.D ⑤ 4△B.U

044 [For Dist : O.U., S−4.00D, PD 60 mm]의 완성된 조제가공 PD가 55 mm였다. 이 안경을 썼을 때 양안시에 미치는 프리즘량은?

① 1△, B.I ② 1△, B.O ③ 2△, B.I
④ 2△, B.O ⑤ 3△, B.U

045 'O.U : Sph+4.00D ⊂ 2△, B.O' 측정기준 PD 63 mm의 안경을 조제할 경우 좌, 우 렌즈의 광학적 중심점간거리인 조제가공 P.D는?

① 68 mm ② 69 mm ③ 70 mm
④ 73 mm ⑤ 55 mm

046 O.S : S−2.50D = C−1.50D, Ax↑ = 2△ Base 0°이고 양안측정기준 P.D는 60 mm일 때 O.S의 단안 조제가공 P.D로 맞는 것은? (단위 : mm)

① 22 ② 25 ③ 30
④ 32.5 ⑤ 28

047 처방 '원용 O.U : S−4.00D PD = 60 mm'의 조제가공 결과, 완성된 '조제 및 가공 PD'가 65 mm가 되었다. 이 안경을 썼을 때 양안시에 미치는 프리즘 굴절력은?

① 4ΔB.O ② 2ΔB.O ③ 2ΔB.I
④ 4Δ B.I ⑤ 3Δ B.I

048 처방 '원용 O.U : S+4.00D PD = 60 mm'의 조제가공 결과, 완성된 '조제 및 가공 PD' 65 mm가 되었다. 이 안경을 썼을 때 양안시에 미치는 프리즘 굴절력은?

① 4ΔB.O ② 2ΔB.O ③ 2ΔB.I
④ 4Δ B.I ⑤ 3ΔB.I

정답 | 43. ① 44. ④ 45. ④ 46. ② 47. ③ 48. ②

049 [For Dist : O.U., S−4.50D, PD 60 mm]의 완성된 조제가공 PD가 56 mm 였다. 이 안경을 썼을 때 양안시에 미치는 프리즘량은?

① 1.8△, B.I ② 1.8△, B.O ③ 2.0△, B.I
④ 2.0△, B.O ⑤ 3.0△, B.O

050 'R : S−5.00D, 오른쪽 P.D. 30 mm'의 처방 지시에 따라 조제한 결과 그림과 같은 오차로 '조제 및 가공 P.D.'가 25 mm가 되었다면 동공중앙에 미치는 프리즘의 굴절력과 기저방향은?

① 2.5△ B.O ② 2.5△ B.I ③ 5△ B.U
④ 5△ B.D ⑤ 4△ B.O

051 'R : S+5.00D, 오른쪽 P.D 30 mm'의 처방 지시에 따라 조제한 결과로 '조제 및 가공 P.D'가 25 mm가 되었다면 동공중앙에 미치는 프리즘의 굴절력과 기저방향은?

① 2.5△ B.O ② 2.5△ B.I ③ 5△ B.U
④ 5△ B.D ⑤ 4△ B.D

052 처방 'O.U. : Sph−7.00Dptr, P.D. 60'의 조제가공 결과, 완성된 '조제 및 가공 P.D.'가 65 mm가 되었다. 이 안경을 썼을 때 양안시에 미치는 프리즘 굴절력은?

① 2.0△ ② 2.5△ ③ 3.0△
④ 3.5△ ⑤ 5.0△

053 O.D. : SPH−8.00D, P.D./R 35 mm의 안경을 만든 결과 조제 및 가공 P.D.가 30 mm가 되었다. 오른쪽 눈이 영향을 받는 프리즘 굴절력과 기저방향은?

① 2△ B.O. ② 2△ B.I. ③ 3△ B.I.
④ 4△ B.O. ⑤ 6△ B.O

정답 | 49. ② 50. ① 51. ② 52. ④ 53. ④

054 'O.D S+8.00D, PD/R = 35 mm'의 안경을 만든 결과 '조제가공 PD'가 30 mm가 되었다. 오른쪽 눈이 영향을 받는 프리즘 굴절력과 기저방향은?

① 2Δ B.O ② 4Δ B.I ③ 2Δ B.I
④ 4Δ B.O ⑤ 3△ B.O

055 측정기준 양안 P.D가 60 mm인 사람의 처방이 다음과 같을 때 조제가공 P.D는?(Px = O.U : S−1.00D C−1.00D, Ax 90° ⊂ 1△, B.I)

① 50 mm ② 55 mm ③ 65 mm
④ 70 mm ⑤ 63 mm

056 측정기준 양안 PD가 65 mm인 사람의 처방이 다음과 같을 때 조제가공 PD는?

원용 OU : S−1.00D ⊃ C−1.00D Ax 90° ⊃ 1△ BO

① 50 mm ② 55 mm ③ 65 mm
④ 70 mm ⑤ 72 mm

057 OD, S+1.00D ⊃ C+1.00D, Ax 90° ⊃ 0.6Δ, B.I.이고, O.S, S−3.50D ⊃ C+1.00D, Ax 90° ⊃ 0.5Δ, Base 180° 일 때 양안 측정 기준 P.D는 66 mm이다. 일반 안경렌즈로 프리즘 처방시 오른쪽, 왼쪽 단안 조제 가공PD로 맞는 것은? (단위 : mm)

① R : 36, L : 35 ② R : 30, L : 30 ③ R : 30, L : 35
④ R : 35, L : 36 ⑤ R : 35, L : 32

058 굴절검사 결과 처방이 다음과 같다면 양안 조제가공 P.D는?

O.D. : S+2.00D ⊂ C−1.00D, Ax 90° ⊂ 1△, B.O. O.S. : S−2.00D ⊂ C−2.00D, Ax 90° ⊂ 4△, B.O. P.D 72 mm

① 60 mm ② 64 mm ③ 68 mm
④ 72 mm ⑤ 70 mm

정답 | 54. ② 55. ④ 56. ② 57. ③ 58. ④

059 O.D : S+2.00D = C−1.00D Ax 180° = 0.6△B.I이고 O.S : S−2.50D = C−1.00D Ax 180° = 0.5△Base 180°일 때 양안측정기준 P.D는 65 mm이다. 오른쪽, 왼쪽 단안 조제가공 P.D로 맞는 것은? (단위 : mm)

① R : 30, L : 32 ② R : 35.5, L : 29.5 ③ R : 29.5, L : 30.5
④ R : 29.5, L : 34.5 ⑤ R : 35.5, L : 32.5

060 처방 '원용 OD : S−2.00D = C+1.00D, Ax 90°, OS : S−3.00D = C+2.00D, Ax 45°'를 조제한 결과 광학중심점이 동공중앙에서 우측이 코방향으로 2 mm 아래로 2 mm에 있게 되고 좌측은 정확히 조제되었다. 양안시에 미치는 프리즘 영향은? (단, 좌안을 기준으로 한다)

① 0.6△BO ② 0.2△BO, 0.4△BU ③ 0.4△BI, 0.2△BD
④ 0.2△BI, 0.4△BD ⑤ 0.4△BO, 0.2△BU

061 O.D : S−3.00D ⊂ C−1.00D, Ax 90°, O.S : S+3.00D ⊂ C−2.00D, Ax 180°인 완전교정의 원용안경을 쓰고 근거리 물체를 볼 때 시선이 양안 모두 광학중심에서 코쪽으로 2 mm 벗어난 지점을 통과한다면 양안에 미치는 전체 프리즘의 효과는?

① 2△ B.I ② 0.2△ B.I ③ 0.6△ B.I
④ 0.8△ B.0 ⑤ 1.4△ B.I

062 다음 처방을 완성한 PD가 60 mm였다. 안경이 양안시 미치는 프리즘영향은? (단, Oh는 정확하다)

원용 OU : C−1.00D Ax 90°지시된 조제가공 PD 65 mm

① 0.5△ BI ② 0.5△ BO ③ 1△ BI
④ 1.0△ BO ⑤ 2△ BI

063 O.D : S−6.00D = C−1.00D, Ax 90°, O.S : S+5.00D = C−3.00D, Ax 180°인 완전교정의 원용안경을 쓰고 근거리 물체를 볼 때 시선이 양안 모두 광학중심에서 코쪽으로 2 mm 벗어난 지점을 통과한다면 양안에 미치는 전체 프리즘의 효과는?

① 0.4△B.I ② 0.6△B.I ③ 0.8△B.O
④ 1.4△B.I ⑤ 2△ B.D

정답 | 59. ④ 60. ② 61. ② 62. ② 63. ①

064 S−2.00D = C−1.00D, Ax 45°에서 O.C(렌즈의 광학중심)에서 수직하방 2 mm에서의 프리즘의 기저방향은?

① BI ② BO ③ BU
④ BD ⑤ Base 45°

065 O.S : S−2.50D = C−1.50D Ax↑ = 2△ Base 0°이고 양안측정기준 P.D는 60 mm일 때 O.S의 단안 조제가공 P.D로 맞는 것은? (단위 : mm)

① 22 ② 25 ③ 30
④ 32.5 ⑤ 28

066 다음 처방을 완성한 P.D가 55 mm였다. 양안시 미치는 프리즘 영향은?

"처방 원용 O.U : S+3.00D ⊃ C−1.00D, Ax 90°지시된 P.D 60"

① 1.5△B.I ② 1.5△B.O ③ 1△B.I
④ 1△B.O ⑤ 2△B.U

067 For Dist : O.U., S−3.00D ⊃ C−1.00D, Ax 45°, PD 60 mm의 처방을 완성한 조제가공 PD가 65 mm였다. 안경이 양안시에 미치는 프리즘 영향은? (단, Oh는 정확하다)

① 1.75△, B.I. ② 1.75△, B.O. ③ 2.0△, B.I.
④ 2.0△, B.O. ⑤ 4.0△B.I

068 다음 처방을 완성한 P.D가 70 mm였다. 양안시에 미치는 프리즘 영향은?

원용처방 O.U. : S−3.00D ⊃ C−1.00D Ax 90° 측정 기준 P.D : 65 mm

① 1.5△B.I ② 1.5△B.O ③ 2.0△B.I
④ 2.0△B.O ⑤ 3.0△B.U

정답 | 64. ④ 65. ② 66. ③ 67. ① 68. ③

069 다음 처방을 완성한 PD가 70 mm였다. 안경이 양안시에 미치는 프리즘 영향은? (단, Oh는 정확하고 좌우 모두 같은 크기로 커졌다)

‘처방 원용 O.U : S+3.00D ⊂ C+1.00D Ax 90° 지시된 PD = 65 mm’

① 1.5 ΔB.I ② 1.5 ΔB.O ③ 2.0 ΔB.I
④ 2.0 ΔB.O ⑤ 5.0 ΔB.D

070 다음 처방을 완성한 PD 65 mm였다. 이 안경을 장용할 때 양안시에 미치는 프리즘량?

원용처방 OU : S+3.00 C−1.00D Ax 90, PD 60 mm

① 1.5△BI ② 1.5△BO ③ 1.0△BI
④ 1.0△BO ⑤ 5.0△BI

071 다음 처방을 완성한 PD가 65 mm이었다. 양안시에 미치는 프리즘 영향은?

원용처방 O.U : S−3.00D ⊂ C−1.00D Ax 90° 측정기준 P.D : 70 mm

① 1.5△B.I ② 1.5△B.O ③ 2.0△B.I
④ 2.0△B.O ⑤ 3.0△B.I

072 O.D가 S−4.00D = C−1.00D Ax 60°이고 지시된 광학중심 높이(Oh)가 25 mm인 것을 조제한 결과 20 mm가 되었다면 이때 프리즘량과 기저방향은?

① 1.375△B.D ② 2.275△B.U ③ 2.125△B.U
④ 2.375△B.D ⑤ 3.0△B.D

073 다음 처방을 완성한 P.D가 65 mm였다. 양안시에 미치는 프리즘 영향은?

처방 – 원용 O.U : S−4.00D ⊂ C−1.00D Ax 90° 측정기준 P.D : 70 mm

① 2.0△ B.I ② 2.0△ B.O ③ 2.5△ B.I
④ 2.5△ B.O ⑤ 4.0△B.U

정답 | 69. ④ 70. ④ 71. ④ 72. ③ 73. ④

074 다음 처방을 완성한 P.D가 65 mm였다. 안경이 양안시 미치는 프리즘 영향은?(단, Oh는 정확하다)

원용 O.U : S−4.00D ⊂ C+1.00D, Ax 180° 지시된 조제가공 P.D : 60 mm

① 1.5△, B.I ② 1.5△, B.O ③ 2△, B.I
④ 2△, B.O ⑤ 3.0△B.D

075 다음 처방을 완성한 PD 60 mm이었다. 이 안경을 장용할 때 양안시에 미치는 프리즘량은?

원용처방 OU : S−4.00 ⊂ C+1.00D Ax 180, PD 65

① 1.5△BI ② 1.5△BO ③ 2.0△BI
④ 2.0△BO ⑤ 3.0△BD

076 다음 처방을 완성한 P.D가 70 mm였다. 안경이 양안시 미치는 프리즘영향은? (단, Oh는 정확하고 좌우 모두 같은 크기로 커졌다)

처방 원용. O.U. : S−4.00D ⊂ C+1.00D Ax 180° 지시된 P.D. ; 65

① 1.5△ B.I ② 1.5△ B.O ③ 2.0△ B.I
④ 2.0△ B.O ⑤ 3.0△B.D

077 측정기준 양안 P.D가 60 mm인 사람을 조제가공 P.D를 65 mm로 하였다면, 다음 처방의 (　)에 프리즘 굴절력과 기저 방향으로 맞는 것은?

For Dist O.U : S−4.00D ⊜ (　　　△), (　　　)

① 1.0, B.O ② 1.0, B.I ③ 2.0, B.O
④ 2.0, B.I ⑤ 3.0, B.O

078 S−5.00D ⊜ C+1.00D Ax 90°, PD 60 mm를 완성된 조제가공 PD가 55 mm였다면 장용시 안경이 양안에 미치는 프리즘 영향은? (단, Oh는 정확하다)

① 2.5△, B.O ② 2.0△, B.I ③ 2.0△, B.O
④ 2.5△, B.I ⑤ 4.0△, B.O

정답 | 74. ③ 75. ④ 76. ③ 77. ② 78. ③

079 측정기준 양안 P.D가 63 mm인 사람의 안경이 조제가공 P.D를 68 mm로 하였다면, 다음 처방의 ( )에 프리즘 굴절력과 기저방향으로 맞는 것은?

For Dist : O.U : S−5.00D = (　　　△) (　　　)

① 2.5, B.O　② 2.5, B.I　③ 1.25, B.O
④ 1.25, B.I　⑤ 2, B.U

080 한 쪽 눈에 S+2.00D를 장용시킨 결과 광학중심이 동공 중심보다 6 mm 수직으로 높게 조제가공 되었다면 눈에 미치는 프리즘 영향은?

① 1.2△ B.U　② 1.2△ B.D　③ 0.6△B.U
④ 0.6△ B.D　⑤ 2.0△B.D

081 'OD : S−4.00D'의 지시된 광학중심점 높이가 25 mm인 것을 조제한 결과 20 mm가 되었다면 오른쪽 눈에 미치는 프리즘 영향은?

① 1△, B.U.　② 2△, B.U.　③ 1△, B.D.
④ 2△, B.D.　⑤ 3△, B.D

082 O.D가 S+4.00D = C+1.00D, Ax 60°이고 지시된 광학중심 높이(Oh)가 25 mm인 것을 조제한 결과 20 mm가 되었다면 이때 프리즘량과 기저방향은?

① 1.375△B.D　② 2.125△B.U　③ 2.125△B.D
④ 1.375△B.U　⑤ 3△B.D

083 S−4.00 = C−1.00, Ax 180인 렌즈의 광학중심점으로부터 수직방향으로 5 mm 위에 있는 점이 갖는 프리즘 효과는?

① 2.5△B.U　② 2.5△B.D　③ 0.25△B.U
④ 2△B.U　⑤ 2△B.D

084 O.D.가 S+5.00D = C−1.00D, Ax 150°이고 지시된 광학중심 높이(Oh)가 25 mm인 것을 조제한 결과 20 mm가 되었다면 이 때 프리즘량과 기저방향은?

① 1.375△B.D.　② 2.25△B.U.　③ 2.125△B.D.
④ 3.375△B.D.　⑤ 4△B.D

정답 | 79. ④ 80. ① 81. ② 82. ③ 83. ① 84. ③

085 For Dist O.U : S−5.00D = 2Δ B.O의 프리즘 영향을 주려면 이 렌즈의 광학 중심점을 양안의 동공중심으로부터 어느 방향으로 얼마나 옮겨야 하는가?

① 오른쪽 귀방향 2 mm
② 양쪽 렌즈 모두 코방향으로 0.2 cm
③ 양쪽 렌즈 모두 코방향으로 0.4 cm
④ 오른쪽 귀방향으로 0.4 cm, 왼쪽 코방향으로 0.4 cm
⑤ 오른쪽 코방향으로 0.2 cm, 왼쪽 귀방향으로 0.2 cm

086 O.D : S−2.00 ⌔ C−1.00D Ax 90°, 1△B.U, O.S : S−2.00D ⌔ C−2.00D Ax 180°, 1△B.D, P.D 64 mm인 안경을 조제하고자 할 때 O.C간 수직 높이 차는 얼마가 되어야 하는가?

① 5 mm ② 2.5 mm ③ 7.5 mm
④ 10 mm ⑤ 12 mm

정답 | 85. ③ 86. ③

제 7 강 필요렌즈 최소직경(생지렌즈 최소 직경)

001 65 mm 직경의 렌즈를 3 mm 편심시키면 직경 얼마의 무편심(無偏心) 렌즈와 같은 효과를 갖는가?

① 65 mm　② 62 mm　③ 68 mm
④ 71 mm　⑤ 74 mm

002 '필요렌즈의 최소 직경 구하기'에 관한 설명 중 옳은 것은?

① 약속사항은 아니다.
② 처방서의 명기사항에 해당된다.
③ 필요이상으로 큰 (−)렌즈에서 중심 두께가 두꺼워지는 것을 방지할 수 있다.
④ 계산으로 구할 때에는 렌즈삽입부의 크기와 연결부의 크기 숫자만 주어지면 가능하다.
⑤ box−o−graph를 이용할 경우 측정기준 PD, 안경테의 연결부 크기, 광학중심 높이를 알면 신속하게 구할 수 있다.

003 조제 및 가공 PD가 60 mm이고 56□14인 안경테에 조제 할 무편심렌즈의 필요최소직경은 얼마인가? (단, 안경테 렌즈삽입부의 최장 길이는 59 mm이다)

① 69　② 70　③ 71
④ 72　⑤ 64

004 PD 60 mm인 사람이 아래와 같은 테를 선택했다. 필요한 편심되지 않는 렌즈의 최소직경의 근사치는? (아래 : 테의 크기 54□16. 렌즈삽입부 최장길이 58)

① 75 mm　② 73 mm　③ 68 mm
④ 63 mm　⑤ 70 mm

정답 | 1. ④ 2. ⑤ 3. ① 4. ③

005 Sph-3.00D이고 PD가 60 mm인 처방을 58□12, 140의 오벌형 안경테에 조제할 때 필요한 렌즈의 최소 직경은?

① 65 mm ② 68 mm ③ 75 mm
④ 77 mm ⑤ 70 mm

006 '조제 및 가공 양안 P.D'가 60 mm인 사람의 안경테의 크기는 '54□16'이고 렌즈삽입부의 최장길이가 58 mm일 때 조제가공에 필요한 최소한의 렌즈는? (단, 안경테는 오벌형이다)

① 직경 70 mm의 무편심렌즈
② 직경 60 mm의 렌즈 기하학 중심점으로부터 광학적 중심점이 4 mm 편심된 렌즈
③ 직경 60 mm의 렌즈 기하학 중심점으로부터 광학적 중심점이 2 mm 편심된 렌즈
④ 직경 60 mm의 렌즈 기하학 중심점으로부터 광학적 중심점이 1 mm 편심된 렌즈
⑤ 직경 65 mm의 렌즈 기하학 중심점으로부터 광학적 중심점이 5 mm 편심된 렌즈

007 55□15, PD = 62, Lens 삽입부 최장 길이 62인 경우, 렌즈 원재료가 65 mm일 때 최소한 몇 mm 편심이 요구되는가?

① 2 ② 2.5 ③ 3
④ 3.5 ⑤ 4

008 Sph+5.50D이고 PD가 62 mm인 처방을 59□12, 135의 안경테에 조제할 때 필요한 렌즈의 최소 직경은?

① 68 mm ② 72 mm ③ 76 mm
④ 80 mm ⑤ 60 mm

009 54□12, 렌즈의 삽입부의 최장 길이가 61 mm인 안경테를 P.D 60 mm인 사람이 장용할 때 필요한 최소렌즈 size는 얼마인가?

① 67 mm∅ ② 70 mm∅ ③ 74 mm∅
④ 76 mm∅ ⑤ 60 mm∅

정답 | 5. ② 6. ② 7. ② 8. ① 9. ①

010 '조제 및 가공 P.D.'가 65 mm이고 사용할 안경테의 크기는 '58□18'이다. 조제 및 가공에 필요한 무편심렌즈의 최소직경은 대략 얼마인가? (단, 렌즈 삽입부 최장 길이는 60 mm이다)

① 65 mm ② 71 mm ③ 75 mm
④ 77 mm ⑤ 70 mm

011 58□14, 렌즈의 삽입부의 최장 길이가 61 mm인 안경테를 P.D 60 mm인 사람이 장용할 때 필요한 최소렌즈 size는 얼마인가?

① 70 mm∅ ② 73 mm∅ ③ 74 mm∅
④ 76 mm∅ ⑤ 78 mm∅

012 '조제 및 가공양안 PD'가 61 mm인 사람의 안경테의 크기는 '57□16'이고, 렌즈 삽입부의 최장길이가 58 mm일 때 조제가공에 필요한 최소한의 렌즈는? (단, 안경테는 오벌형이다)

① 직경 70 mm의 렌즈 무편심
② 직경 65 mm의 렌즈 기하학중심점으로부터 광학적 중심이 3.0 mm 편심된 렌즈
③ 직경 60 mm의 렌즈 기하학중심점으로부터 광학적 중심점이 3 mm 편심된 렌즈
④ 직경 65 mm의 렌즈 기하학중심점으로부터 광학적 중심점이 5 mm 편심된 렌즈
⑤ 직경 65 mm의 렌즈 기하학중심점으로부터 광학적 중심점이 2.5 mm 편심된 렌즈

013 P.D 60 mm일 때 아래와 같은 테를 선택했다. 편심되지 않은 필요한 렌즈의 최소직경의 근사치는? (안경테의 크기 54□16 렌즈삽입부 최장길이 58 mm)

① 75 mm ② 60 mm ③ 63 mm
④ 68 mm ⑤ 70 mm

정답 | 10. ② 11. ② 12. ⑤ 13. ④

014 60□15, PD 65, Lens 삽입부 최장길이 61인 경우, 렌즈 원재료가 66 mm 일 때 최소한 몇 mm 편심이 요구되는가?

① 2 ② 2.5 ③ 3
④ 3.5 ⑤ 5

015 Sph-4.50D이고 PD가 62 mm인 처방을 55□14, 135의 오벌형 안경테에 조제할 때 안경원에서 가공의 여유를 고려해서 회사에 주문할 때 필요한 렌즈의 최소 직경은?

① 62 mm ② 64 mm ③ 66 mm
④ 68 mm ⑤ 70 mm

016 프라스틱 종류의 (+)렌즈는 테에 필요한 최소직경보다 긴 직경의 렌즈로 조제가공하면 가공된 렌즈는 중심두께가 두꺼워지고 무겁게 된다. 안경테와 처방이 다음과 같을 때 가장 바람직한 렌즈 선택은? (안경테 FPD = 60, 렌즈삽입부 최장길이 = 54, 처방 : 500D, PD = 62)

① 렌즈직경 66mm∅
② 렌즈직경 65mm∅ CR-39
③ 렌즈직경 55mm∅ 고굴절렌즈
④ 렌즈직경 65mm∅ 고굴절렌즈
⑤ 렌즈직경 70mm∅ 고굴절 비구면렌즈

017 필요렌즈의 직경 : 60 mm, 조제가공 PD : 60 mm, bridge size : 18 mm일 때 eye size는 얼마인가?

① 51 mm ② 54 mm ③ 57 mm
④ 60 mm ⑤ 48 mm

018 '조제 및 가공 P.D'가 62 mm이고 사용할 안경테의 크기는 '54□16'이다. 조제 및 가공에 필요한 무편심 렌즈의 최소 직경은 대략 얼마인가?
(단, 홈 깊이를 포함한 안경테의 렌즈 삽입부 최장 길이는 56 mm이다)

① 64 mm ② 70 mm ③ 75 mm
④ 80 mm ⑤ 68 mm

정답 | 14. ② 15. ② 16. ③ 17. ① 18. ①

019 조제할 안경테의 크기가 54□14이고 렌즈삽입부의 최장길이가 58 mm라면 필요한 렌즈의 최소직경은? (단, 조제가공 PD는 62 mm이다)

① 56 mm ② 60 mm ③ 64 mm
④ 70 mm ⑤ 60 mm

020 54□16, 렌즈의 삽입부의 최장 길이가 60 mm인 안경테를 P.D 65 mm인 사람이 장용할 때 필요한 최소렌즈 size는 얼마인가?

① 65 mm∅ ② 70 mm∅ ③ 74 mm∅
④ 76 mm∅ ⑤ 60 mm∅

021 P.D 62 mm일 때 아래와 같은 테를 선택했다. 편심되지 않은 필요한 렌즈의 최소직경의 근사치는? (안경테의 크기 55□16 렌즈삽입부 최장 길이 56 mm)

① 75 mm ② 60 mm ③ 63 mm
④ 65 mm ⑤ 55 mm

022 60 mm의 렌즈를 70 mm렌즈의 효과를 얻기 위한 편심렌즈의 표기로 바르게 된 것은?

① 60 + 5라고 표시된 렌즈 ② 70 / 10이라고 표시된 렌즈
③ 65 / 70이라고 표시된 렌즈 ④ 60 + 10이라고 표시된 렌즈
⑤ 60 mm의 렌즈에 10 mm 편심된 렌즈

023 70 mm의 렌즈를 75 mm 렌즈의 효과를 얻기 위한 편심렌즈의 표기로 바르게 된 것은?

① 60/75렌즈
② 75−5라고 표시된 렌즈
③ 70+5이라고 표시된 렌즈
④ 70 mm의 렌즈에 10 mm 편심된 렌즈
⑤ 70/10이라고 표시된 렌즈에 2 mm 편심된 렌즈

정답 | 19. ③ 20. ① 21. ④ 22. ④ 23. ③

024 **편심렌즈의 설명에 대해 틀린 것은?**

① 65/75 렌즈는 3 mm 편심한 렌즈이다.
② 사시 사위등과 같은 안위이상을 교정하기 위한 렌즈 – 프리즘 렌즈
③ 70+3의 렌즈는 1.5 mm 편심한 렌즈로서 70 mm의 렌즈로서 73 mm의 효과를 내는 렌즈
④ 65/70의 렌즈는 2.5 mm 편심한 렌즈로서 65 mm의 렌즈로서 70 mm의 효과를 나타내는 렌즈이다.
⑤ 필요렌즈 직경이 정해졌을 때 정규 규격이 아닌 경우 렌즈의 광학중심을 원하는 방향으로 이동시켜 동일효과를 얻을 수 있다.

025 **60□14, PD = 62, 렌즈 원재료가 64 mm일 때 최소한 몇 mm 편심이 요구되는가?**

① 2 ② 2.5 ③ 3
④ 4 ⑤ 6

026 **54□16, 135의 안경테 렌즈 삽입부의 최대 길이가 58 mm이다. 조제 및 가공 P.D.가 60 mm일 때 다음 중 가장 적합한 렌즈는?**

① 60 mm 직경의 무편심 렌즈
② 65 mm직경의 무편심 렌즈
③ 75 mm직경의 무편심된 렌즈
④ 65 mm직경의 1.5 mm 편심된 렌즈
⑤ 75 mm직경의 2 mm 편심된 렌즈

027 **PD 64 mm인 사람이 '58□16, 140'인 오벌형 안경테를 쓰려고 한다. 정확한 조제를 위하여 필요한 렌즈의 최소 직경은? (단, 최대직경은 63 mm이다)**

① 73 mm 무편심렌즈
② 76 mm의 무편심렌즈
③ 78 mm의 무편심렌즈
④ 70 mmφ를 2 mm 편심한 렌즈
⑤ 70 mmφ를 3 mm 편심한 렌즈

정답 | 24. ⑤ 25. ④ 26. ④ 27. ①

028 렌즈삽입부의 크기를 E.S 연결부의 크기를 D.B.L, 양안의 설계점 사이의 거리를 P.D라고 할 때 필요한 렌즈의 최소직경을 구하는식은? (단, 렌즈 삽입부의 최대길이를 X)

① X − P.D − ES　　② X + P.D − (D.B.L + ES)
③ X − P.D + (D.B.L + ES)　　④ E.S − P.D + (D.B.L + ES)
⑤ E.S + P.D − (D.B.L + ES)

029 무편심 필요 렌즈의 직경이 70 mm인데, 65 mm 렌즈만 생산된다면 광학중심점은 얼마나 편심하여 주문하여야 하는가?

① 2.0 mm　　② 2.5 mm　　③ 4.5 mm
④ 3.5 mm　　⑤ 60 mm

030 렌즈의 기하학적 중심점에서 3 mm 편심시켜 만든 65 mm 직경의 렌즈는 조제가공시, 직경 얼마의 무편심렌즈와 같은 효과를 갖는가?

① 62 mm　　② 65 mm　　③ 68 mm
④ 71 mm　　⑤ 80 mm

031 렌즈의 기하학적 중심점에서 3.5 mm 편심시켜 만든 65 mm 직경의 렌즈는 조제가공시, 직경 얼마의 무편심(無偏心)렌즈와 같은 효과를 갖는가?

① 66 mm　　② 68 mm　　③ 70 mm
④ 72 mm　　⑤ 80 mm

032 안경렌즈의 광학중심으로부터 4 cm 떨어진 곳의 프리즘이 8△이라면 이 안경의 상측정점에서의 초점거리는 얼마인가?

① 25 cm　　② 50 cm　　③ 75 cm
④ 100 cm　　⑤ 120 cm

033 안경렌즈의 광학중심으로부터 4 cm 떨어진 곳의 프리즘이 10△이라면 이 안경의 상측정점에서의 초점거리는 얼마인가?

① 40 cm　　② 50 cm　　③ 75 cm
④ 100 cm　　⑤ 60 cm

정답 | 28. ③ 29. ② 30. ④ 31. ④ 32. ② 33. ①

034 **안경렌즈의 봉투에 60/65로 인쇄되어 있는 것과 관계있는 것은?**

가 렌즈의 실제 직경은 60 mm이고 무편심렌즈를 의미함
나. 필요렌즈의 직경은 65 mm
다. 5 mm 편심시킨 렌즈
라. 2.5 mm 편심시킨 렌즈

035 **PD 66 mm인 사람이 60□18, 140인 안경테를 착용하려 한다. 정확한 조제를 위하여 렌즈의 광학중심을 옮길 필요가 없는 렌즈는?**
(단, 렌즈삽입부의 최대직경은 홈깊이를 포함하여 64 mm이다)

가. 70 mm∅를 3 mm 편심렌즈
나. 70 mm∅를 6 mm 편심렌즈
다. 76 mm
라. 77 mm

정답 | 34. 나, 라 35. 가, 다

제 8 강 안경조제가공의 총괄개요

001 외관 검사, 굴절력, 주경선 축 결정 과정은?

① 설계 ② 인점찍기 ③ 형판제작
④ 산각세우기 ⑤ 자르기 및 다듬기

002 안경조제 가공할 때 자동형식에서 생략되는 과정은?

① 설계 ② 형판제작 ③ 산각세우기
④ 렌즈 인점찍기 ⑤ 자르기와 다듬기

003 처방전의 약속사항과 명기사항에 따라 렌즈의 광학중심점을 일치시키는 과정은?

① 설계 ② 현판제작 ③ 산각세우기
④ 렌즈인점찍기 ⑤ 자르기와 다듬기

004 자동형식 중 주 접합점에 균등하게 힘을 분배하여 편안하면서도 최초의 광학적 교정을 유지하는 과정은?

① 설계 ② 조정 ③ 렌즈끼우기
④ 렌즈인점찍기 ⑤ 검사 및 수정

005 안경조제가공(수동형식)에서 안경렌즈에 인점을 찍을 때 해야 될 것으로 옳은 것은?

① PD측정 ② ES 측정 ③ 외관검사
④ Oh측정 ⑤ 필요 최소 직경구하기

006 안경조제가공(자동형식)에서 검사 및 수정으로 옳은 것은?

① 조정 ② 설계 ③ 형판제작
④ 렌즈인점찍기 ⑤ 구면 굴절력 확인

정답 | 1. ② 2. ⑤ 3. ① 4. ② 5. ③ 6. ⑤

007 수동형식의 순서로 옳은 것은?

가. 인점 찍기	나. 자르기 및 다듬기
다. 렌즈 끼우기	라. 설계
마. 가장자리 갈기 및 산각세우기	바. 조정
사. 검사 및 수정	아. 형판제작

① 가 – 나 – 다 – 라 – 마 – 바 – 아 – 사
② 아 – 나 – 다 – 바 – 마 – 라 – 가 – 사
③ 가 – 나 – 사 – 마 – 라 – 바 – 아 – 다
④ 가 – 바 – 다 – 라 – 마 – 나 – 아 – 사
⑤ 가 – 아 – 라 – 나 – 마 – 다 – 사 – 바

008 안경조제가공 순서 중 자동형식의 검사 및 수정 순서로 옳은 것은?

가. 구면, 원주, 프리즘 굴절력을 확인한다.
나. 작업중 파손, 흠집, 변형을 확인한다.
다. 설계점을 확인한다.
라. 오차가 있다면 양안시에 미치는 프리즘 영향을 계산한다.
마. 축방향, 기저방향을 확인한다.

① 가 – 마 – 다 – 나 – 라
② 가 – 마 – 다 – 라 – 나
③ 가 – 마 – 나 – 라 – 다
④ 마 – 나 – 라 – 가 – 다
⑤ 마 – 나 – 가 – 다 – 라

정답 | 7. ⑤ 8. ①

제 9 강 렌즈미터 원리와 사용법

001 융착형 이중초점렌즈에서 근용부합성 광학중심점을 렌즈미터로 찾기 위해서는 어떻게 하는가?

① 가입도를 측정한다.
② 원용과 근용 굴적력을 측정한다.
③ 자렌즈 전후면의 곡률을 측정한다.
④ 원용과 근용의 광학중심 위치를 찾는다.
⑤ 받침부에 근용부가 오도록 하여 프리즘작용이 생기지 않는 점을 찾는다.

002 망원경식 렌즈미터를 사용하기 전에 측정자가 시도조절을 하는 이유는?

① 눈 피로를 덜려고
② 측정렌즈의 무게를 알려고
③ 측정시간을 단축하기 위해서
④ 측정렌즈가 손상되지 않도록 하려고
⑤ 측정자 눈의 굴절이상 및 조절에 의한 오차를 없애기 위해

003 망원경식 렌즈미터의 "시도조절"은 다음 중 어느 렌즈로 하는가?

① 접안렌즈 ② 대물렌즈 ③ 집광렌즈
④ 볼록렌즈 ⑤ 측정용 안경렌즈

004 렌즈미터가 없는 경우 구면계로 굴절력 측정이 가능한 렌즈는?

① 프리즘렌즈의 기저방향 ② 프리즘렌즈의 프리즘량
③ Ex형 이중초점렌즈의 가입도 ④ 융착형 이중초점렌즈의 가입도
⑤ 누진다초점렌즈의 굴절력 분포

005 렌즈미터로 측정되는 굴절력은?

① 상측정점굴절력 ② 물측정점굴절력 ③ 상측주점굴절력
④ 물측주점굴절력 ⑤ 물측절정굴절력

정답 | 1. ⑤ 2. ⑤ 3. ① 4. ③ 5. ①

006 **렌즈미터로 굴절력을 측정할 때, 정확하게 조절이 된 상태에서 피검렌즈(안경렌즈)를 통해 망원경부로 들어가는 광선속은?**

① 발산광선속 ② 평행광선속
③ 수렴광선속 ④ 수령했다가 발산광선
⑤ 렌즈의 종류에 따라 다르다.

007 **망원경식 렌즈미터와 투영식 렌즈미터를 비교하여 투영식 렌즈미터에서 볼 수 없는 것은?**

① 인점핀 ② 타겟트 ③ 스크린
④ 시도조절환 ⑤ 전원 스위치

008 **망원경식 렌즈미터와 투영식 렌즈미터의 구조를 비교했을 때 망원경식 렌즈미터에만 부착되어 있는 부분은?**

① 조명계 ② 스크린 ③ 타켓트
④ 접안렌즈 ⑤ 콜리메이터계

009 **접안렌즈의 유무에 따른 장단점으로 옳은 것은?**

① 투영식은 값이 싸다.
② 투영식은 공동사용으로 불편하다.
③ 망원경식은 시도조절이 필요 없다.
④ 망원경식는 여러 명이 함께 동시에 굴절력을 확인할 수 있다.
⑤ 망원경식은 소형으로 광량이 적어도 선명한 상을 얻을 수 있다.

010 **렌즈미터 취급시 유의할 점으로 옳은 것은?**

① 타깃트 정위치 조정은 접안렌즈로 한다.
② 측정하려는 렌즈를 측정 전에 외관검사를 한다.
③ rim의 아랫부분을 받침대에 고정시키고 측정한다.
④ 구면렌즈를 세팅할 때 메이커마크가 오른쪽 끝 윗부분에 오도록 한다.
⑤ 렌즈를 이동시키거나 회전시킬 경우 받침부에 렌즈의 외면에 평행하게 밀착되도록 움직인다.

정답 | 6. ② 7. ④ 8. ④ 9. ⑤ 10. ②

011 망원경식 렌즈미터 대한 설명으로 옳은 것은?

① 평면렌즈는 발산시켜 0.00D 굴절력이 된다.
② 볼록렌즈는 발산시켜 (+)렌즈의 굴절력이 된다.
③ 오목렌즈는 발산시켜 (−)렌즈의 굴절력이 된다.
④ 타켓에서 나온 빛은 표준렌즈에 의해 발산광선이 된다.
⑤ 타켓에서 나온 빛은 표준렌즈에 의해 수렴광선이 된다.

012 투영식 렌즈미터에 대한 설명으로 옳은 것은?

① 조명계의 경우 광원의 빛을 Target와 Diopter scale에 조명한다.
② 콜리미터계의 경우 피검렌즈를 나온 빛을 수렴광선이 되도록 한다.
③ 수치읽음계의 경우 표준렌즈로 이동시키면 연동해서 디옵터의 눈금판이 이동된다.
④ 콜리미터계의 경우 타켓에서 나온 빛은 표준렌즈에 의해 발산광선으로 변한다.
⑤ 망원경계의 경우 콜리미터를 나온 평행광속은 Telescope 대물렌즈에 의해 반사되어 나온다.

013 Lensmeter의 광학적 기초원리에 대한 설명으로 옳은 것은?

가. 정시의 망막광학적 공액점은 집광렌즈의 초점 상에 온다.
나. 근시의 망막광학적 공액점은 집광렌즈의 초점보다 눈에 가까운 점에 위치한다.
다. 원시의 망막광학적 공액점은 집광렌즈의 초점보다 눈에서 먼 점에 위치한다.
라. 원시성 복난시의 망막광학적 공액점은 집광렌즈의 초점보다 눈에 가까운 점에 위치한다.

014 다음은 렌즈메타의 광학적 구조에 대한 설명으로 옳은 것은?

가. 표준렌즈의 상측초점의 위치에 렌즈스톱이 있어 피검렌즈를 설치하면 후면 정점이 위치한다.
나. 디옵터 눈금이 0인 타케트의 위치는 표준렌즈의 물측초점이 된다.
다. 초점유리(P.G)는 대물렌즈의 상측 초평면에 위치한다.
라. 시준의와 현미경으로 구분된다.

정답 | 11. ② 12. ③ 13. 가, 나, 다 14. 가, 나, 다

015 렌즈미터 사용시 유의 할 점에 대한 설명으로 옳은 것은?

가. 측정전에 렌즈의 사전 외관 검사를 할 것
나. 렌즈 받침부에 렌즈의 전면(+면)을 렌즈 받침부 쪽으로 향하도록 할 것
다. 렌즈를 이동시킬 때는 받침부에 렌즈가 균등하게 밀착되도록 할 것
라. 인점 후 좌우구별 표시를 할 것

정답 | 15. 가, 나, 라

제 10 강 망원경식 렌즈미터 사용시 점검사항

001 Centering시 유의 사항으로 옳은 것은?

① 인점후 전원스위치 on.
② 렌즈의 가장자리에 손을 접촉시킨다.
③ 좌측에 L, 우측에 R의 렌즈를 놓는다.
④ 렌즈의 전면이 아래로 향하게 놓는다.
② 렌즈에 (+)면이 지면을 향하도록 놓는다.

002 렌즈미터 사용 전 점검에서 타겟트상이 스크린 정중앙에 위치할 경우는?

① 토릭렌즈를 측정할 때
② 렌즈미터의 광축이 편위되어 있을 때
③ 렌즈미터의 (+)자선이 편위되어 있을 때
④ 프리즘 compensater가 편위되어 있을 때
⑤ 측정할 렌즈를 이동시켜 광학중심점과 렌즈미터의 광축이 일치될 때

003 렌즈미터의 사전 조정 방법으로 설명이 다른 것은?

① 시도조절 한다.
② 타켓트과 스크린의 중심이 일치하여야 한다.
③ 평면 유리판에 앞뒤로 인점하여 그 평행도가 일정하여야 한다.
④ 타켓트의 상이 선명하게 보일 때의 디옵터는 0이 되어야 한다.
⑤ 시도조절로 검사자의 조절이나 굴절이상을 보정하기 위해 접안렌즈를 렌즈미터 쪽으로 이동하여 뒤로 빼내면서 타깃의 상이 선명할 때까지 계속한다.

004 렌즈미터에서 측정하려는 오목렌즈를 좌에서 우로 움직일 때 내부 스크린에서 타켓트 상의 이동방향은?

① 위에서 아래로
② 움직이지 않는다.
③ 좌에서 우로 렌즈 이동방향과 같다.
④ 우에서 좌로 렌즈 이동방향과 반대이다.
⑤ 렌즈 이동방향의 수직 윗방향으로 이동한다.

정답 | 1. ② 2. ⑤ 3. ③ 4. ④

005 렌즈미터로 토릭렌즈의 축방향을 측정하는데 가장 유리한 타켓트는 어느 것인가?

① 사각형 ② 삼각형 ③ 타원형
④ 코로나형 ⑤ 혼합식 타켓트

006 토릭렌즈의 세 인점을 형판의 어디에 평행되게 하여 외주선을 긋는가?

① 광학중심점 ② 기하중심점
③ 형판의 수평설계점 ④ 형판의 수직기준선
⑤ 간이속결식의 수직기준선

007 Sph−2.00D = Cyl−2.00D Axis 90°의 렌즈에서 어느 경선의 가장자리가 가장 두꺼운가?

① 45° ② 90°경 ③ 180°경선
④ 두께는 모두 같다. ⑤ 두께와 경선은 무관하다.

008 렌즈미터 사용시 렌즈의 후(−)면을 '렌즈받침부'에 닿도록 하는 이유는?

① 렌즈의 상측절정굴절력을 측정
② 렌즈의 물측 정점 굴절력을 측정하기 위하여
③ 렌즈의 상측 주점 굴절력을 측정하기 위하여
④ 렌즈의 상측 정점 굴절력을 측정하기 위하여
⑤ 렌즈의 물측 주점 굴절력을 측정하기 위하여

009 렌즈미터에서 렌즈의 굴절력을 측정할 때 기기조작이 옳은 것은?

① 시도조정이 필요없다.
② 측정다이얼은 (+)쪽에서 (−)쪽으로 돌리면서 측정한다.
③ 토릭렌즈를 측정할 때에는 마지막으로 Axis wheel를 축방향으로 돌린다.
④ 측정다이얼을 돌려 맞추면 피검렌즈에서 출사되는 광은 렌즈종류에 따라 다르다.
⑤ 접안렌즈를 측정자 쪽으로 이동한 후 대물렌즈 쪽으로 넣으면서 시도조정을 한다.

정답 | 5. ⑤ 6. ③ 7. ③ 8. ④ 9. ⑤

010 피측정렌즈가 없을 때 스크린에 타켓트의 위치가 프리즘 디옵터 눈금으로 3△, BU위치에 있었는데 사전 점검없이 타켓을 중앙에 옮겨 인점을 했을 때 중앙점은?

① 2△, BD
② 광학적 중심점이다.
③ 3△, BD의 위치이다.
④ 3△, BU의 위치이다.
⑤ 1.5△, BU의 위치이다.

011 S+1.00D = C−1.25D Ax 45° ⊂ 3△BI의 처방을 보고 렌즈미터에서 인점을 하려고 한다. 시도 조절이 된 상태에서 렌즈를 Setting하기 전에 가장 먼저 조작하여야 할 것은 다음 중 어느 것인가?

① 측정핸들
② 시도조절환
③ 전원스위치
④ 주경선 방향환
⑤ 타켓트 회전다이얼

012 처방서를 보고 난시 교정용 안경을 조제하기 위한 측정을 할 때 망원경식 렌즈미터에서 시도조절 후 제일 먼저 조작하여야 할 것은?

① 측정핸들
② 전원스위치
③ 렌즈 받침부
④ 주경선 방향환
⑤ 타게트 회전 다이알

013 망원경식 렌즈미터에서 행하여야 하는 '시도조절(視度調節)'에 관한 설명 중 맞는 것은?

① 한사람만 하면 된다.
② 어느 측정자나 다 행한다.
③ 측정자가 원시일 때만 한다.
④ 측정자가 근시일 때만 한다.
⑤ 측정렌즈가 토릭렌즈일 때만 한다.

014 망원경식 렌즈미터에서 시도조절을 행하지 않으면 어떤 잘못이 생기는가?

① 축이 틀어진다.
② 렌즈미터에 고장이 생긴다.
③ 측정자의 시력이 나빠진다.
④ 측정렌즈의 굴절력을 정확히 측정할 수 없다.
⑤ 렌즈미터의 위치가 수평으로 유지되지 않는다.

정답 | 10. ③ 11. ④ 12. ④ 13. ② 14. ④

015 렌즈미터에서 시도조절을 하는 이유로 옳은 것은?

① 조절을 하기 위해
② 조절 개입 차단을 위해서
③ 눈의 피로를 줄이기 위해서
④ 측정시의 시력이 나빠지므로
⑤ 렌즈미터의 고장을 막기 위해서

016 시도조절 방법으로 옳은 것은?

① 전원을 켠 상태에서 한다.
② 접안렌즈가 측정자의 방향으로 나오게 한다.
③ 대물렌즈가 측정자의 방향으로 나오게 한다.
④ 접안렌즈가 측정자의 반대방향으로 나오게 한다.
⑤ 대물렌즈가 측정자의 반대방향으로 나오게 한다.

017 인점핀의 평행도와 중심핀의 확인방법으로 옳은 것은?

① 실험 렌즈를 여러 방향에서 인점하여 매번 45° 방향에서 인점되면 정상이다.
② 실험 렌즈를 여러 방향에서 인점하여 매번 135° 방향에서 인점되면 정상이다.
③ 실험 렌즈를 여러 방향에서 인점하여 매번 같은 곳에서 인점되면 정상이다.
④ 실험 렌즈를 여러 방향에서 인점하여 매번 수직방향으로 같은 곳에 인점되면 정상이다.
⑤ 실험 렌즈를 여러 방향에서 인점하여 매번 수평방향으로 같은 곳에 인점되면 정상이다.

018 몸체 경사각 조절레버로 시선과 접안렌즈를 직각되게 하는 이유는?

① 시도조절을 편하게 하기 위해
② 시차와 수차가 없게 하기 위해
③ 측정핸들을 돌리기 쉽게 하기 위해
④ 안경렌즈와 렌즈미터를 평행하게 하기 위해
⑤ 타겟 회전다이얼과 렌즈미터를 평행하게 하기 위해

019 3인점이 평행하지 않을 때 확인할 것은?

① 광원
② 받침대
③ 측정핸들
④ 시도조절환
⑤ 타겟 회전 다이얼

정답 | 15. ② 16. ② 17. ③ 18. ② 19. ②

020 시도조절이 잘못된 상태에서 굴절력 측정하면?

① 굴절력과 상관없다.
② 프리즘 렌즈가 높게 측정된다.
③ (+)렌즈 굴절력이 높게 측정된다.
④ (−)렌즈 굴절력이 낮게 측정된다.
⑤ (−)렌즈 굴절력이 높게 측정된다.

021 렌즈미터 사용 전 점검사항으로 옳은 것은?

가. 타켓트의 중심이 스크린의 십자선 중앙에 일치하는가 여부
나. 인점핀 평행여부
다. 지시등 작동여부
라. 렌즈 및 테 받침대의 수평여부

022 망원경식 lensmeter의 사용 전 필수 점검 사항은?

가. 시도조절
나. 인점핀의 평행도 및 중심 인점 확인
다. 타겟 중앙 위치 및 눈금 확인
라. 타겟트 회전 다이얼 확인

023 렌즈미터(Lensmeter)의 타켓트(Target)상이 중앙에 오지 않았을 때 렌즈를 측정하였다. 이 때 생기는 오차는?

가. 토릭렌즈의 강주경선의 굴절력
나. 프리즘 처방시 프리즘 굴절력
다. 토릭렌즈의 양주경선의 굴절력
라. 광학중심점의 위치

정답 | 20. ⑤ 21. 가, 나, 라 22. 가, 나, 다 23. 나, 라

제 11 강 렌즈미터의 굴절력 측정

001 그림과 같은 3매의 렌즈를 순서대로 겹쳐서 밀착시킨 한 장의 안경렌즈 굴절력 표기로 맞는 것은?

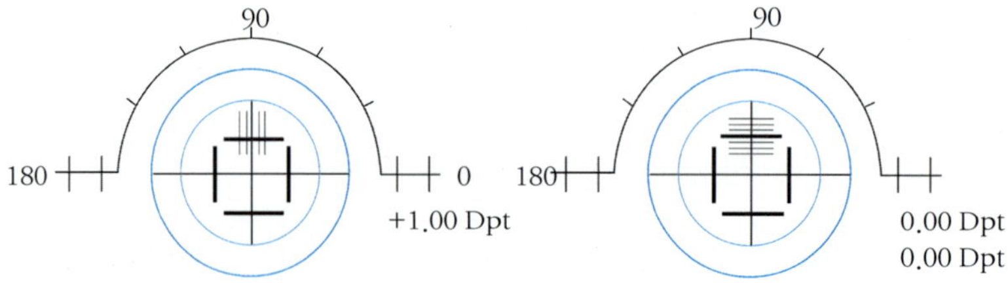

① S+2.00D
② C−1.00D, Ax 90° ⊂ 1△ B.U
③ C+1.00D, Ax 180° ⊂ 1△ B.U
④ S+1.00D ⊂ C−1.00D, Ax 180° ⊂ 1△ B.U
⑤ S+1.00D ⊂ C+1.00D, Ax 90° ⊂ 1△ B.D

002 렌즈미터의 스크린 상에 다음과 같이 나타났다. 이 토릭렌즈의 표기로 옳은 것은?

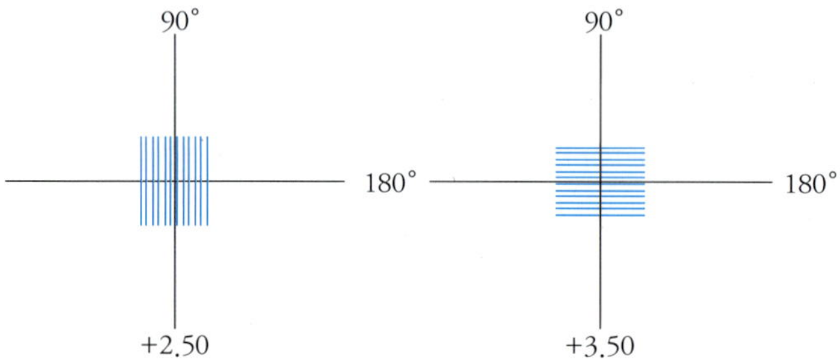

① S+2.50 = C−1.00D, Ax 90°
② S+2.50 = C−2.00D, Ax 90°
③ S+3.50 = C−2.00D, Ax 180°
④ S+2.50 = C+1.00D, Ax 180°
⑤ S−2.50D = C+1.00D, Ax 180°

정답 | 1. ④ 2. ④

003 렌즈미터의 스크린상에 다음과 같이 나타났다. 이 토릭 렌즈의 표기로 옳은 것은?

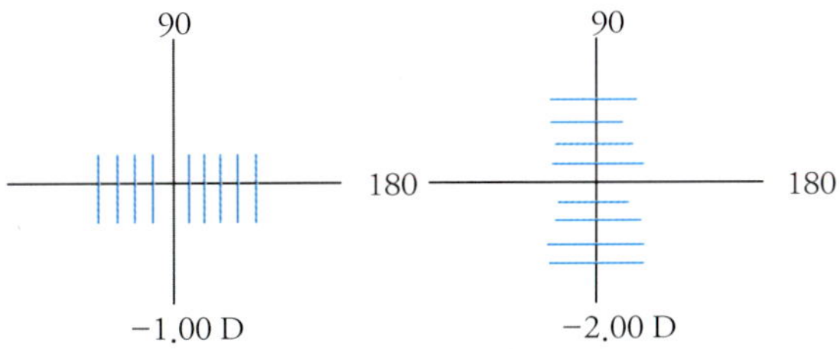

① S−2.00D = C+1.00D, Ax 60°
② S−1.00D = C+2.00D, Ax 90°
③ S−1.00D = C+4.00D, Ax 180°
④ S−1.00D = C−1.00D, Ax 180°
⑤ C−1.00D Ax 90° = C−2.00D, Ax 45°

004 렌즈미터 스크린 상에 그림과 같은 선명 초선이 나타나는 렌즈에 대한 설명으로 맞는 것은?

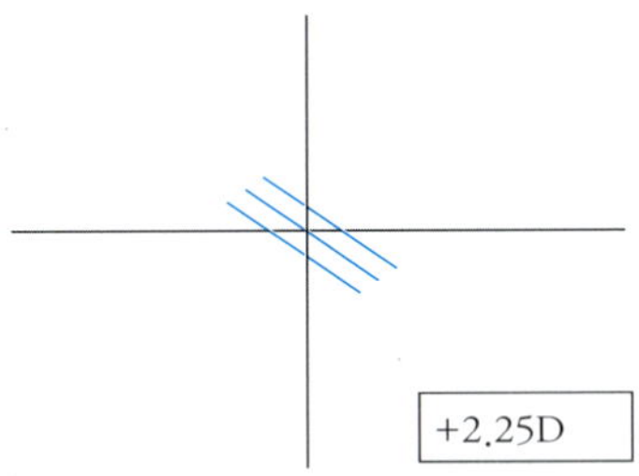

① −2.2D 렌즈
② 원시 교정용 렌즈이다.
③ +2.25D인 원주 렌즈이다.
④ +2.25D인 구면 렌즈를 나타낸다.
⑤ 한 주경선의 굴절력이 +2.25D인 난시 교정용 렌즈이다.

정답 | 3. ④ 4. ⑤

005 렌즈미터의 스크린 상에 다음과 같이 나타났다. 이 토릭렌즈의 표기로 옳은 것은?

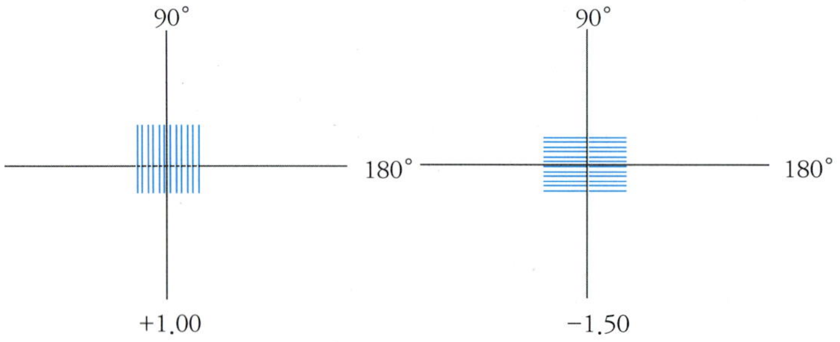

① S−1.50D ◯ C−4.00D, Ax 90°
② S+2.50D ◯ C−1.50D, Ax 90°
③ S−1.00D ◯ C+2.50D, Ax 45°
④ S−1.50D ◯ C+2.50D, Ax 180°
⑤ S+1.00D ◯ C −2.50D, Ax 180°

006 다음의 그림은 렌즈미터를 사용하여 어떤 Toric 렌즈의 관찰시 나타난 taget의 모양이다. 이 토릭렌즈의 표기식이 바른 항은?

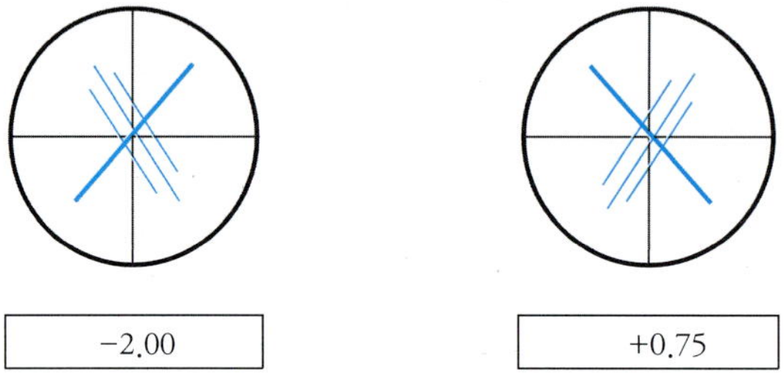

① C−2.00D Ax 45°
② Sph−0.75D ◯ Cyl−2.75D, Ax 30°
③ Sph−2.00D ◯ Cyl+1.25D, Ax 120°
④ Sph−2.75D ◯ Cyl+0.75D, Ax 120°
⑤ Sph+0.75D ◯ Cyl−2.75D, Ax 120°

정답 | 5. ⑤ 6. ⑤

007 C−1.00D, Ax 90° = C−2.00D, Ax 180°인 토릭렌즈를 렌즈미터로 보았다면 실제 경선의 굴절력은?

① 90도 경선의 굴절력은 −1.00D이다.
② 90도 경선의 굴절력은 −1.00D이고 180도 경선의 굴절력은 −2.00D이다.
③ 90도 경선의 굴절력은 −1.00D이고 180도 경선의 굴절력은 −3.00D이다.
④ 90도 경선의 굴절력은 −2.00D이고 180도 경선의 굴절력은 −1.00D이다.
⑤ 90도 경선의 굴절력은 −3.00D이고 180도 경선의 굴절력은 −1.00D이다.

008 S−1.00D = C+1.00D, Ax 60°인 렌즈를 렌즈미터로 측정할 때 바른 설명은?

① −1.00D에서 초선방향 120°이다.
② −1.00D에서 선명한 초선방향이 60°였고, +1.00D에서 초선방향이 150°였다.
③ +1.00D에서 선명한 초선방향이 60°였고, −1.00D에서 초선방향이 150°였다.
④ 0.00D에서 선명한 초선방향이 60°였고, −1.00D에서 초선방향이 150°였다.
⑤ −1.00D에서 선명한 초선방향이 60°였고, 0.00D에서 초선방향이 180°였다.

009 양주경선의 굴절력이 −6.00D와 −4.00D의 토릭렌즈에서 −4.00D 주경선을 180°타보식 방향각에 위치시키기 위한 표기는?

① C−4.00D, Ax 45°
② S−6.00D ⊂ C−4.00D, Ax 90°
③ S−4.00D ⊂ C−2.00D, Ax 90°
④ S−4.00D ⊂ C−2.00D, Ax 180°
⑤ S−2.00D ⊂ C−4.00D, Ax 180°

010 양주경선 굴절력이 +1.00D, −2.00D이며 −2.00D의 경선 방향을 90°으로 위치시켜야 할 처방전은?

① S−2.00D ⊂ C +1.00D, Ax 90°
② S−2.00D ⊂ C +3.00D, Ax 90°
③ S−2.00D ⊂ C +1.00D, Ax 180°
④ S+1.00D ⊂ C −2.00D, Ax 180°
⑤ S+1.00D ⊂ C−2.00D, Ax 90°

정답 | 7. ④ 8. ④ 9. ④ 10. ②

011 안경처방서가 S−1.75D = C+1.50D, Ax 45°인 안경을 조제할 경우 렌즈미터 상에 양초선이 어떤 상태가 되었을 때 인점해야 하는가?

① −2.00D일 경우 45° 방향
② −1.75D일 경우 135° 방향, −0.25D일 경우 45° 방향
③ −1.75D일 경우 135° 방향, −1.25D일 경우 45° 방향
④ −0.25D일 경우 135° 방향, −1.75D일 경우 45° 방향
⑤ −1.75D일 경우 135° 방향, +0.25D일 경우 45° 방향

012 양주경선 굴절력이 +3.00D, +2.00D이며 +2.00D의 경선 방향을 90°으로 위치 시켜야 할 처방전은?

① S−2.00D ⊂ C +1.00D Ax 45°
② S+3.00D ⊂ C +2.00D Ax 90°
③ S+2.00D ⊂ C +1.00D Ax 90°
④ S+3.00D ⊂ C −2.00D Ax 180°
⑤ S+2.00D ⊂ C +3.00D Ax 180°

013 Lensmeter의 Screen에 굴절력이 +1.50D을 나타낼 때 선명한 초선의 방향은 45°였고, −1.50D을 나타낼 때의 초선의 방향은 135°이었을 때의 표기로 옳은 것은?

① C−1.00D Ax 45°
② S−1.50D ⊂ C+3.00D, Ax 60°
③ S+1.50D ⊂ C−3.00D, Ax 135°
④ Cyl−1.50D, Ax 45° ⊂ C+1.50D, Ax 135°
⑤ C+1.50D, Ax 45° ⊂ C+3.00D, Ax 135°

014 Lensmeter의 screen에 선명한 초선이 −3.00D와 +1.00D에서 나타날 때 맞는 표기는?

① C−2.00D
② Sph −3.00D ⊂ Cyl−1.00D
③ Sph +1.00D ⊂ Cyl−4.00D
④ Sph +1.00D ⊂ Cyl−3.00D
⑤ Sph +1.00D ⊂ Cyl+2.00D

정답 | 11. ② 12. ③ 13. ③ 14. ③

015 S−1.00D = C−0.50D, Ax 90°로 표기되는 토릭렌즈의 내용으로 옳은 것은?

① 렌즈의 180°경선 −2.00D이다.
② 렌즈의 90°경선 −1.00D, 180°경선 −1.5D이다.
③ 렌즈의 90°경선 −0.50D, 180°경선 −1.00D이다.
④ 렌즈의 90°경선 −1.25D, 180°경선 −1.25D이다.
⑤ 렌즈의 90°경선 −1.75D, 180°경선 −0.75D이다.

016 Lensmeter의 Screen에 굴절력이 +3.50D을 나타낼 때 선명한 초선의 방향은 45°였고, −3.50D을 나타낼 때의 초선의 방향은 135°이었을 때의 표기는?

① C+3.50D Ax 45°
② S−3.50D ⊃ C+3.50D, Ax 45°
③ S+3.50D ⊃ C−3.50D, Ax 135°
④ S+3.50D ⊃ C−7.00D, Ax 135°
⑤ Cyl−3.50D, Ax 45° ⊃ C+3.50D, Ax 135°

017 Lensmeter의 screen에 선명한 초선이 −4.00D와 +3.00D에서 나타날 때 맞는 표기는?

① C−4.00D
② Sph −4.00D ⊃ Cyl+2.00D
③ Sph +3.00D ⊃ Cyl−1.00D
④ Sph −4.00D ⊃ Cyl+7.00D
⑤ Sph +3.00D ⊃ Cyl−4.00D

018 렌즈미터에서 어느 안경을 측정하였더니 +2.50D에서 선명한 초선방향이 10°였고, +3.50D에서 초선방향이 100°였다. 이 안경의 올바른 표기는?

① S−2.00D
② S+3.50D = C+1.00D, Ax 10°
③ S+2.50D = C+1.00D, Ax 100°
④ S+3.50D = C−1.00D, Ax 100°
⑤ S+2.50D = C+3.50D, Ax 100°

019 토릭렌즈의 측정시 렌즈미터 타켓트가 90도였을 때 뚜렷하게 보일 때 이때 나타나는 굴절력 값은 어떤 경선의 굴절력의 값이 되겠는가?

① 수직
② 수평
③ 45도 경선
④ 60도 경선
⑤ 렌즈의 모든 면

정답 | 15. ② 16. ④ 17. ④ 18. ③ 19. ②

제 12 강 안경렌즈의 도수변환과 응용

001 다음 보기의 토릭렌즈의 굴절력의 표기가 제대로 된 것은? (단, 렌즈의 두께는 무시한다)

전면의 굴절력 : +6.00D	후면의 굴절력 : 수직방향 −5.00D 수평방향 −5.50D

① C+6.00D Ax 45°
② S+0.50D = C+0.50D Ax 90°
③ S−1.00D = C−0.50D Ax 90°
④ S+1.00D = C−0.50D Ax 180°
⑤ S+0.50D = C+0.50D Ax 180°

002 다음 렌즈의 표기법이 맞는 것은?

> 전면의 면굴절력 +4.00D
> 후면의 면굴절력 수직 : +2.00D / 수평 : −2.50D

① C+4.00D Ax 45°
② S−0.50D ⊂ C−4.50D, Ax 90°
③ S+6.00D ⊂ C−4.50D, Ax 90°
④ S+5.00D ⊂ C+4.50D, Ax 90°
⑤ S+0.50D ⊂ C+4.50D, Ax 180°

003 전면의 수평경선이 +7.00D, 수직경선이 +8.00D이고 후면이 −5.00D일 때 렌즈의 굴절력 표기는?

① C+7.00D Ax 80°
② S+3.00D = C−1.00D Ax 90°
③ S+2.00D = C−1.00D Ax 90°
④ S+1.00D = C+1.00D Ax 90°
⑤ S−1.00D = C+3.00D Ax 180°

004 전면굴절력이 +8.00D, 토릭면 후면의 면굴절력이 수직경선이 −4.00D, 수평경선이 −2.00D인 토릭렌즈가 있다. 이 렌즈의 굴절력을 구면렌즈와 (−)원주렌즈의 조합으로 표기하면? (단, 렌즈 두께는 고려하지 않는다)

① C+2.00D Ax 90°
② S+4.00D = C+3.00D Ax 90°
③ S+8.00D = C−2.00D Ax 90°
④ S+6.00D = C−2.00D Ax 180°
⑤ S+7.00D = C−3.00D Ax 180°

정답 | 1. ⑤ 2. ③ 3. ② 4. ④

005 S−3.00D = C+1.00 Ax 90°토릭렌즈의 강주경선에 의해 생기는 초선의 방향각은?

① 30° ② 45° ③ 60°
④ 90° ⑤ 180°

006 S+3.00D = C+1.00 Ax 180°토릭렌즈의 강주경선에 의해 생기는 초선의 방향각은?

① 30° ② 45° ③ 60°
④ 90° ⑤ 180°

007 S+3.00D = C+1.00 Ax 180°토릭렌즈의 강주경선의 굴절력 방향각은?

① 30° ② 45° ③ 60°
④ 90° ⑤ 180°

008 S+3.00D = C+1.00 Ax 180°토릭렌즈의 약주경선에 의해 생기는 초선의 방향각은?

① 30° ② 45° ③ 60°
④ 90° ⑤ 180°

009 양주경선의 굴절력이 각각 +3.00D와 +5.00D를 가지는 토릭렌즈를 +3.00D의 주경선을 타보방향각크기 180°로 위치시키라는 뜻과 같은 표기는?

① C+2.00D Ax 90°
② S+3.00D ⊃ C+2.00D, Ax 90°
③ S+5.00D ⊃ C+2.00D, Ax 180°
④ S+2.00D ⊃ C+1.00D, Ax 180°
⑤ S+3.00D ⊃ C+2.00D, Ax 180°

010 렌즈미터의 스크린의 선명한 초선이 135°에서 −2.00D, 45°에서 −3.00D로 나타났다. 다음표기 방법으로 맞는 것은?

① C−4.00D Ax 180°
② S−3.00D = C−1.00D Ax 45°
③ S−2.00D = C−1.00D Ax 135°
④ S−2.00D = C−1.00D Ax 135°
⑤ C−3.00D Ax 45° = C−2.00D Ax 135°

정답 | 5. ⑤ 6. ⑤ 7. ④ 8. ④ 9. ⑤ 10. ⑤

011 렌즈미터에서 선명한 초선이 +4.00D에서 90° 방향 -1.00D에서 180° 방향으로 보였을 때 토릭 렌즈의 표기는?

① C−1.00D Ax 45°
② S−1.00D ⩳ C+3.00D, Ax 90°
③ S+3.00D ⩳ C−1.00D, Ax 180°
④ S+4.00D ⩳ C−5.00D, Ax 180°
⑤ S−1.00D ⩳ C+4.00D, Ax 180°

012 Lensmeter의 screen에 굴절력이 +1.50D을 나타낼 때 선명한 초선의 방향은 45°였고, −1.50D을 나타낼 때의 초선의 방향이 135°였을 때의 표기는?

① C+2.00D Ax 90°
② S−1.50D = C+1.50D, Ax 45°
③ S+1.50D = C−1.50D, Ax 135°
④ S−1.50D = C+1.50D, Ax 135°
⑤ S+1.50D = C−3.00D, Ax 135°

013 렌즈미터에 다음과 같이 나타났다. 이토릭렌즈의 C,C표기로 알맞은 것은?

1차 굴절력과 초선각도 : −3.00D(55°) 2차 굴절력과 초선각도 : −2.00D(145°)

① C−4.00D, Ax 30°
② C−5.00D, Ax 125° = C−2.00D, Ax 55°
③ C−3.00D, Ax 125° = C+2.00D, Ax 55°
④ C−3.00D, Ax 55° = C−2.00D, Ax 145°
⑤ C−3.00D, Ax 55° = C−3.00D, Ax 145°

014 처방이 'S−0.25D = C−0.50D, Ax 135°'인 안경렌즈를 조제할 경우 렌즈미터의 스크린(screen)상에 굴절력 표시와 선명초선 방향이 어떤 상태가 되었을 때 인점해야 하는가?

① −2.00D일 때 초선방향 180°
② −0.75D일 때 초선방향 135°, −0.25D일 때 초선방향 45°에서
③ −0.75D일 때 초선방향 135°, −0.50D일 때 초선방향 45°에서
④ −1.25D일 때 초선방향 135°, −0.25D일 때 초선방향 45°에서
⑤ −1.25D일 때 초선방향 135°, −0.75D일 때 초선방향 45°에서

정답 | 11. ④ 12. ⑤ 13. ④ 14. ②

015 Lensmeter의 Screen에 굴절력이 +0.50D을 나타낼 때 선명한 초선의 방향은 45°였고, −0.50D을 나타낼 때의 초선의 방향은 135°이었을 때의 표기는?

① C−2.00D Ax 90°
② S+0.50D = C−1.00D, Ax 45°
③ S+0.50D = C+1.00D, Ax 135°
④ S+0.50D = C−1.00D, Ax 135°
⑤ C−0.50D, Ax 45° = C+0.50D, Ax 135°

016 Lensmeter의 Screen에 선명한 초선이 −1.00D와 +2.00D에서 나타날 때 맞는 표기는?

① C−1.00D Ax 180°
② Sph−1.00D = Cyl+2.00D
③ Sph+2.00D = Cyl−1.00D
④ Sph−1.00D = Cyl+3.00D
⑤ Sph+3.00D = Cyl−1.00D

017 양주경선의 굴절력이 −1.00D와 −3.00D의 토릭렌즈에서 −1.00D 주경선을 180°타보식 방향각에 위치시키기 위한 표기는?

① S+3.00D
② S−1.00D ⊂ C−4.00D, Ax 90°
③ S−1.00D ⊂ C−2.00D, Ax 180°
④ S−2.00D ⊂ C−2.00D, Ax 180°
⑤ S−2.00D ⊂ C+3.00D, Ax 180°

018 양주경선의 굴절력이 각각 +2.00Dptr와 −2.00Dptr를 가지는 토릭렌즈(toric lens)를 +2.00Dptr의 주경선을 타보(T.A.B.O)방향각 크기 180°로 위치시키라는 뜻과 같은 표기는?

① S+1.00D = C−4.00, Ax 180°
② S+2.00D = C+4.00, Ax 180°
③ S+2.00D = C−4.00, Ax 180°
④ S+2.00D = C−1.00, Ax 180°
⑤ S−2.00D

019 양주경선의 굴절력이 각각 +5.00D와 +7.00D를 가지는 토릭렌즈를 +5.00D의 주경선을 타보방향각크기 180°로 위치시키라는 뜻과 같은 표기는?

① C+7.00D Ax 45°
② S+5.00D ⊂ C−2.00D, Ax 90°
③ S+5.00D ⊂ C+2.00D, Ax 90°
④ S+5.00D ⊂ C+2.00D, Ax 180°
⑤ S+5.00D ⊂ C−2.00D, Ax 180°

정답 | 15. ④ 16. ④ 17. ③ 18. ③ 19. ④

020 다음의 토릭렌즈의 표기 중에서 관련이 없는 항은?

① C−2.00D Ax 45°
② S−1.00D ⊂ C−1.25D, AX 90°
③ S−1.00D ⊂ C−1.25D, Ax 180°
④ C−2.25D Ax 90° ⊂ C−1.00 Ax 180°
⑤ S−2.25D ⊂ C+1.25D, Ax 180°

021 양주경선 굴절력이 +1.50D, +2.50D이며 +2.50D의 경선 방향을 90°으로 위치 시켜야 할 처방서는?

① C−2.00D Ax 90°
② S+2.50D ⊂ C−2.00D Ax 180°
③ S+1.50D ⊂ C+1.00D Ax 180°
④ S+1.50D ⊂ C+2.50D Ax 180°
⑤ S+2.50D ⊂ C+1.50D Ax 180°

022 Lensmeter의 Screen에 굴절력이 +3.50D을 나타낼 때 선명한 초선의 방향은 45°였고, −3.50D을 나타낼 때의 초선의 방향은 135°이었을 때의 표기는?

① S−3.50D
② S+3.50D ⊂ C−3.50D, Ax 135°
③ S−3.50D ⊂ C+3.50D, Ax 45°
④ S+3.50D ⊂ C−7.00D, Ax 135°
⑤ Cyl−3.50D, Ax 45 ⊂ C+3.50D, Ax 135°

023 Lensmeter의 screen에 선명한 초선이 −4.00D와 +3.00D에서 나타날 때 맞는 표기는?

① C−3.00D Ax 45°
② Sph −4.00D ⊂ Cyl+2.00D
③ Sph +3.00D ⊂ Cyl−1.00D
④ Sph −4.00D ⊂ Cyl+7.00D
⑤ Sph +3.00D ⊂ Cyl−4.00D

024 완성된 안경테을 검사한 결과 −1.50D에서 선명한 초선의 방향이 180°이고 +0.50D에서 90°가 되었다면 이 안경은 어떤 처방을 기준으로 조제된 것인가?

① C−1.50D Ax 45°
② S−1.50D ⊂ C+2.00D, Ax 90°
③ S+0.50D ⊂ C−2.00D, Ax 90°
④ S−1.50D ⊂ C+1.50D, Ax 90°
⑤ S−1.50D ⊂ C+2.00D, Ax 180°

정답 | 20. ③ 21. ③ 22. ④ 23. ④ 24. ②

025 안경테에 끼워진 안경렌즈의 굴절력을 렌즈미터로 측정한 결과 −2.5D에서 선명한 초선의 방향이 95°, +0.50D에서 5°가 되었다면, 이 안경은 어떤 처방을 기준으로 조제된 것인가?

① C+0.50D Ax 15°
② S−2.50D ⊂ C+3.00D, Ax 5°
③ S+0.50D ⊂ C−3.00D, Ax 5°
④ S−2.50D ⊂ C+1.50D, Ax 5°
⑤ S−2.50D ⊂ C+2.00D, Ax 95°

026 완성된 안경테을 검사한 결과 −1.50D에서 선명한 초선의 방향이 125°이고 +0.50D에서 35°가 되었다면 이 안경은 어떤 처방을 기준으로 조제된 것인가?

① C−2.50D Ax 180°
② S−1.50D ⊂ C+2.00D Ax 35°
③ S+0.50D ⊂ C−2.00D Ax 35°
④ S−1.50D ⊂ C+2.00D Ax 125°
⑤ S−1.50D ⊂ C+1.50D Ax 125°

027 양주경선의 굴절력이 각각 +1.00Dptr와 −2.00Dptr를 가지는 토릭렌즈(toric lens)를 +1.00Dptr의 주경선을 타보(T.A.B.O) 방향각 크기 180°로 위치시키라는 뜻과 같은 표기는?

① S−2.00D
② S−2.00D ⊂ C+1.00, Ax 180°
③ S+1.00D ⊂ C−3.00, Ax 180°
④ S+2.00D ⊂ C−1.00, Ax 180°
⑤ S+1.00D ⊂ C−2.00, Ax 180°

028 양주경선의 굴절력이 각각 +1.00D와 +2.00D를 가지는 토릭렌즈를 +1.00D의 주경선을 타보방향각크기 180°로 위치시키라는 뜻과 같은 표기는?

① C+2.00D Ax 45°
② S+1.00D = C+2.00D, Ax 180°
③ S+2.00D = C+1.00D, Ax 180°
④ S+1.00D = C+1.00D, Ax 180°
⑤ S+2.00D = C−1.00D, Ax 180°

029 양주경선 굴절력이 +1.00D, +2.00D이며 +2.00D의 경선 방향을 90°으로 위치시켜야 할 처방서는?

① C−2.00D Ax 90°
② S+2.00D = C−2.00D, Ax 180°
③ S+1.00D = C+1.00D, Ax 180°
④ S+1.00D = C+2.00D, Ax 180°
⑤ S+2.00D = C+1.00D, Ax 180°

정답 | 25. ② 26. ② 27. ③ 28. ④ 29. ③

030 양주경선의 굴절력이 +1.00D와 +3.00D의 토릭렌즈에서 +1.00D 주경선을 180°타보식 방향각에 위치시키기 위한 표기는?

① S−4.00D
② S+1.00D = C+4.00D, Ax 90°
③ S−2.00D = C+3.00D, Ax 180°
④ S+1.00D = C+2.00D, Ax 180°
⑤ S+3.00D = C−2.00D, Ax 180°

031 양주경선의 굴절력이 −2.50D와 −3.50D의 토릭렌즈에서 −2.50D 주경선을 90°타보식 방향각에 위치시키기 위한 표기는?

① C−3.50D Ax 180°
② S−3.50D ⊃ C+1.00D, Ax 90°
③ S−2.50D ⊃ C−4.00D, Ax 90°
④ S−3.50D ⊃ C+3.00D, Ax 180°
⑤ S−3.50D ⊃ C+1.00D, Ax 180°

032 렌즈미터에 다음과 같이 나타났다. 이 토릭렌즈의 C,C 표기로 알맞은 것은?

> 1차 초선의 표시 굴절력과 각도 : −1.00D(35°)
> 2차 초선의 표시 굴절력과 각도 : −2.00D(125°)

① C−1.00D Ax 90°
② C−1.00D, Ax 125°= C−2.00D, Ax 35°
③ C−3.00D, Ax 125°= C+2.00D, Ax 35°
④ C−1.00D, Ax 35°= C−2.00D, Ax 125°
⑤ C−1.00D, Ax 35°= C−3.00D, Ax 125°

033 렌즈미터에 다음과 같이 나타났다. 나타난 것을 토릭렌즈의 표기로 알맞은 것은?

> 1차 초선의 표시 굴절력과 각도 : −5.00D(35°)
> 2차 초선의 표시 굴절력과 각도 : −1.00D(125°)

① C−2.00D Ax 90°
② C−4.00D, Ax 125°= C−1.00D, Ax 35°
③ C−1.00D, Ax 35°= C−5.00D, Ax 125°
④ C−5.00D, Ax 35°= C−1.00D, Ax 125°
⑤ C−1.00D, Ax 35°= C−3.00D Ax 125°

정답 | 30. ④ 31. ⑤ 32. ④ 33. ④

034 처방 S−5.00D = C+1.00D, Ax 45°의 토릭렌즈를 렌즈미터에서 올바르게 조작한 것은?

① 디옵터 눈금 −5.00D에서 초선의 방향을 45°에 맞추어 인점한다.
② 디옵터 눈금 −6.00D에서 초선의 방향을 45°에 맞추어 인점한다.
③ 디옵터 눈금 −5.00D에서 초선의 방향을 135°에 맞추어 인점한다.
④ 디옵터 눈금 −4.00D에서 초선의 방향을 135°에 맞추어 인점한다.
⑤ 디옵터 눈금 +1.00D에서 초선의 방향을 45°에 맞추어 인점한다.

035 처방이 'S−0.75D = C+0.50D Ax 135°'인 안경렌즈를 조제할 경우 렌즈미터의 스크린(screen)상이 굴절력 표시와 선명초선방향이 어떤 상태가 되었을 때 인점해야 하는가?

① −1.00D일 때 초선방향 45°
② −0.75D일 때 초선방향 135°, +0.50D일 때 초선방향 45°에서
③ −0.75D일 때 초선방향 135°, +0.25D일 때 초선방향 45°에서
④ −1.25D일 때 초선방향 135°, +0.75D일 때 초선방향 45°에서
⑤ −0.75D일 때 초선방향 45°, −0.25D일 때 초선방향 135°에서

036 렌즈미터에서 어느 안경을 측정하였더니 +2.00D에서 선명한 초선방향이 90° 였고, +3.00D에서 초선방향이 180°였다. 이안경의 올바른 표기는?

① S+3.00D = C+2.00D, Ax 180°
② S+2.00D = C+1.00D, Ax 90°
③ S+3.00D = C−1.00D, Ax 90°
④ S+2.00D = C−1.00D, Ax 180°
⑤ S−3.00D = C+1.00D, Ax 180°

037 'S−1.50D = C−3.00D, Ax 135°'로 표기되는 토릭렌즈의 강주경선의 위치는?

① 0° ② 45° ③ 60°
④ 135° ⑤ 180°

정답 | 34. ③ 35. ⑤ 36. ③ 37. ②

038 렌즈미터에서 어느 안경을 '렌즈 및 테 받침대'에 수평으로 놓고 측정하였더니 −1.00D를 가리킬 때 선명한 초선방향이 90°였고, +2.00D를 가리킬 때 초선방향은 180°였다. 이 안경의 처방표기는?

① S−1.00D = C−2.00D, Ax 90°
② S−1.00D = C+3.00D, Ax 90°
③ S+2.00D = C−1.00D, Ax 90°
④ S+2.00D = C−1.00D, Ax 180°
⑤ S−1.00D = C+3.00D, Ax 180°

039 For Dist OU : S−3.00D = C−2.00D, Ax 90° = 1△B.I 의 처방을 옳게 해석한 것은?

① 원용안경으로 우안 0.5△BI 처방이다.
② 원용안경으로 양안 각각 0.5△의 기저내방으로 하고 타보식 방향각 90°경선에는 −4.00D, 180°에는 −2.00D가 되게 한다.
③ 원용안경으로 양안 각각 1.00△의 기저내방으로 하고 타보식 방향각 90°경선에는 −3.00D, 180°에는 −5.00D가 되게 한다.
④ 원용안경으로 양안 각각 1.00△의 기저내방으로 하고 타보식 방향각 90°경선에는 −4.00D, 180°에는 −2.00D가 되게 한다.
⑤ 원용안경으로 양안 각각 0.5△의 기저내방으로 하고 타보식 방향각 90°경선에는 −2.00D, 180° 방향에는 −4.00D가 되게 한다.

040 Cyl+3.00D의 원주렌즈 축에서 30°를 이루는 중간경선의 굴절력은 얼마인가?

① 0.75D ② 1.00D ③ 1.50D
④ 2.25D ⑤ 2.00D

041 S−1.00D ⊂ C+4.00D, Ax 45°에서 TABO방향으로 75°경선의 굴절력은 얼마인가?

① 0.00D ② −0.75D ③ +0.75D
④ +1.25D ⑤ −2.00D

정답 | 38. ⑤ 39. ③ 40. ① 41. ①

042 Sph−1.00 = Cyl−1.00 Ax 90°인 처방에서 TABO식 45°경선 중 광학중심에서 2 cm 지점의 Prism량은?

① 1△ ② 1.5△ ③ 3.0△
④ 4△ ⑤ 5.0△

043 Sph−1.00 = Cyl−1.00 Ax 90°인 처방에서 약주경선의 광학중심에서 2 cm 지점의 Prism량은?

① 1.0△ ② 2.0△ ③ 3.0△
④ 3.5△ ⑤ 5.0△

044 Sph−1.00 = Cyl−1.00 Ax 90°인 처방에서 강주경선의 광학중심에서 2 cm 지점의 Prism량은?

① 1.0△ ② 2.0△ ③ 3.0△
④ 4.0△ ⑤ 5.0△

045 Sph−2.00 = Cyl−2.00 Ax 30°인 처방에서 TABO식 60°경선 광학중심에서 2 cm 지점의 Prism량은?

① 1.0△ ② 3.0△ ③ 5.0△
④ 7.0△ ⑤ 6.0△

046 Sph−2.00 = Cyl−2.00 Ax 30°인 처방에서 수평경선의 광학중심에서 2 cm 지점의 Prism량은?

① 1.0△ ② 3.0△ ③ 5.0△
④ 7.0△ ⑤ 6.0△

047 Sph−2.00 = Cyl −2.00 Ax 30°인 처방에서 수직경선의 광학중심에서 2 cm 지점의 Prism량은?

① 1.0△ ② 3.0△ ③ 5.0△
④ 7.0△ ⑤ 8.0△

정답 | 42. ③ 43. ② 44. ④ 45. ③ 46. ③ 47. ④

048 S−1.00D ⊂ C+4.00D, Ax 45°에서 TABO방향으로 180°경선의 광학중심에서 2 cm 떨어진 지점의 프리즘 굴절력은?

① 2△ ② 4△ ③ 6△
④ 8△ ⑤ 10△

049 Sph−1.00 = Cyl−1.00 Ax 90°인 처방에서 TABO방향으로 30°경선의 광학중심에서 2 cm 지점의 Prism량은?

① 1.0△ ② 2.0△ ③ 3.0△
④ 3.5△ ⑤ 4.0△

050 S−2.00D = C−2.00D Ax180°일 때 45°경선의 굴절력은?

① −1.00D ② −2.00D ③ −3.00D
④ −4.00D ⑤ −5.00D

051 S+3.00D = C+1.00D Ax180 토릭렌즈의 강주경선의 굴절력 방향은?

① 90도 ② 35도 ③ 45도
④ 180도 ⑤ 135도

052 S−3.00D C−2.00D Ax90도에서 45도 경선의 굴절력으로 옳은 것은?

① −4.00D ② −5.00D ③ −3.00D
④ −2.00D ⑤ −1.00D

053 S−3.00D = C−2.00D Ax90의 처방에서 TABO 방향각 30도 경선의 굴절력은?

① −3.5 ② −4.0 ③ −4.5
④ −5.0 ⑤ −5.5

054 C+3.0D Ax180에서 30도 경선의 굴절력은?

① +0.75 ② +1.00 ③ +1.50
④ +2.00 ⑤ +3.00

정답 | 48. ① 49. ④ 50. ③ 51. ① 52. ① 53. ③ 54. ①

055 S−3.00D = C−2.00D, Ax90의 처방에서 30도 경선의 굴절력으로 옳은 것은?

① −3.00D ② −3.50D ③ −4.00D
④ −4.50D ⑤ −5.00D

056 S−3.00D = C−2.00D, Ax90의 처방에서 TABO방향각 30도 경선의 굴절력으로 옳은 것은?

① 0D ② −2.25D ③ +2.25D
④ −4.50D ⑤ +4.50D

057 어떤 렌즈를 굴절력 측정하였더니 90도 경선 굴절력 −5D, 180도 경선 굴절력 −3D일 때, 60도 경선의 굴절력으로 옳은 것은?

① −3.50D ② −3.75D ③ −4.00D
④ −4.25D ⑤ −4.50D

058 어떤 렌즈를 굴절력 측정하였더니 135도 경선 굴절력 +2D, 45도 경선 굴절력 +5D일 때, 90도 경선의 굴절력으로 옳은 것은?

① +2.75D ② +3.00D ③ +3.25D
④ +3.50D ⑤ +4.00D

059 S−1.00D, C−200D Ax90°인 렌즈에서 45° 방향의 도수는?

① −1D ② −2D ③ −3D
④ −4D ⑤ −5D

정답 | 55. ④ 56. ④ 57. ⑤ 58. ④ 59. ②

제 13 강 렌즈미터에서의 프리즘 굴절력 측정

001 아래와 같이 렌즈미터를 이용하여 인점을 찍었을 때 처방으로 옳은 것은?

> 렌즈미터의 정중앙에서 타보식 방향각 180° 방향으로 1칸 이동하여 선명한 초선 방향이 90°일 때 +0.25D이었고, 선명한 초선 방향이 180°일 때 −1.75D일 때 인점하였다.

① O.D : S−2.00D = C−1.00D Ax 90°
② O.S : S+0.25D ⌔ C−2.00D Ax 90° ⌔ 1.0△, B.I
③ O.D : S−1.75D ⌔ C+2.00D Ax 90° ⌔ 1.0△, B.O
④ O.S : S+0.25D ⌔ C−2.00D Ax 180° ⌔ 1.0△, B.O
⑤ O.D : C−1.75D Ax 180° ⌔ C+0.25D Ax 90° ⌔ 1.0△, B.I

002 렌즈미터에 부착된 프리즘 컴펜세이터를 이용하여 타킷트을 타보(T.A.B.O)식 방향각 210° 방향으로 1.5프리즘만큼 편위시킨 상태에서 아래 같이 토릭렌즈를 인점하였다. 옳은 표기는?

> 타깃트 스크린의 정중앙에 있고 선명초선 방향이 60°일 때 디옵터 눈금이 (+)1.25D 이였고, 또 다른 선명초선 방향이 150°일 때 −2.25D이었다.

① S−2.00D = C−1.00D, Ax 90°
② S+1.25D ⌔ C−3.50D, Ax 150° = 1.5△, Base 30°
③ S+1.25D ⌔ C−2.25D, Ax 150° = 1.5△, Base 210°
④ C+1.25D, Ax 150° ⌔ C−2.25D, Ax 60° = 1.5△, Base 30°
⑤ C+0.25D, Ax 60° ⌔ C−1.25D, Ax 150° = 1.5△, Base 210°

003 렌즈미터를 이용한 굴절력 측정의 결과가 다음과 같다. 옳은 표기는?

> 렌즈미터의 정중앙에서 타보식 방향각 180도 방향으로 2칸 이동하여 선명한 초선 방향이 90도일 때 +1.25D이었고 선명한 초선 방향이 180도일 때 −2.75D일 때 인점하였다.

① O.S : S−2.00D = C−2.00D, Ax 180
② O.S : S+1.25D = C−2.00D, Ax 90 = 2.0△B.I
③ O.D : S−2.75D = C+4.00D, Ax 90 = 2.0△B.O
④ O.S : S+1.25D = C−2.00D, Ax 180 = 2.0△B.O
⑤ O.D : C−2.75D Ax 180 = C+0.25D, Ax 90 = 2.0△B.

정답 | 1. ③ 2. ② 3. ③

004 렌즈미터에 부착된 프리즘 컴펜세이터를 이용하여 타깃(Target)을 TABO각 20° 방향으로 1.5△만큼 편위시킨 상태에서 아래 같이 토릭렌즈를 인접하였다. 옳은 표기는?

> 타깃이 스크린의 정중앙에 있고 선명초선 방향이 45°일 때 디옵터 눈금이 +0.50D이었고, 또 다른 선명초선 방향이 135°일 때 −1.00D이었다.

① S−2.00D

② S+0.50D = C−1.50D Ax 135° = 1.5△ Base 20°

③ S+0.50D = C−1.50D Ax 135° = 1.5△ Base 200°

④ C+0.50D Ax 135° = C−1.00D Ax 45° = 1.5△ Base 20°

⑤ C+0.50D Ax 135° = C−1.00D Ax 45° = 1.5△ Base 200°

005 렌즈미터를 이용하여 아래와 같이 인점을 하였을 때 처방 표기는?

> 렌즈미터의 정중앙에서 타보식 방향각 180° 방향으로 프리즘눈금을 한 칸 이동하여, 선명한 초선 방향이 90°일 때 디옵터 눈금이 +1.25이었고, 선명한 초선 방향이 180° 일 때 −2.75이었다.

① O.D : S−2.00D ⊂ C−2.00D, Ax 90°

② O.D : S−2.75D ⊂ C+3.00D, Ax 90° ⊂ 1.0Δ, B.I

③ O.D : S−2.75D ⊂ C+4.00D, Ax 90° ⊂ 1.0Δ, B.O

④ O.D : S+1.25D ⊂ C−3.00D, Ax 180° ⊂ 1.0Δ, B.I

⑤ O.D : C−2.75D Ax 90° ⊂ C+1.25D Ax 180° ⊂ 1.0Δ, B.O

정답 | 4. ③ 5. ③

006 OS : S−4.00D ⊃ C−2.00D, Ax 90° ⊃ 3.0Δ, B.I 처방을 렌즈미터상에서 인점한 것으로 옳은 것은?

① 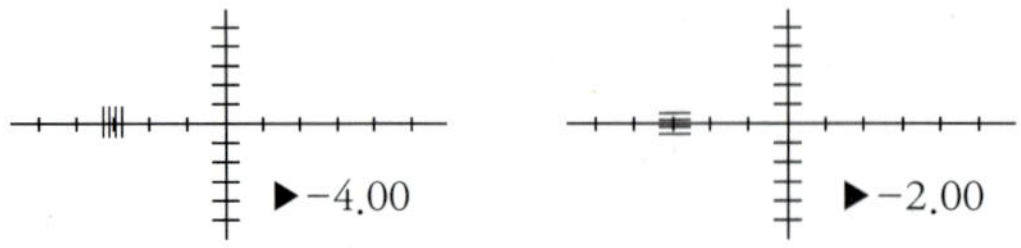

② 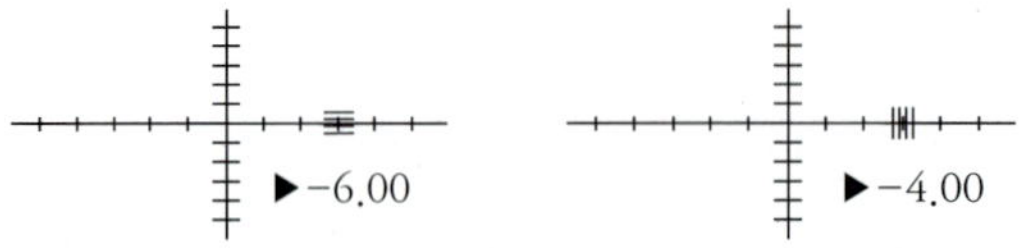

③ 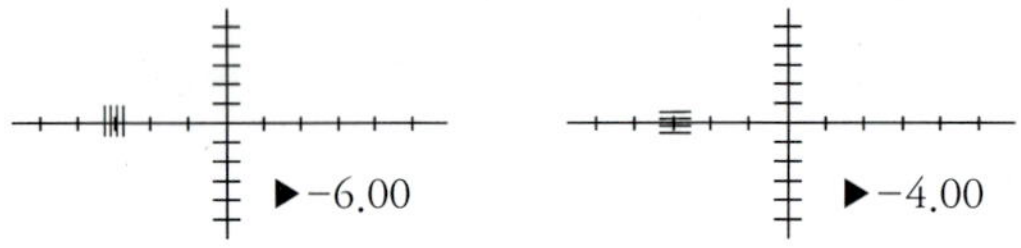

④ 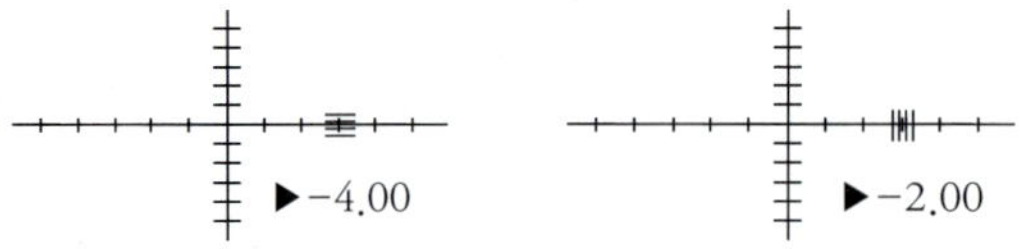

⑤ 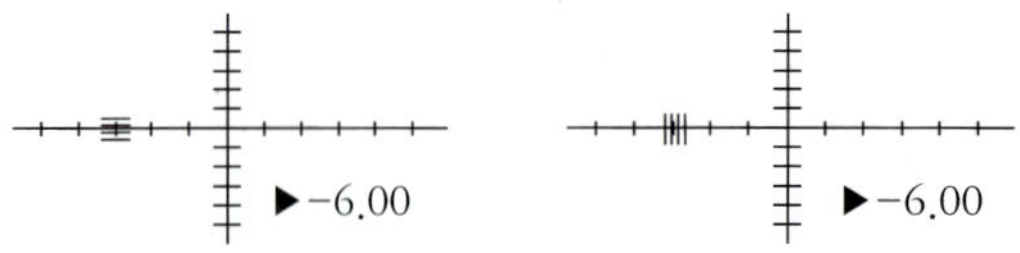

007 OS : S−4.00D ⊃ C−2.00D, Ax 90° ⊃ 3.0Δ, B.O 처방을 렌즈미터상에서 인점한 것으로 옳은 것은?

① 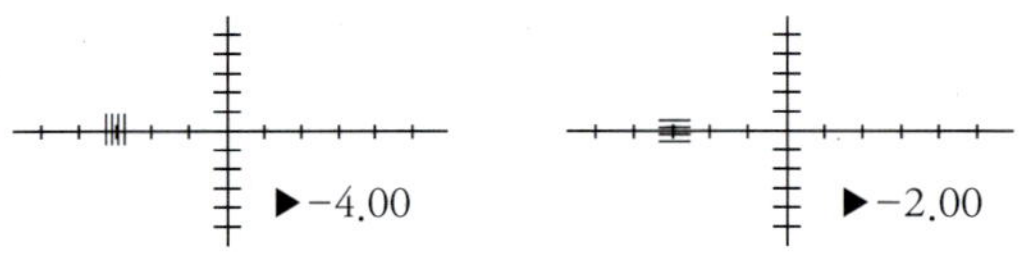

② 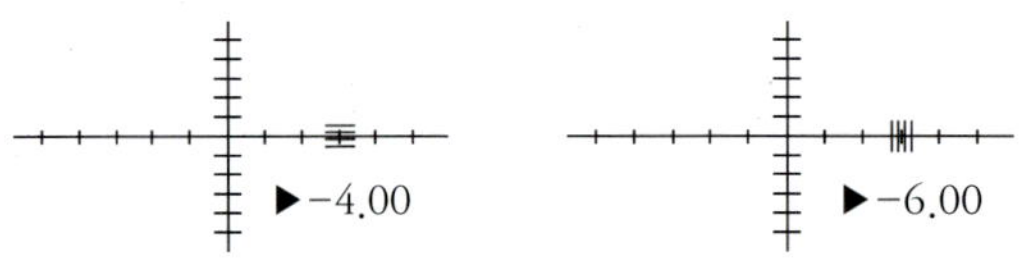

③ 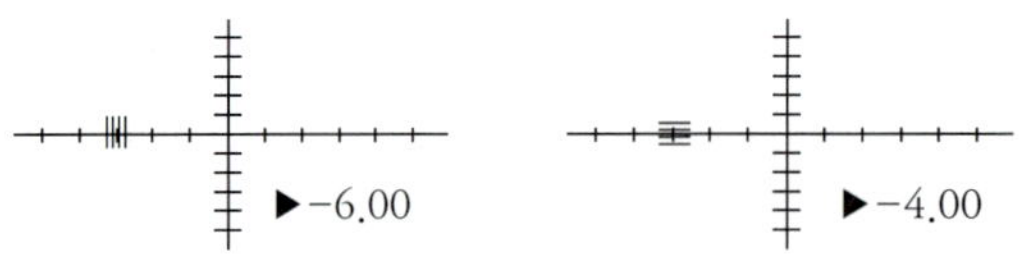

④ 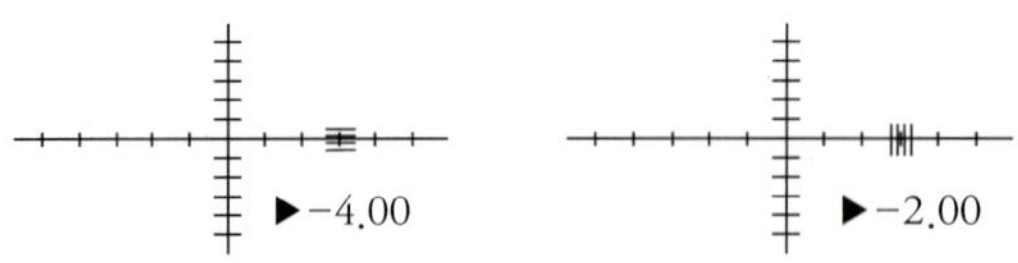

⑤ 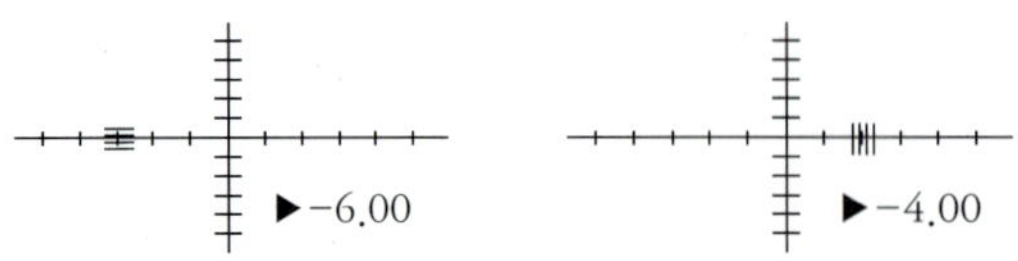

정답 | 6. ③ 7. ②

008 OD : S−4.00D ⊃ C−2.00D, Ax 90° ⊃ 3.0Δ, B.I 처방을 렌즈미터상에서 인점한 것으로 옳은 것은?

①
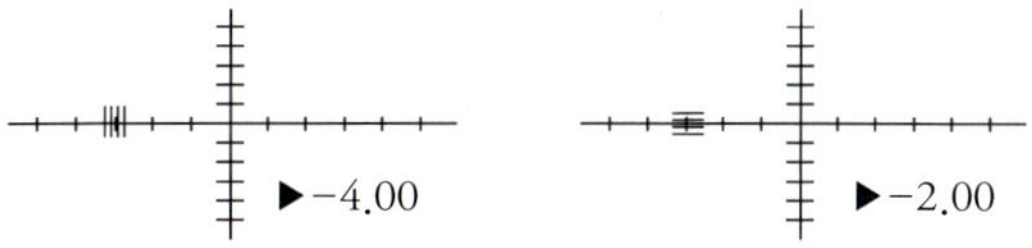

②
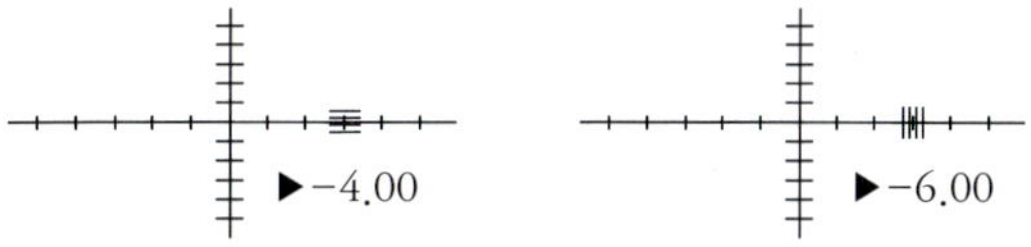

③
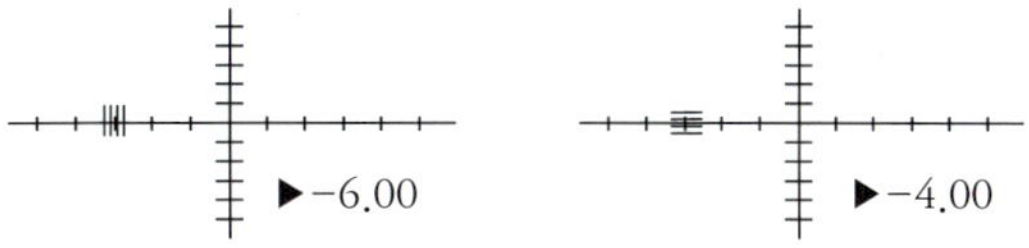

④
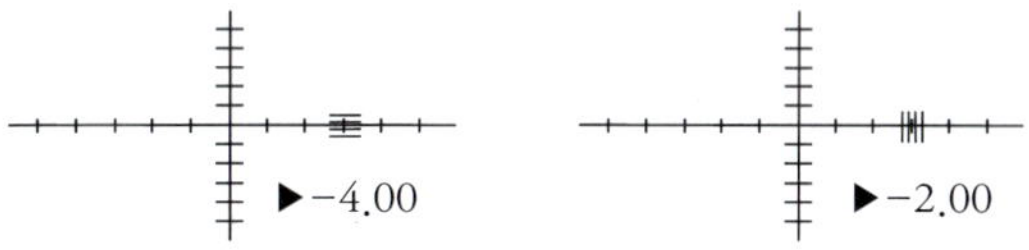

⑤
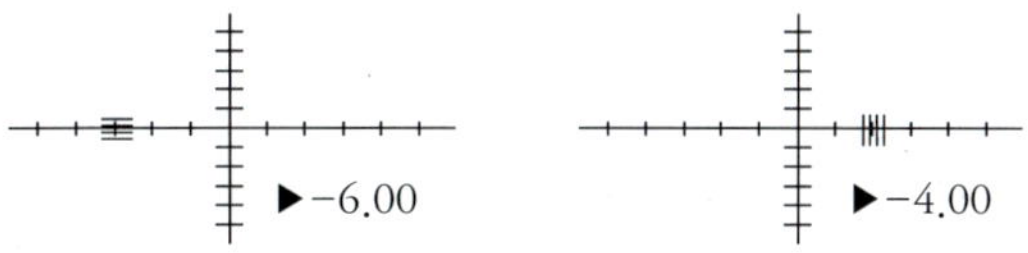

009 OD : S−4.00D ⊃ C−2.00D, Ax 90° ⊃ 3.0Δ, B.O 처방을 렌즈미터상에서 인점한 것으로 옳은 것은?

①
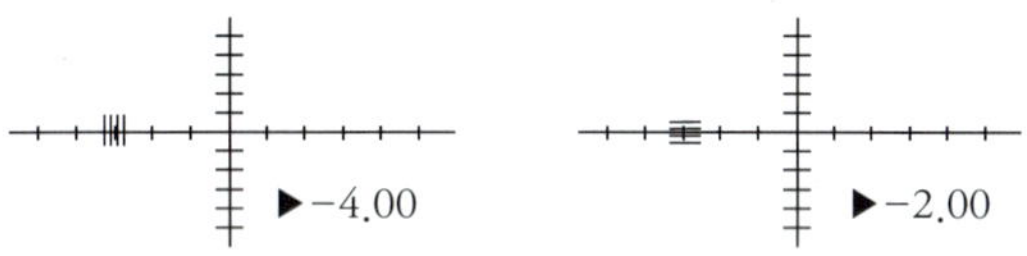

②
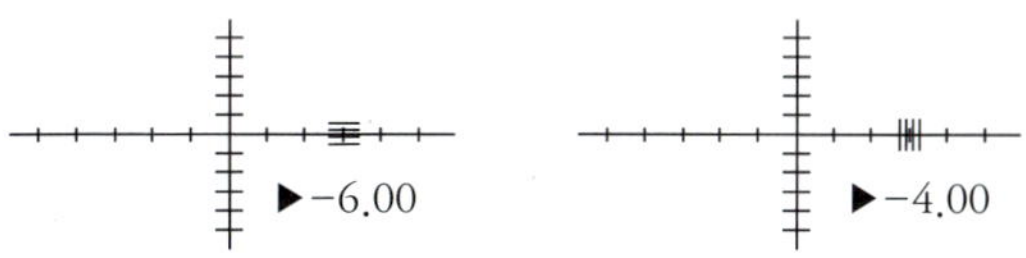

③
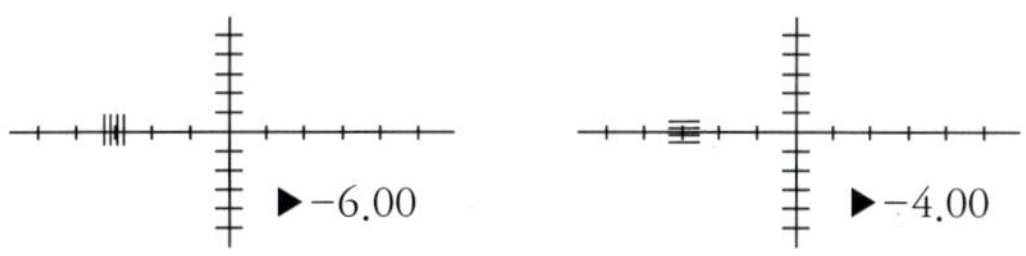

④
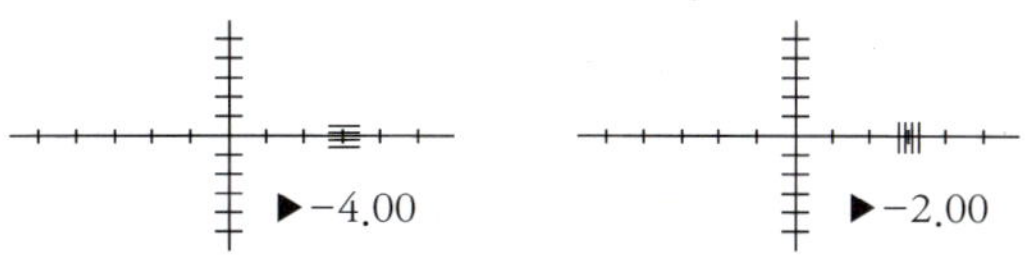

⑤
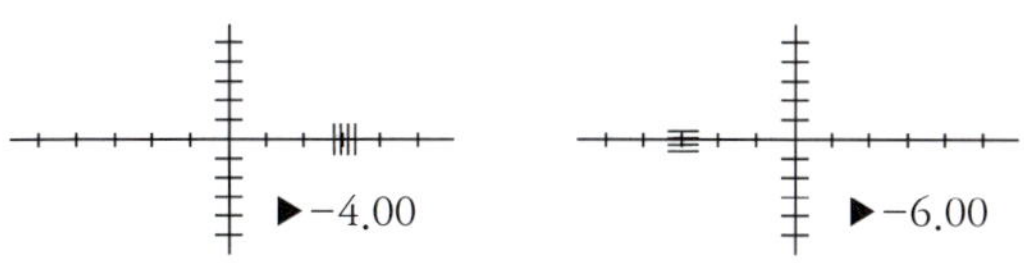

정답 | 8. ② 9. ③

010 OS : S+4.00D ⊃ C+2.00D, Ax 90° ⊃ 3.0Δ, B.I 처방을 렌즈미터상에서 인점한 것으로 옳은 것은?

① 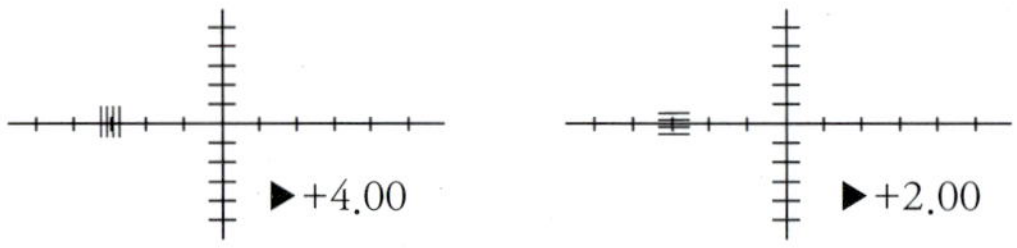

② 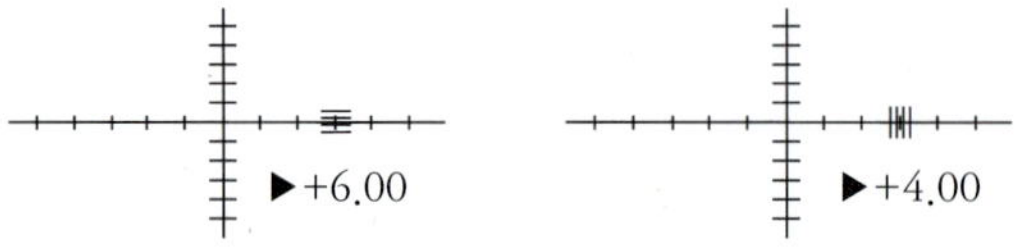

③ 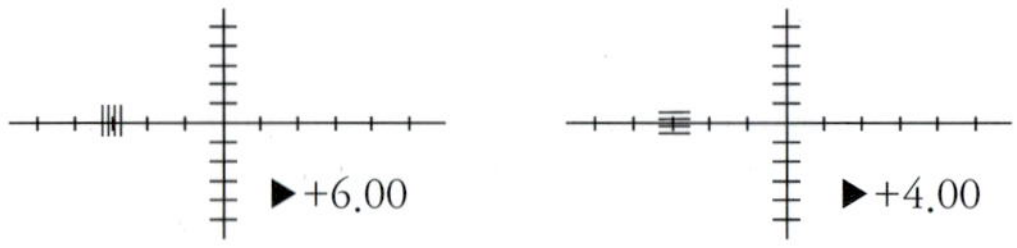

④ 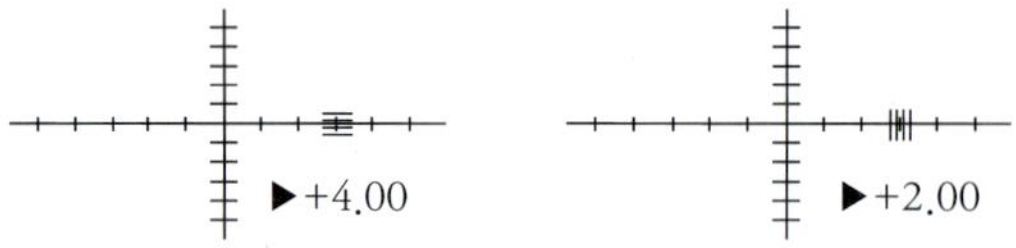

⑤ 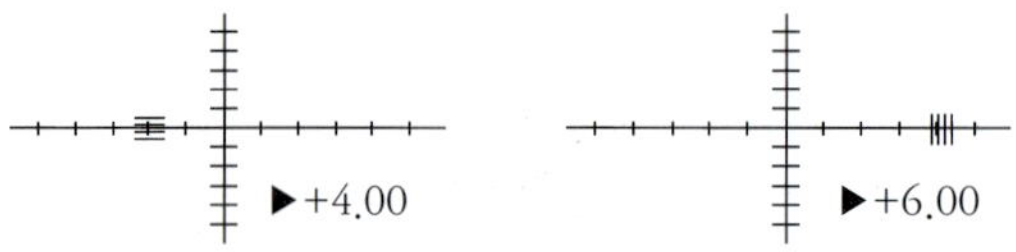

011 OS : S+4.00D ⊃ C+2.00D, Ax 90° ⊃ 3.0Δ, B.O 처방을 렌즈미터상에서 인점한 것으로 옳은 것은?

① 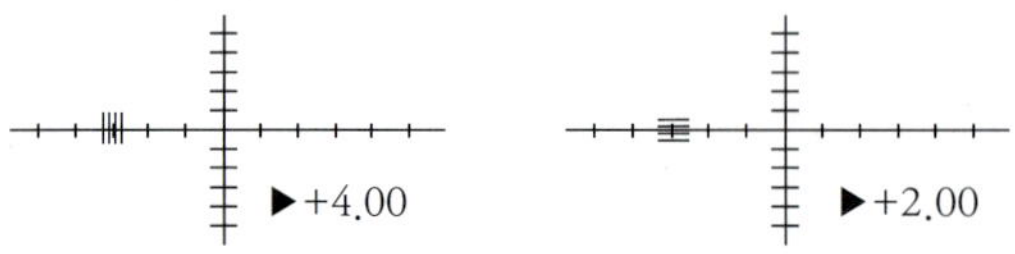

② 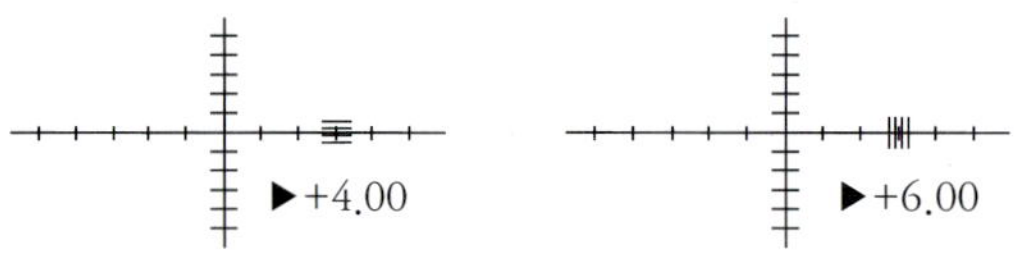

③ 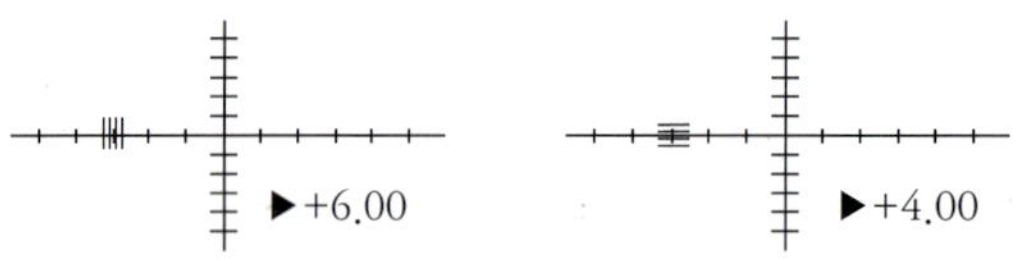

④ 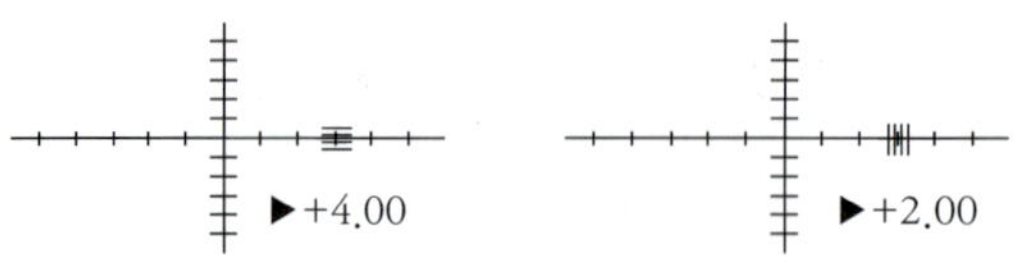

⑤ 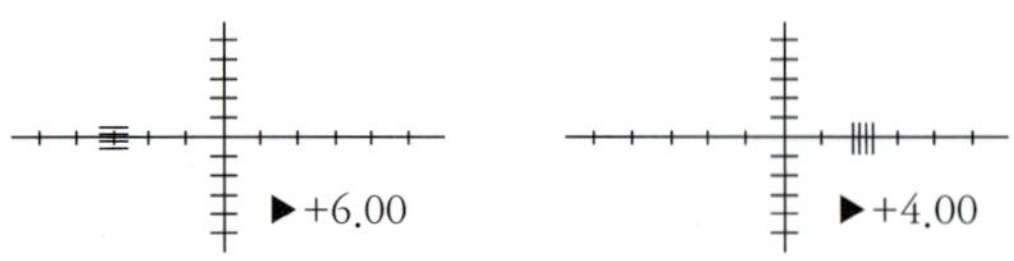

정답 | 10. ③ 11. ②

012 OD : S+4.00D ⊂ C+2.00D, Ax 90° ⊂ 3.0Δ, B.I 처방을 렌즈미터상에서 인점한 것으로 옳은 것은?

① 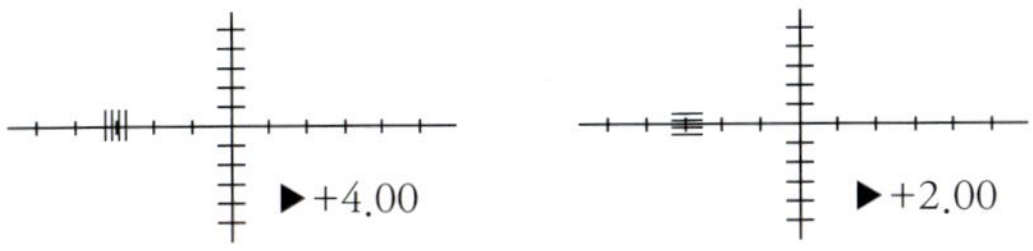

② 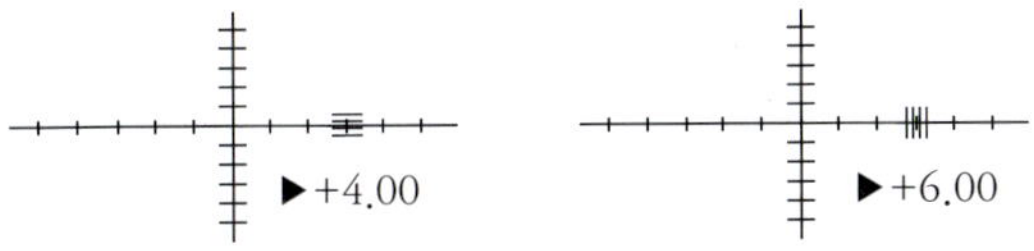

③ 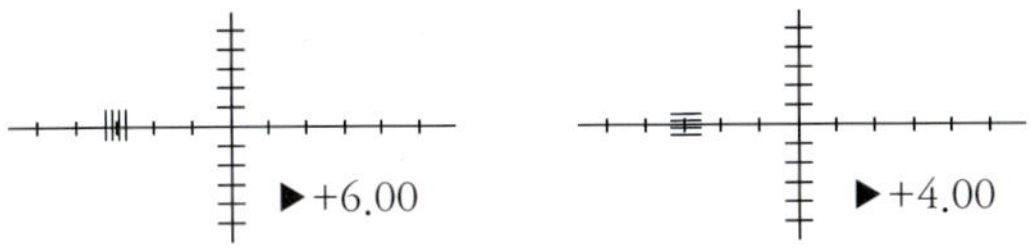

④ 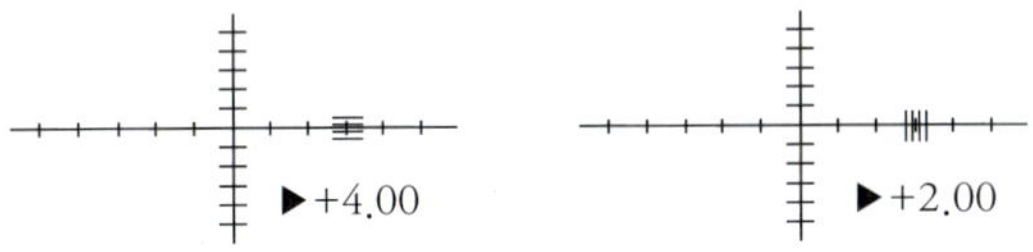

⑤ 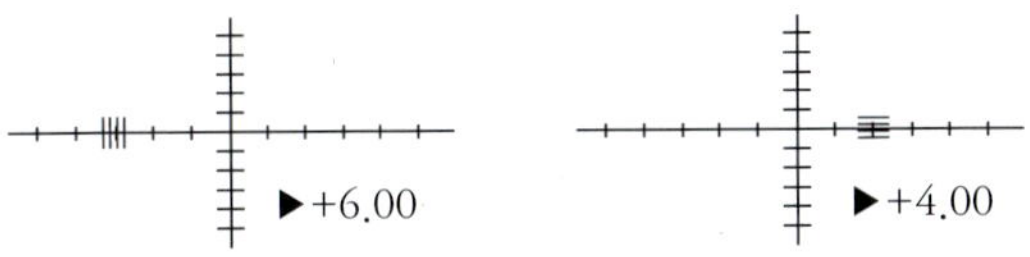

013 OD : S+4.00D ⊂ C+2.00D, Ax 90° ⊂ 3.0Δ, B.O 처방을 렌즈미터상에서 인점한 것으로 옳은 것은?

① 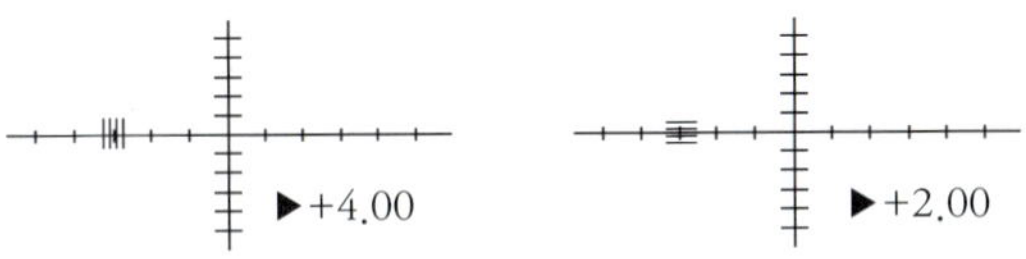

② 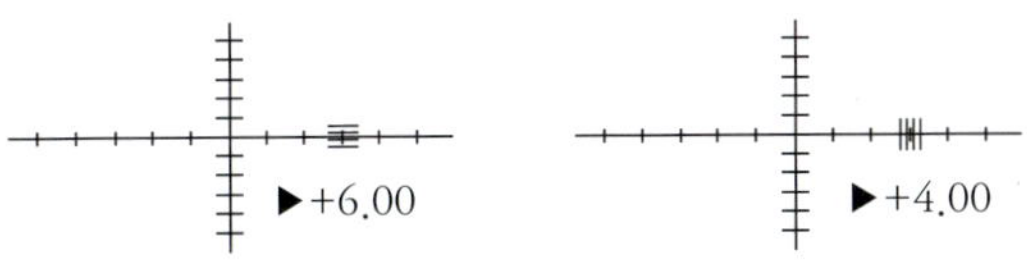

③ 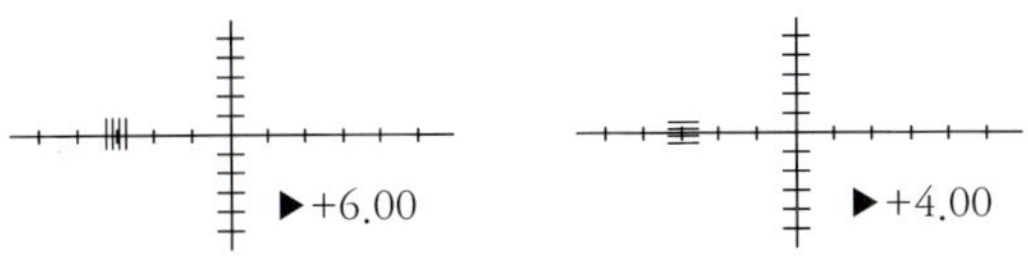

④ 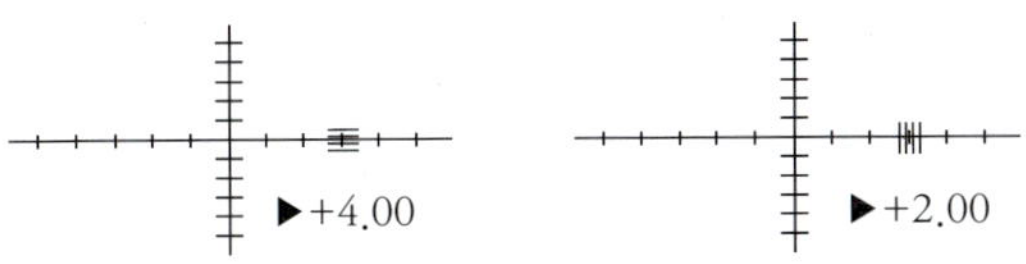

⑤ 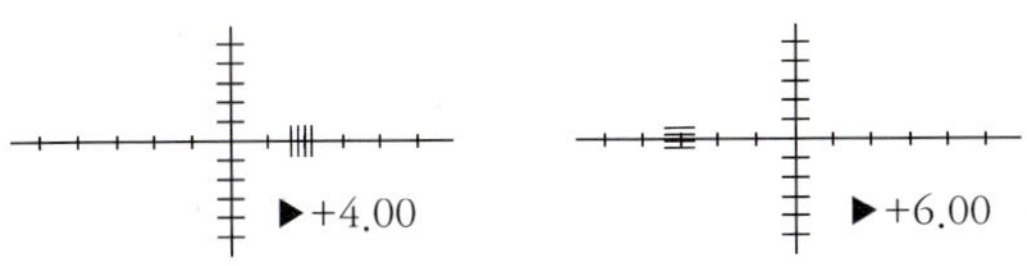

정답 | 12. ② 13. ③

014 처방 OD S−5.00D＝2.0Δ, B.I의 렌즈미터로 인접할 때 옳은 것은?

①
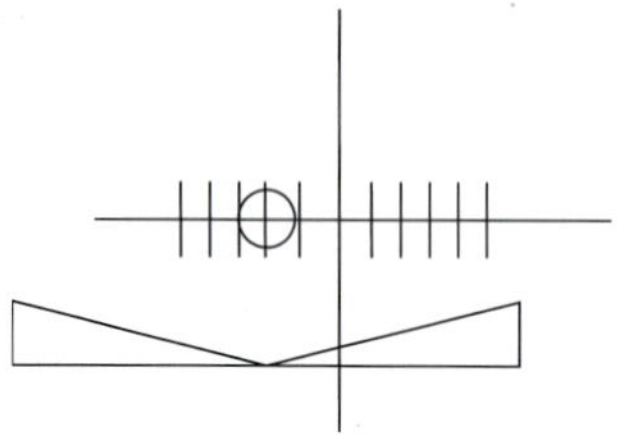

②
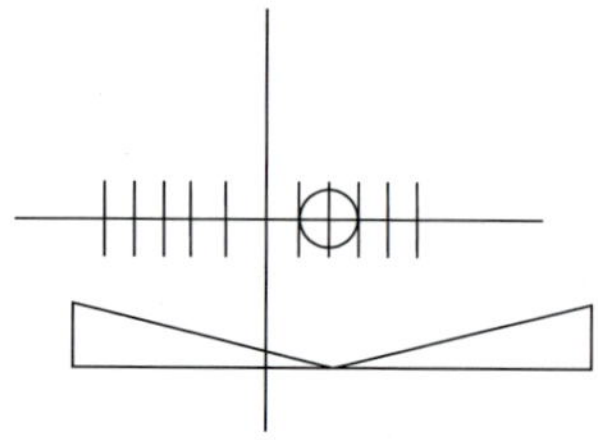

③
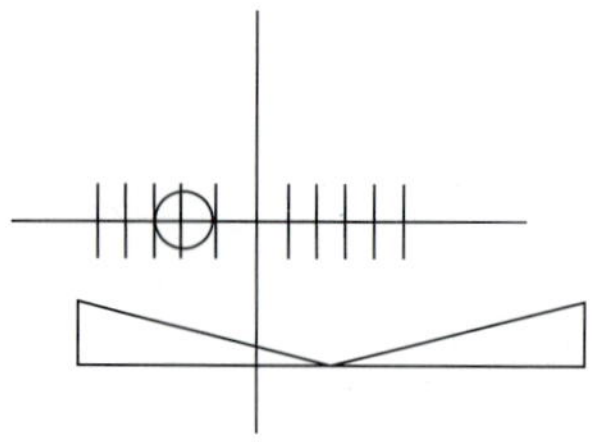

④
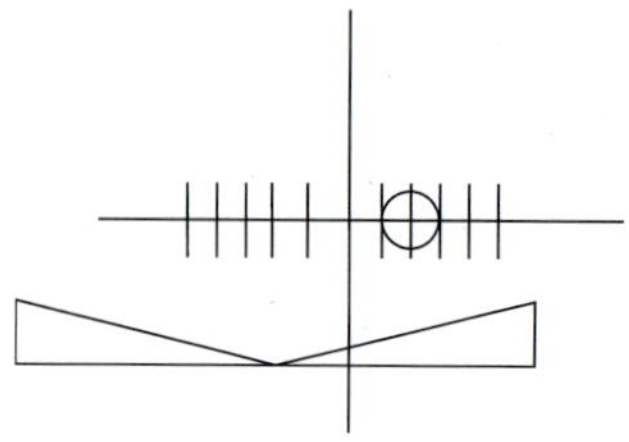

⑤
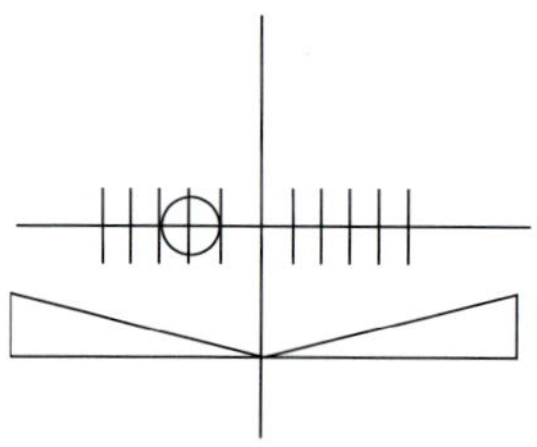

015 처방 OD S−5.00D＝2.0Δ, B.O의 렌즈미터로 인접할 때 옳은 것은?

①
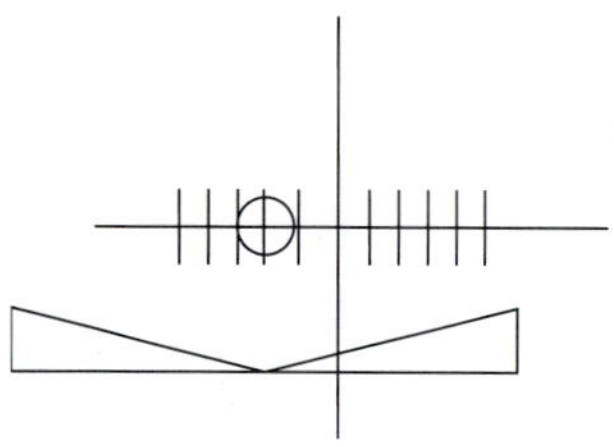

②
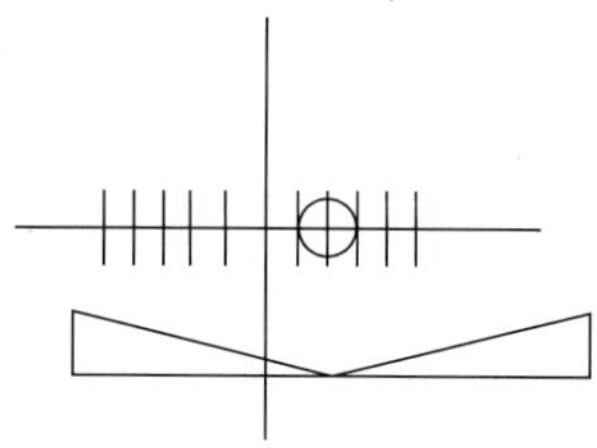

③
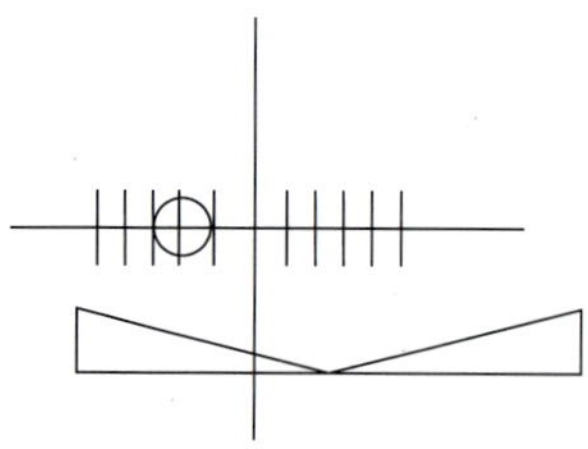

④
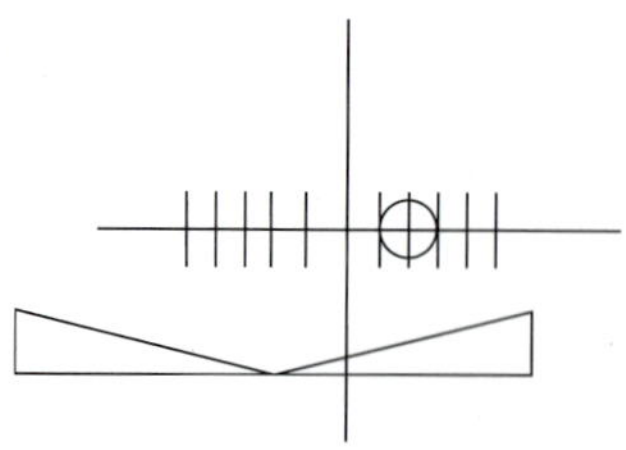

⑤
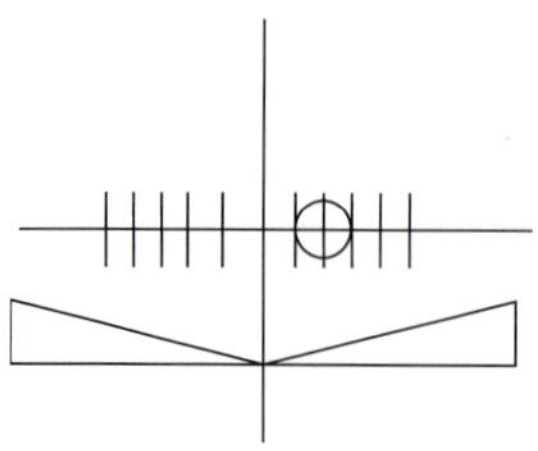

정답 | 14. ④ 15. ③

016 처방 OS S−5.00D＝2.0Δ, B.I의 렌즈미터로 인점할 때 옳은 것은?

①
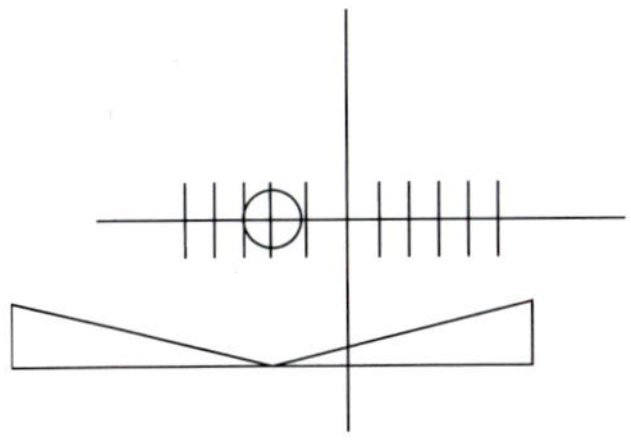

②
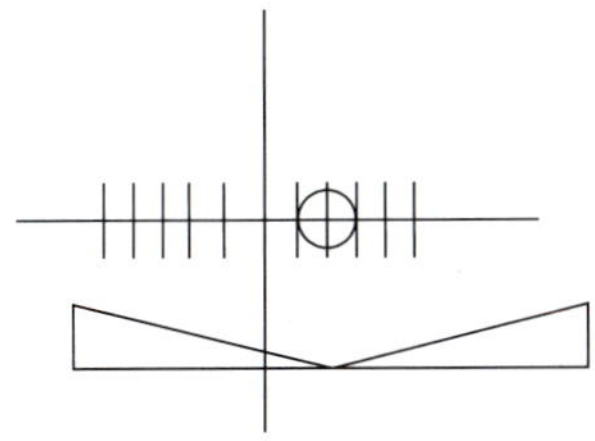

③
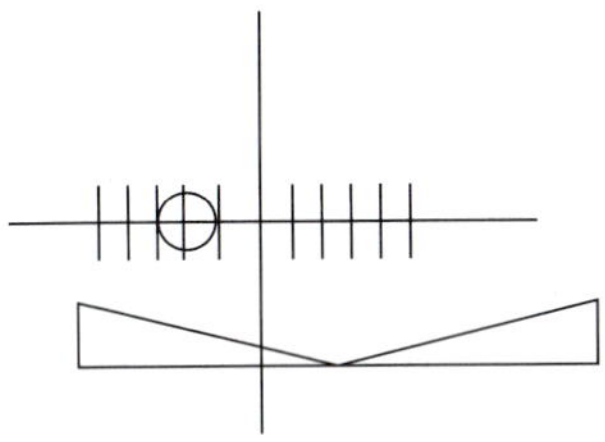

④
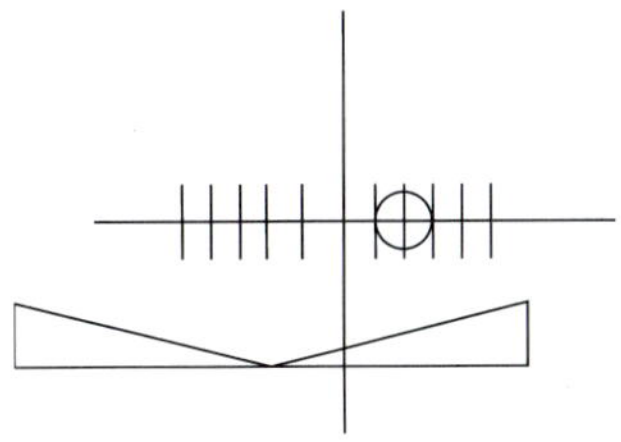

⑤
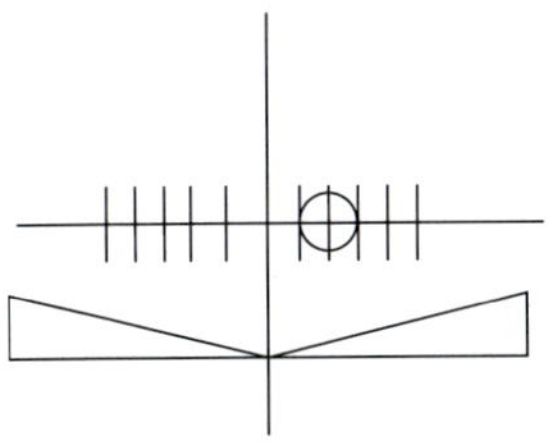

017 처방 OS S−5.00D＝2.0Δ, B.O의 렌즈미터로 인점할 때 옳은 것은?

①
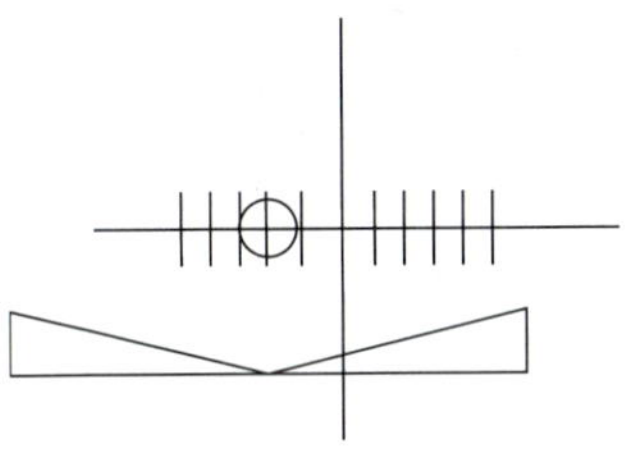

②
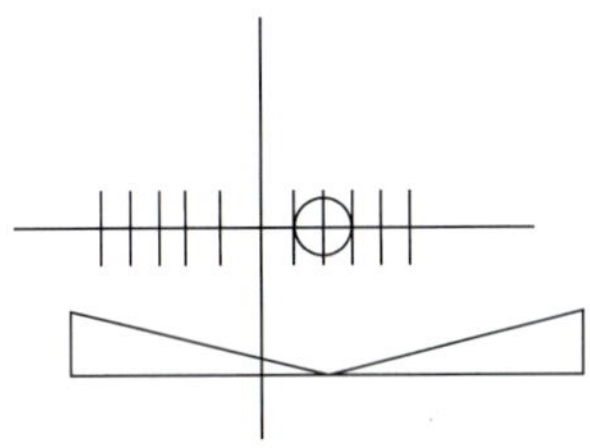

③
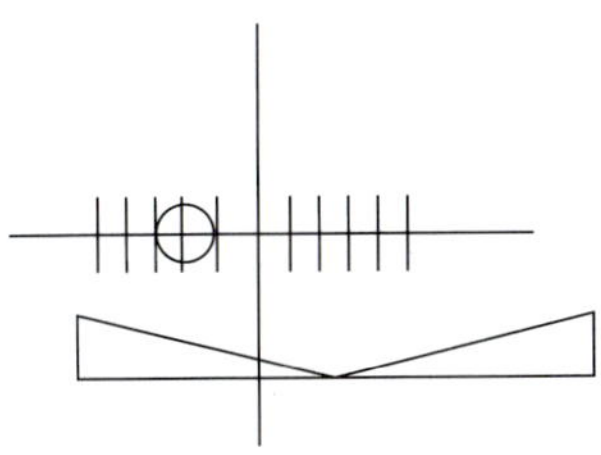

④
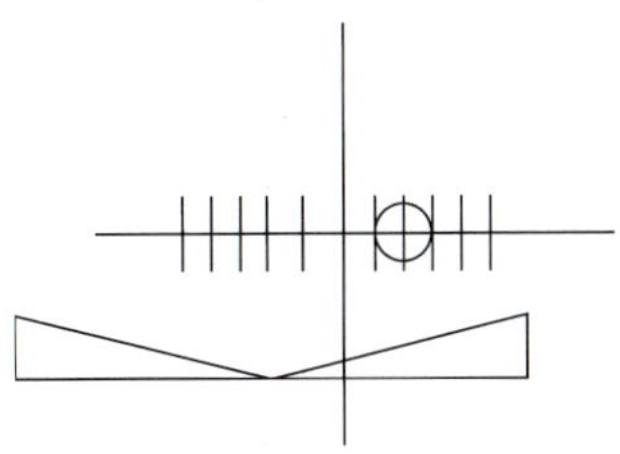

⑤
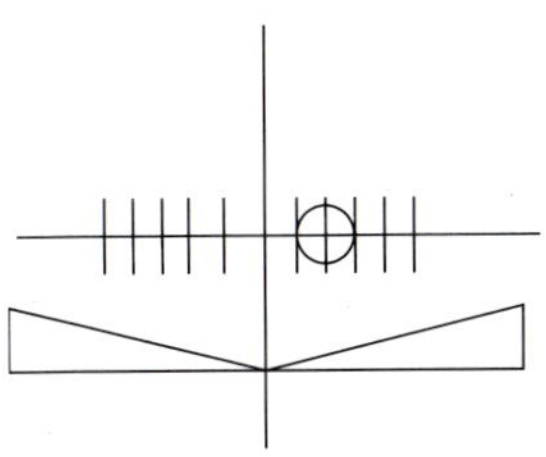

정답 | 16. ③ 17. ④

018 처방 OD S+5.00D = 2.0Δ, B.I의 렌즈미터로 인점할 때 옳은 것은?

①
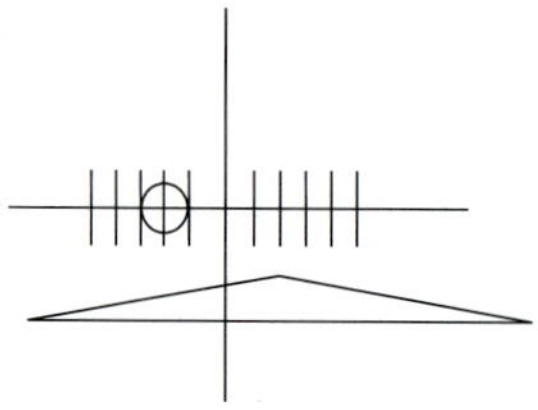

②
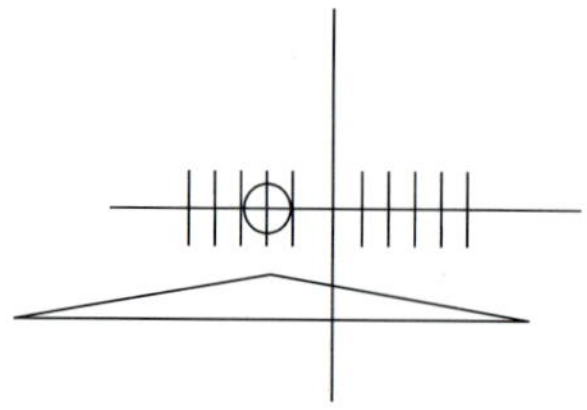

③
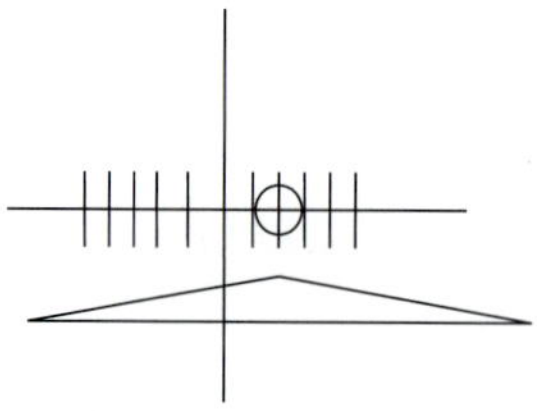

④
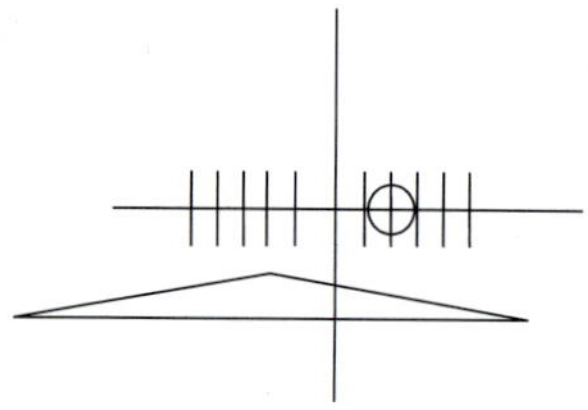

⑤
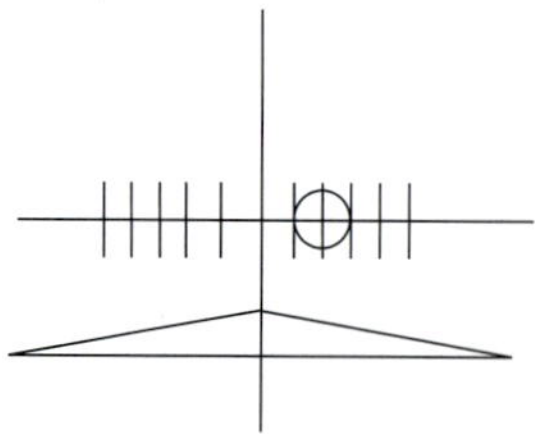

019 처방 OD S+5.00D = 2.0Δ, B.O의 렌즈미터로 인점할 때 옳은 것은?

①
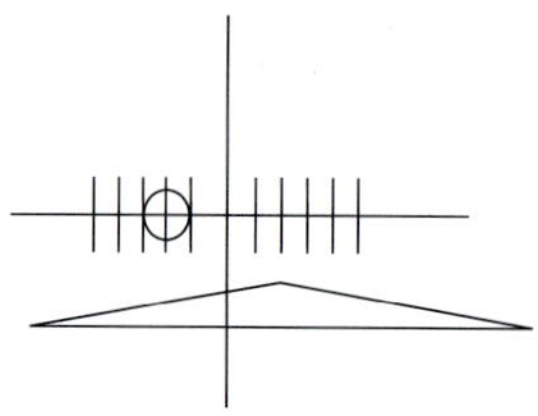

②
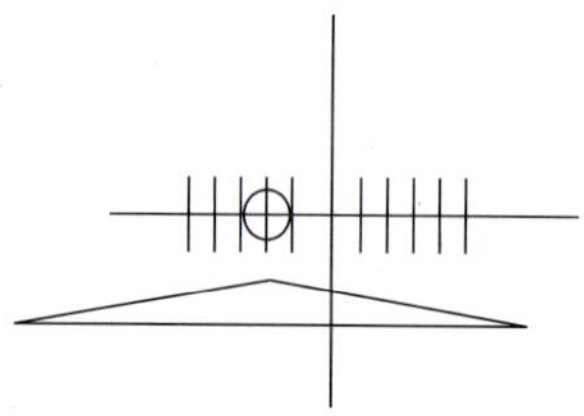

③
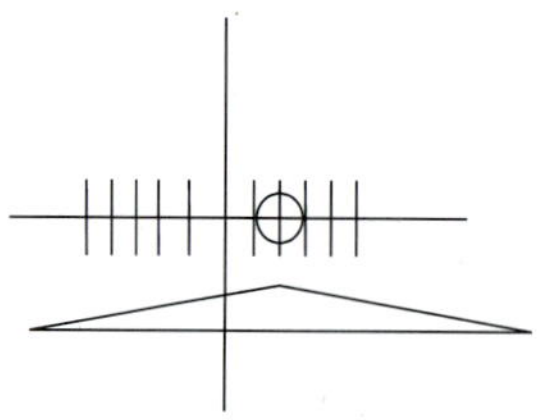

④
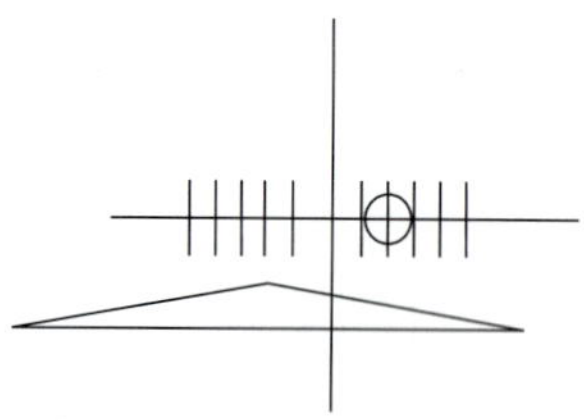

⑤
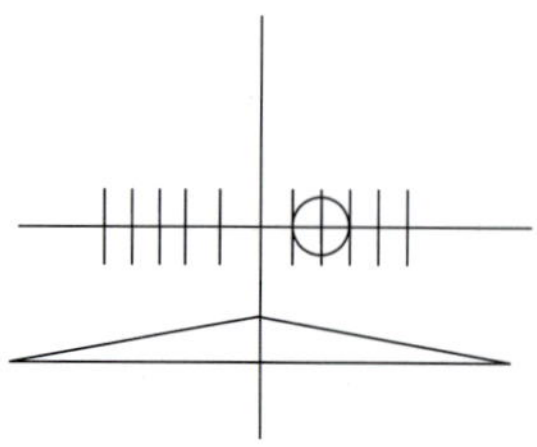

정답 | 18. ③ 19. ②

020 처방 OS S+5.00D = 2.0Δ, B.I의 렌즈미터로 인점할 때 옳은 것은?

①
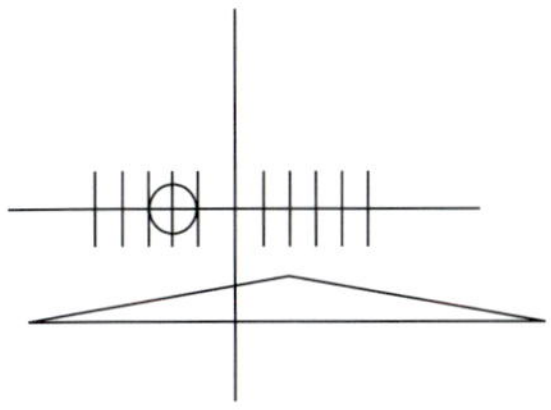

②
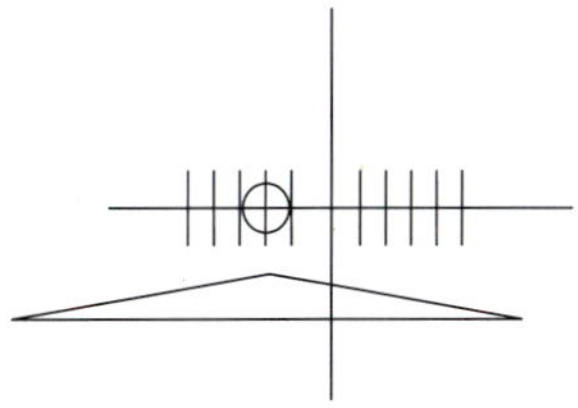

③
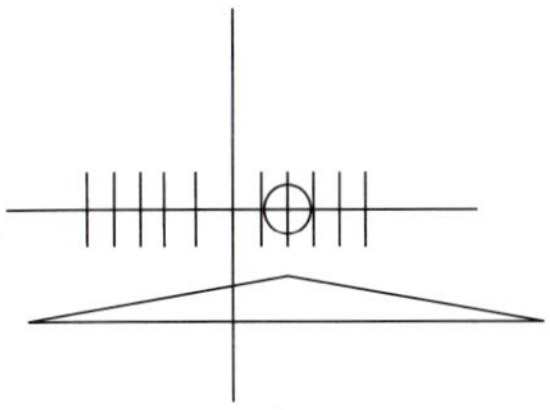

④
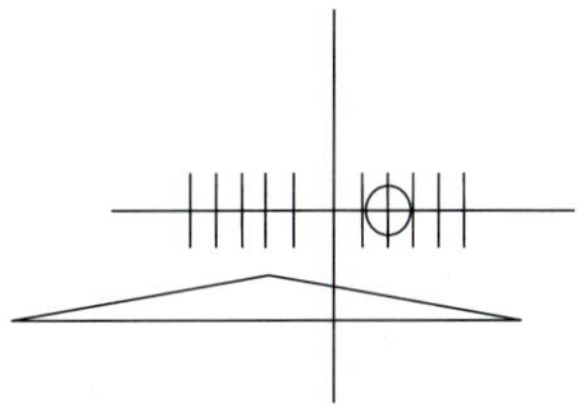

⑤
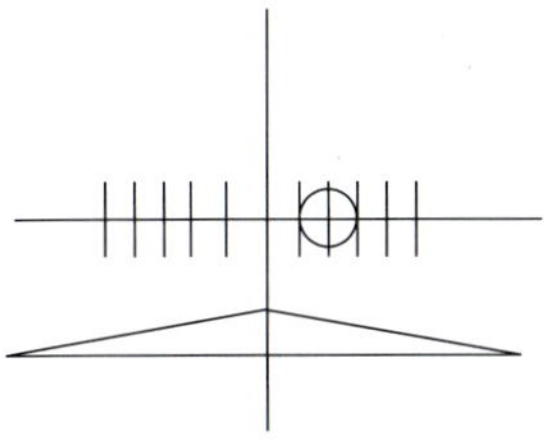

021 처방 OS S+5.00D = 2.0Δ, B.O의 렌즈미터로 인점할 때 옳은 것은?

①
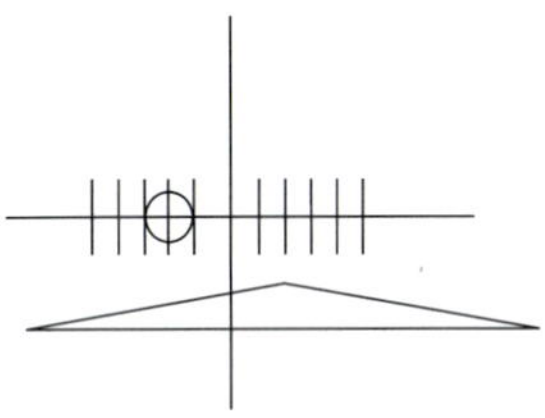

②
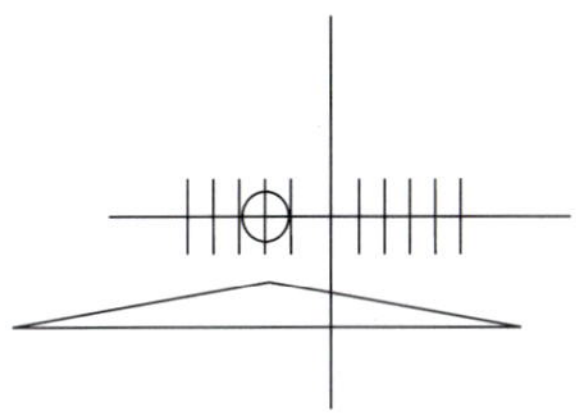

③
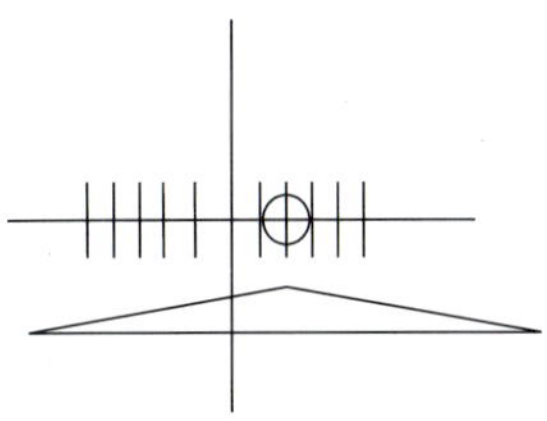

④
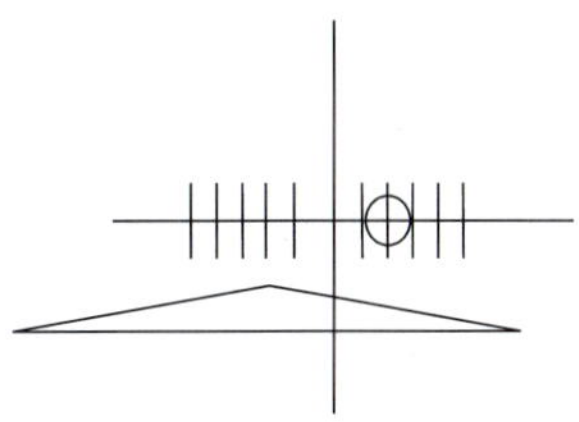

⑤
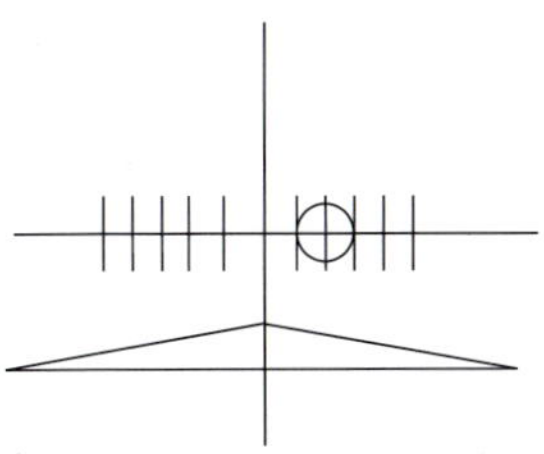

정답 | 20. ② 21. ③

022 양안 각각 동공 중앙에 1.0Δ의 기저외방으로 주게 하고, T.A.B.O식 방향각으로 90° 경선에는 −1.00D, 180°에는 +1.25D의 영향이 미치게 하라는 처방 표기로 맞는 것은?

가. O.U : S+1.25D ◯ C−2.25D, Ax 180° ◯ 2.0Δ, B.O
나. O.U : C+1.25D, Ax 90° ◯ C−100D, Ax 180° ◯ 1.0Δ, B.O
다. O.U : S−1.00D ◯ C+2.25D, Ax 90° ◯ 2.0Δ, B.O
라. O.U : S+1.25D ◯ C−2.25D, Ax 180° ◯ 1.0Δ, B.O

023 For reading : O.U : S+1.00D ◯ C+1.00D, Ax 45°의 처방을 옳게 설명한 것은?

가. 양안 모두 타보식 방향각 45°에 +1.00D의 굴절력을 가진 경선이, 135°에는 +1.00D의 굴절력이 오도록 근용안경을 조제한다.
나. 근용안경으로 양안 모두 렌즈미터로 인점시 초선방향이 45°일 때 +2.00D, 초선방향이 135°일 때 +1.00D의 굴절력 나타났을 때 인점하면 된다.
다. 근용안경으로 양안 모두 렌즈미터로 인점시 초선방향이 45°일 때 +1.00D, 초선방향이 135°일 때 +2.00D의 굴절력 나타났을 때 인점하면 된다.
라. 양안 모두 타보식 방향각 45°에 +1.00D의 굴절력을 가진 경선이 135°에는 +2.00D의 굴절력이 오도록 근용 안경을 조제한다.

정답 | 22. 나, 라 23. 나, 라

제 14 강 중화법과 렌즈메져(Lensmeasure)에 의한 굴절력 측정

001 **렌즈미터가 없고 '시험렌즈셋트(Trial lens set)'만 있을 때 대략적인 안경렌즈의 굴절력과 광학적 중심점 위치를 알고 싶다. 가능한 방법은?**

① 미터법 ② 중화법 ③ LGY법
④ 자각측정법 ⑤ 타각측정법

002 **중화법에 대해 옳은 것은?**

① +, −렌즈를 합해서 움직여 볼 때 역행하면 (−)렌즈의 굴절력이 더 강하다.
② +, − 렌즈를 합해서 움직여 볼 때 동행하면 (=)렌즈의 굴절력이 더 강하다.
③ +, − 렌즈를 합해서 움직여 볼 때 동행하면 (−)원주 렌즈의 굴절력이 더 강하다.
④ +, − 렌즈를 합해서 움직여 볼 때 동행하면 (+)원주 렌즈의 굴절력이 더 강하다.
⑤ +, − 렌즈를 합해서 움직여 볼 때 움직임이 없으면 두 렌즈는 절대값이 같은 도수이다.

003 **중화법에 대해서 옳게 기술한 것은?**

① (−)렌즈는 렌즈 이동방향과 상 이동방향이 같다.
② +, −렌즈를 합해서 상하좌우로 움직여 볼 때 외계 물체의 움직임이 없으면 두 렌즈의 절대치가 다른 도수이다.
③ +, −렌즈를 합해서 상하좌우로 움직여 볼 때 반대 방향으로 외계 물체가 움직이면 +렌즈의 굴절력이 더 강하다.
④ +, −렌즈를 합해서 상하좌우로 움직여 볼 때 반대 방향으로 외계 물체가 움직이면 −렌즈의 굴절력이 더 강하다.
⑤ +, −렌즈를 합해서 상하좌우로 움직여 볼 때 같은 방향으로 외계 물체가 움직이면 +렌즈의 굴절력이 더 강하다.

정답 | 1. ② 2. ⑤ 3. ③

004 미지의 렌즈를 들고 렌즈를 통하여 전방 4~5 m의 격자형 물체를 보았을 때 렌즈의 이동방향과 렌즈를 통해 본 상의 이동방향이 반대인 것은?

① (+)렌즈　② (−)렌즈　③ 프리즘
④ 편심렌즈　⑤ 평면렌즈

005 미지의 렌즈를 들고 렌즈를 통하여 전방 4~5 m의 격자 물체를 보았을 때 렌즈의 이동방향과 렌즈를 통해 본 상의 이동 방향이 같은 것은?

① +렌즈　② −렌즈　③ 프리즘
④ 편심렌즈　⑤ 평면렌즈

006 표준렌즈 S−5.00D와 측정할 렌즈를 겹쳐 이를 움직이면서 어느 물체를 보니 렌즈 이동방향과 그 상이 반대로 움직였다. 이 렌즈의 굴절력 범위는?

① S−2.00D　② S−5.00D보다 약한 (−)렌즈
③ S−5.00D보다 강한 (−)렌즈　④ S+5.00D보다 약한 (+)렌즈
⑤ S+5.00D보다 강한 (+)렌즈

007 S+1.50D의 렌즈에 어떠한 렌즈를 겹쳐서 상하좌우로 움직여 보았더니 상의 이동이 전혀 없었다. 어떠한 렌즈가 겹쳐진 상태인가?

① S−1.50D　② S+1.50D　③ C−1.50D
④ C+1.50D　⑤ S+3.00D

008 표준렌즈 S−2.00D와 측정할 렌즈를 겹쳐 이를 움직이면서 어느 물체를 보니 렌즈이동방향과 그 상이 반대로 움직였다. 이 렌즈의 굴절력 범위는?

① S−3.00D보다 강한 (−)렌즈　② S−2.00D 보다 강한 (−)렌즈
③ S−2.00D 보다 약한 (−)렌즈　④ S+2.00D 보다 강한 (+)렌즈
⑤ S+2.00D 보다 약한 (+)렌즈

009 구면계로 측정한 +10.00D crown glass lens의 곡률반경은?

① 27.3 mm　② 35.3 mm　③ 42.3 mm
④ 52.3 mm　⑤ 58.3 mm

정답 | 4. ① 5. ② 6. ⑤ 7. ① 8. ④ 9. ④

010 안경렌즈의 굴절력을 크게 하기 위한 방법에 해당되는 것은?

① 굴절률이 작은 소재
② 굴절률이 큰 소재를 선택하거나 곡률을 크게 한다.
③ 굴절률이 큰 소재를 선택하거나 곡률을 작게 한다.
④ 굴절률이 작은 소재를 선택하거나 곡률을 크게 한다.
⑤ 굴절률이 작은 소재를 선택하거나 곡률을 작게 한다.

011 구면계로 굴절력 측정이 불가능한 렌즈는?

① 구면렌즈의 굴절력
② 크라운 유리 굴절력
③ Ex형 이중초점렌즈의 가입도
④ 토릭렌즈의 양주경선의 굴절력
⑤ 융착형 이중초점렌즈의 근용부 굴절력

012 같은 굴절력의 렌즈라도 형상에 따라 착용감이 다르다. 렌즈의 휘어진 정도를 알기 위해서 사용되는 기구는?

① 구면계
② 모델안
③ 렌즈미터
④ 캐러토미터
⑤ 두께 게이지

013 표준렌즈 S+5.00D와 측정할 렌즈를 겹쳐 이를 움직이면서 어느 물체를 보니 렌즈이동방향과 그 상이 반대로 움직였다. 이 렌즈의 굴절력 범위는?

가. S+5.00D보다 강한(+)렌즈
나. S−5.00D보다 강한(−)렌즈
다. S+5.00D보다 약한(+)렌즈
라. S−5.00D보다 약한(−)렌즈

014 표준렌즈 S+6.00D와 측정할 렌즈를 겹쳐 이를 움직이면서 어느 물체를 보니 렌즈이동방향과 그 상이 반대로 움직였다. 이 렌즈의 굴절력 범위는?

가. S+6.00D 보다 강한(+)렌즈
나. S−6.00D 보다 강한(−)렌즈
다. S+6.00D 보다 약한(+)렌즈
라. S−6.00D 보다 약한(−)렌즈

정답 | 10. ③ 11. ⑤ 12. ① 13. 가, 다, 라 14. 가, 다, 라

015 **표준렌즈 S-7.00D와 측정할 렌즈를 겹쳐 이를 움직이면서 어느 물체를 보니 렌즈 이동방향과 그 상이 같은 방향으로 움직였다. 이 렌즈의 굴절력 범위는?**

가. S+7.00D보다 강한 (+)렌즈	나. S-7.00D보다 강한 (-)렌즈
다. S+7.00D보다 약한 (+)렌즈	라. S-7.00D보다 약한 (-)렌즈

016 **중화법에 대해서 설명으로 옳은 것은?**

가. (±)렌즈를 합해서 상하좌우로 움직여 볼 때 외계의 물체의 움직임이 없으면 두 렌즈는 절대치가 같은 도수이다.
나. (±)렌즈를 합해서 상하좌우로 움직여 볼 때 같은 방향으로 외계의 물체가 움직이면(+)렌즈의 굴절력이 더 강하다.
다. (±)렌즈를 합해서 상하좌우로 움직여 볼 때 같은 방향으로 외계의 물체가 움직이면 (-)렌즈의 굴절력이 더 강하다.
라. (±)렌즈를 합해서 상하좌우로 움직여 볼 때 반대 방향으로 외계의 물체가 움직이며 (-)렌즈의 굴절력이 더 강하다.

017 **다음의 시험렌즈 셋트를 이용한 중화법(eutralization)의 이용시 약한 (+)나 (-)렌즈의 성질을 설명으로 옳은 것은?**

가. 눈앞에 미지의 렌즈를 대고 전방의 4~5 m 정도 물체를 보면서 렌즈를 서서히 이동시켰을 때 전방물체의(_) 렌즈를 통한 상이(-)렌즈는 같은 방향으로 (+)렌즈는 렌즈의 이동방향과 반대로 움직인다.
나. 위의 결과는 프리즘을 통한 겉보기상은 기저(base)방향으로 이동해 보이기 때문이고 (+)와 (-)렌즈는 기저와 정점이 서로 반대로 하는 프리즘 집합체이기 때문이다.
다. 중화법에 의한 광학중심점 결정은 격자형 물체를 본 후에 렌즈를 움직여서 격자의 상을 일치시키면 그 격자 중심이 광학중심점이다.
라. 렌즈의 굴절력 측정시 표준 시험렌즈가 필요하게 되고 측정하고자 하는 렌즈와 부호가 반대되는 표준렌즈를 중첩시켜 상의 이동이 없을 때까지 겹쳐가면서 굴절력을 결정한다.

정답 | 15. 가, 나, 라 16. 가, 다 17. 가, 다, 라

제 15 강 형판 만들기와 안경테 계측

001 동일한 모양과 크기의 테에 다시 사용하기 위한 보관용 형판의 가입사항이 옳은 것은?

① P.D ② 색상 ③ 상품명
④ 경사각 ⑤ 다리길이

002 완성된 형판을 재사용하려고 할 때 형판에 기입해야 될 사항이 옳은 것은?

① 색상 ② 경사각 ③ 다리길이
④ 수평편위량 ⑤ 상품명과 상품번호

003 완성된 형판을 재사용하려고 할 때 형판에 기입해야 될 것이 옳은 것은?

① 색상 ② 경사각 ③ 다리길이
④ 수평, 수직편위량 ⑤ 상품명과 상품번호

004 형판(보관용)에 표시하지 않아도 무방한 내용은 다음 중 어느 것인가?

① 메이커명 ② 다리길이 ③ 연결부 크기
④ 상품명과 상품번호 ⑤ 테의 기하학적 중심점간 거리

005 같은 크기의 테에 다시 사용하기 위한 보관용 형판에 써넣을 내용이 옳은 것은?

① PD ② 색상 ③ 상품명
④ 경사각 ⑤ 다리길이

006 같은 크기와 모양을 가진 안경테에 다시 사용하기 위한 '보관용 형판'에 기입해야 할 요소로 구성된 것은?

① 메이커 이름, 안경테 색
② F.P.D, 상품번호, 안경테의 색
③ 메이커 이름, 상품번호, 다리 길이
④ 메이커 이름, 상품번호, 렌즈삽입부와 연결부 길이, P.D
⑤ F.P.D(기준점간 거리), 렌즈삽입부와 연결부 크기, 메이커 이름, 상품번호

정답 | 1. ③ 2. ⑤ 3. ⑤ 4. ② 5. ③ 6. ⑤

007 안경테 크기 측정 중 복싱시스템(boxing system)에서 D.B.L(Distance Between Lenses)이란 무엇인가?

① ES ② 동공간거리
③ 기하중심점간 거리 ④ 렌즈의 수직간거리
⑤ 좌우렌즈삽입부 홈의 최단거리

008 복싱시스템(Boxing system)으로 표시된 'a□b, c'인 안경테에 PD/L : d인 렌즈를 끼워 넣을 형판 설계점은 기준점에서 얼마를 이동시켜야 하는가?

① $\frac{a+b}{2}$ - d ② d - $\frac{a-b}{2}$ ③ d - $\frac{c}{2}$
④ $\frac{c}{2}$ - $\frac{n+b}{2}$ ⑤ $\frac{2a+b}{2}$ - d

009 동일한 안경테에서 기준점간 거리(distance between center)가 가장 긴 계측 방법은?

① 모두 같다. ② Boxing system ③ 상공련 System
④ Datum system ⑤ Trying system

010 동일한 안경테를 복싱시스템(Boxing system)과 데이텀 라인 시스템(Datum line system)으로 측정할 때 차이가 나는 것은 어느 것인가?

① 연결부 색상 ② 다리부 길이 ③ 다리부 색상
④ 렌즈 삽입부 색상 ⑤ 기하중심간 거리

011 같은 안경테를 '복싱시스템'과 같이 '데이텀 라인 시스템'으로 표기할 때 그 설명으로 옳은 것은?

① 모두 복싱시스템이 크다.
② B.S는 같고 E.S는 복싱시스템 수치가 크다.
③ E.S는 같고 B.S는 복싱시스템 수치가 크다.
④ E.S는 복싱시스템이, B.S는 데이텀 라인 시스템이 크다.
⑤ B.S는 복싱시스템이, E.S는 데이텀 라인 시스템이 작다.

정답 | 7. ⑤ 8. ① 9. ④ 10. ⑤ 11. ④

012 안경테의 계측 방법 가운데서 안경테를 수평으로 위치시킨 상태에서 삽입될 렌즈 모양의 상·하 최고 돌출부에서 수평접선을 그리고, 수평접선간 높이의 이등분선이 렌즈 좌·우 가장자리의 홈선과 만나는 교점간의 좌·우 거리를 렌즈 삽입부 크기로 정하는 계측방법은?

① 표준 시스템
② 복싱 시스템
③ 트라잉 시스템
④ 상공련 시스템
⑤ 데이텀 라인 시스템

013 다음의 테의 계측 기호 중에서 상공련 시스템의 기호인 항은?

① ▫
② ×
③ —
④ /
⑤ ★

014 다음의 테의 계측 기호 중에서 복싱 시스템의 기호인 항은?

① ▫
② ×
③ —
④ /
⑤ ★

015 다음의 테의 계측 기호 중에서 데이텀 라인 시스템의 기호인 항은?

① ▫
② ×
③ —
④ ▽
⑤ ★

016 아래 조제 및 가공의 순서에서 괄호 안의 내용을 순서대로 배열한 것은?

> 처방서 해석 → 예비과정(광학적 중심높이, 필요렌즈 직경) → 인점찍기 → 형판만들기 → (　　　) → 자르기와 다듬기 → (　　　) → 렌즈끼우기 → (　　　) → (　　　)

① 형판제작 – 설계 – 피팅 – 검사
② 설계 – 피팅 – 가장자리갈기와 산각세우기 – 검사 및 수정
③ 가장자리갈기와 산각세우기 – 설계 – 검사 및 수정 – 피팅
④ 설계 – 가장자리갈기와 산각세우기 – 피팅 – 검사 및 수정
⑤ 설계 – 가장자리갈기와 산각세우기 – 검사 및 수정 – 피팅

정답 | 12. ⑤ 13. ③ 14. ① 15. ② 16. ⑤

017 조제시 렌즈 취급에 대한 주의사항으로 옳은 것은?

① 좌우렌즈 표기할 필요는 없다.
② 안경렌즈는 되도록 중앙부를 잡는다.
③ 지면에 놓을 때는 (+)면이 지면을 향하도록 한다.
④ 광학중심점 인점 후 렌즈 상단에 좌·우 표시를 한다.
⑤ 광학중심점 인점시 렌즈 위의 상표는 좌·우 공히 귀쪽으로 오도록 한다.

018 CR-39 렌즈 설명으로 옳은 것은?

① 열가소성이다.
② 탁음소리가 난다.
③ 망목구도로 되어있다.
④ 사출성형으로 제도하여 만든다.
⑤ 수성싸인펜으로 그으면 그대로 있다.

019 복싱시스템에 대한 설명으로 옳은 것은?

가. 렌즈삽입부의 크기가 가장 작다.
나. 연결부 수치가 가장 작다.
다. 수직간거리의 수치가 가장 작다.
라. 다리 길의 수치가 상공련 시스템보다 작다.

020 안경 설계 시 유의해야 할 서술로 옳은 것은?

가. 가장자리에서 중심부까지 같은 두께를 가지는 메니스커스형 렌즈는 약한 굴절력을 갖는다.
나. 약시용 안경은 렌즈의 배율을 얼마로 할 것인가 지적되어져야 한다.
다. 자동취형기에서 만든 형판은 반드시 테에 삽입해 크기를 비교하여야 한다.
라. 보관용 형판에는 안경테의 메이커 상품명, 테의 계측 상태 등을 기입하여 보관한다.

정답 | 17. ④ 18. ③ 19. 나, 라 20. 가, 나, 다

제 16 강 설계

001 간이 속결식에 의한 설계방법으로 옳은 것은?

① 종이형판 한 개를 만들어 앞·뒷면을 좌우로 사용하면 신속하나 부정확하다.
② 정식계측에 의한 수치인 FPD를 무시하고 임의의 FPD를 설정하여 수평기준선을 긋는 방법이다.
③ 중앙점이 대략 형판의 중심에 오도록 수직인점을 찍고 연장선의 가장자리에 안경자를 사용하여 3~5mm 수직기준선을 긋는다.
④ 중앙점이 대략 형판의 중심에 오도록 수평인점을 찍고 연장선의 가장자리에 안경자를 사용하여 3~5mm 수평기준선을 긋는다.
⑤ 형판을 수직에 맞게 하여 설계차트의 원형그래프의 수직선과 일치하도록 형판에 수직선을 긋고 뒷면에도 수직선을 긋는다.

002 안경설계시 귀방향으로 설계점이 기준점으로부터 이동될 때 DBC와 PD와의 관계는?

① PD ≤ DBC　② PD 〉DBC　③ PD 〈 DBC
④ PD ≥ DBC　⑤ PD = DBC

003 안경 조제 및 가공의 '형판 설계' 과정에서 필요한 것은?

① 컷터　② 처방서　③ 경사각
④ 렌즈미터　⑤ 수동옥습기

004 C-1.00D Ax 45°인 형판의 모양이 다음과 같을 때 렌즈의 3인점의 어느 선과 평행하게 조제 가공해야 하는가?

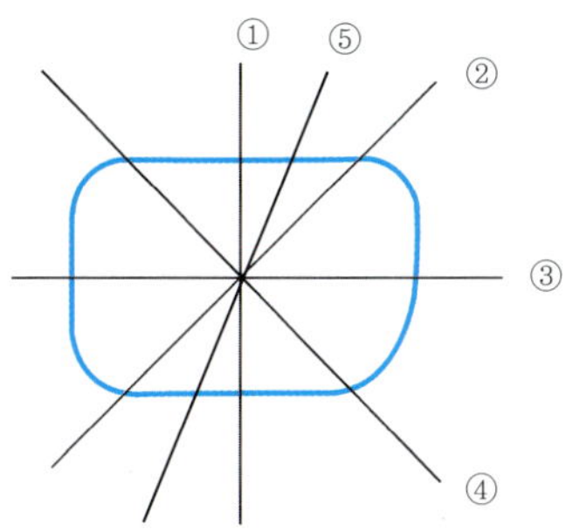

① ①　② ②　③ ③
④ ④　⑤ ⑤

정답 | 1. ④ 2. ② 3. ② 4. ③

005 C−1.00D Ax 90°인 형판의 모양이 다음과 같을 때 렌즈의 3인점의 어느 선과 평행하게 조제 가공해야 하는가?

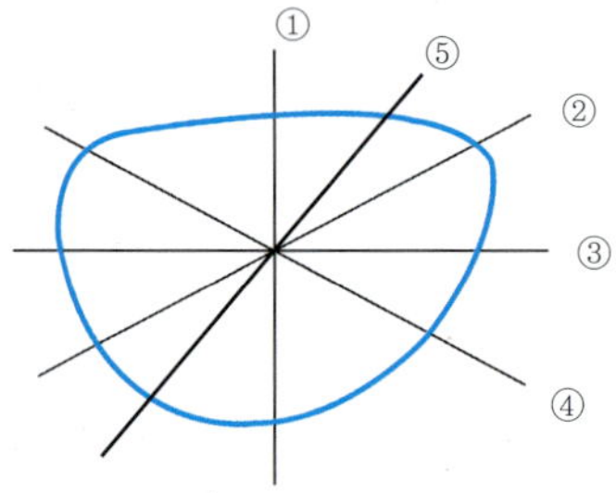

① ① ② ② ③ ③
④ ④ ⑤ ⑤

006 C−1.00D Ax 180°인 형판의 모양이 다음과 같을 때 렌즈의 3인점의 어느 선과 평행하게 조제 가공해야 하는가?

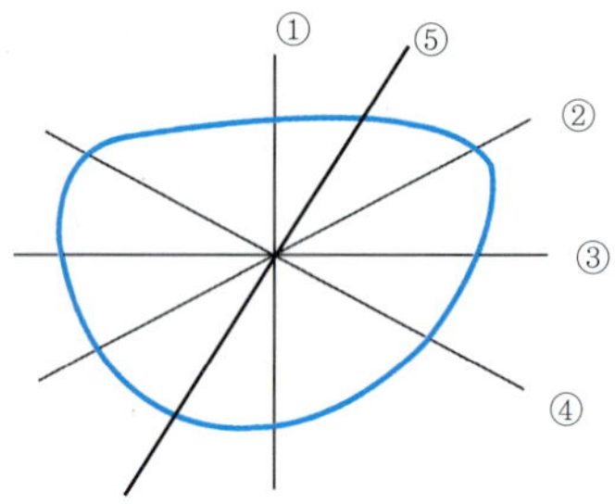

① ① ② ② ③ ③
④ ④ ⑤ ⑤

007 C−1.00D Ax 135°인 형판의 모양이 다음과 같을 때 렌즈의 3인점의 어느 선과 평행하게 조제 가공해야 하는가?

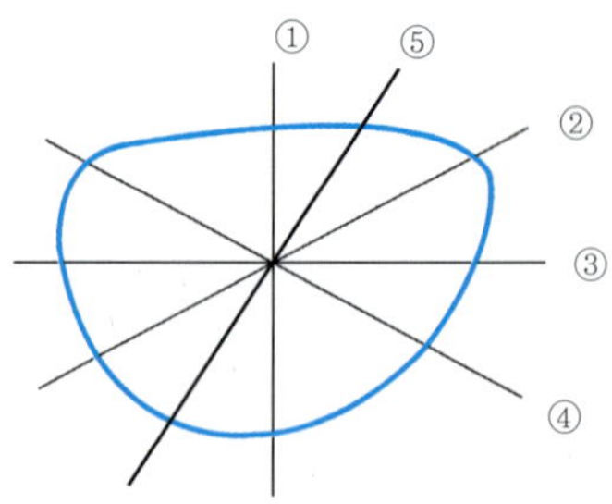

① ① ② ② ③ ③
④ ④ ⑤ ⑤

정답 | 5. ③ 6. ③ 7. ③

008 F.P.D가 65 mm인 테를 착용할 사람이 형판의 설계점 편위량이 좌, 우 각각 코방향으로 2 mm이라면 이 사람의 조제가공 P.D는?

① 57 mm ② 61 mm ③ 69 mm
④ 76 mm ⑤ 70 mm

009 F.P.D가 68 mm인 테를 착용할 사람이 형판의 설계점 편위량이 좌, 우 각각 귀 방향으로 2 mm이라면 이 사람의 조제가공 P.D는?

① 70 mm ② 72 mm ③ 74 mm
④ 66 mm ⑤ 68 mm

010 설계 시 안경테에 표시된 계측 수치가 56□16, 135일 때 형판 기준점 사이 거리는?

① 16 mm ② 36 mm ③ 56 mm
④ 72 mm ⑤ 60 mm

011 58□16, 135인 안경테를 착용하고자 할 경우 형판의 설계점은 기준점에서 얼마씩 이동시켜야 하는가? (단, PD/R : 35 mm, PD/L : 34 mm)

① R : 귀쪽 3 mm, L : 코쪽 2mm ② R : 귀쪽 2 mm, L : 귀쪽 3 mm
③ R : 코쪽 3 mm, L : 코쪽 2 mm ④ R : 코쪽 2 mm, L : 코쪽 3 mm
⑤ R : 코쪽 3 mm, L : 귀쪽 2 mm

012 PD/R : 32 mm, PD/L : 33 mm인 사람이 '56□16, 135'인 안경테를 쓰려고 할 때 설계점은 정식계측형판의 기준점으로부터 수평으로 어떻게 이동시킨 곳인가?

① R : 코쪽으로 3 mm L : 귀쪽으로 4 mm
② R : 귀쪽으로 4 mm, L : 귀쪽으로 3 mm
③ R : 귀쪽으로 4 mm, L : 코쪽으로 3 mm
④ R : 코쪽으로 4 mm, L : 귀쪽으로 3 mm
⑤ R : 코쪽으로 4 mm, L : 코쪽으로 3 mm

정답 | 8. ② 9. ② 10. ④ 11. ④ 12. ⑤

013 PD/R : 32 mm, PD/L : 33 mm인 사람이 55□17, 135인 안경테를 착용하고자 할 경우 형판의 설계점은 기준점에서 얼마씩 이동시켜야 하는가?

① R : 귀쪽 3 mm, L : 귀쪽 4 mm ② R : 코쪽 3 mm, L : 코쪽 4 mm
③ R : 코쪽 4 mm, L : 코쪽 3 mm ④ R : 코쪽 3 mm, L : 귀쪽 4 mm
⑤ R : 코쪽 2 mm, L : 귀쪽 4 mm

014 F.P.D가 70 mm인 테를 착용할 사람이 형판의 설계점 편위량이 좌, 우 각각 귀방향으로 2 mm이라면 이 사람의 조제가공 P.D는?

① 70 mm ② 72 mm ③ 74 mm
④ 66 mm ⑤ 71 mm

015 PD 66 mm인 사람이 58□16 안경테를 착용하고자 할 경우 형판 설계시 설계점를 복싱 시스템의 기준점에서 얼마나 이동해야 하는가?

① PPD = 74 ② 8 mm 코쪽으로
③ 8 mm 귀쪽으로 ④ 4 mm 코쪽으로
⑤ 이동하지 않아도 된다.

016 58□16 135인 안경테로 PD 64 mm인 사람을 조제 가공할 때 수평방향의 이동량으로 옳은 것은?

① 우측 막 코쪽 2 mm ② 좌우 각각 코쪽으로 2.5 mm
③ 좌우 각각 귀쪽으로 2.5 mm ④ 좌우 각각 코쪽으로 5 mm
⑤ 좌우 각각 귀쪽으로 5 mm

017 54□16인 안경을 P.D 64 mm(좌 : 31 mm 우 : 33 mm)인 사람이 장용할 때 조제될 안경의 기준점에서 좌우 편심량을 맞게 구한 것은?

① 우측만 3 mm 코쪽
② 좌측 2 mm 우측 4 mm 내측으로 편심한다.
③ 좌측 2 mm 우측 4 mm 외측으로 편심한다.
④ 우측 4 mm 좌측 4 mm 내측으로 편심한다.
⑤ 우측 2 mm 좌측 4 mm 내측으로 편심한다.

정답 | 13. ③ 14. ③ 15. ④ 16. ④ 17. ⑤

018 52□12 135인 안경테로 PD 74 mm인 사람을 조제 가공할 때 수평방향의 이동량으로 옳은 것은?

① 좌우 각각 코쪽으로 5 mm
② 좌우 각각 귀쪽으로 5 mm
③ 좌우 각각 코쪽으로 2.5 mm
④ 좌우 각각 귀쪽으로 2.5 mm
⑤ 좌우 각막 코쪽으로 3 mm

019 다음 원용안경의 처방전을 보고 형판설계를 하려고 할 때 설계점의 위치가 옳은 것은? (단, 테의 크기 48□18, 138, PD/R : 33, PD/L : 34, OH : 수평기준선에서 양안모두 2 mm 상방)

① 좌우모두 기준점 위치
② 우측은 2 mm 하방 지점
③ 좌측은 기준점 위치이고 우측은 기준점에서 코쪽 1 mm, 상방 2 mm된 점
④ 좌측은 기준점에서 귀쪽으로 1 mm, 상방 2 mm 이동된 점이고 우측은 기준점 위치에서 상방 2 mm
⑤ 좌측은 기준점에서 코쪽으로 1 mm, 상방 2 mm 이동된 점이고 우측은 기준점 위치에서 상방 2 mm

020 다음 원용안경의 처방전을 보고 형판설계를 했을 때 설계점의 위치가 옳은 것은? (단, 안경테의 크기 : 50□14, 135, PD/R : 36 mm, PD/L : 34 mm, 동공높이 : 기준선에서 4 mm 상방, 경사각 : 15°)

① 오른쪽만 2 mm 아래 지점
② 오른쪽, 왼쪽 모두 기준점위치
③ 오른쪽, 왼쪽 모두 기준점에서 아래로 8 mm 이동된 점
④ 오른쪽 왼쪽 모두 기준선에서 하방 4 mm 이동하고 또 오른쪽은 귀쪽 3 mm, 왼쪽은 귀쪽 2 mm 이동된 점
⑤ 오른쪽, 왼쪽 모두 기준점에서 하방으로 2 mm 이동하고 또 오른쪽은 귀쪽 4 mm, 왼쪽은 귀쪽 2 mm 이동된 점

021 '설계차트'의 용도로 맞는 것은?

① PD측정
② 각막곡률측정
③ 주시점간 거리측정
④ 렌즈의 굴절력 측정
⑤ 형판에 설계점의 설정과 조제된 안경의 점검

정답 | 18. ② 19. ④ 20. ⑤ 21. ⑤

022 설계차트에 관한 설명으로 옳은 것은?

가. FPD 〉 PD : 설계점은 기준점에서 귀방향으로 수평이동
나. FPD 〈 PD : 설계점은 기준점에서 코방향으로 수평이동
다. FPD = PD : 편위없이 평판으로 수직기준점 위치가 설계점
라. 부호규약은 코쪽(−), 귀쪽(+)이다.

정답 | 22. 다

제 17 강 자르기와 다듬기

001 수동형식의 '제 4 과정'에 관한 설명으로 옳은 것은?

① 렌즈의 (+)면에 외주선을 긋는다.
② 강도의 (–)렌즈는 예비선이 필요 없다.
③ 형판 크기와 동일하게 유리칼 긋기를 한다.
④ 강도의 (–)렌즈는 예비선을 그은 후 다듬기를 하는 것이 좋다.
⑤ CR–39의 집게질을 수직으로 꺾은 다음 밖으로 당기는 식으로 한다.

002 다음 내용 중 옳은 것은?

① 유리렌즈 커팅시 유리칼로 렌즈 (+)면을 긋는다.
② 플라스틱 커팅시 (+)면, (–)면 둘다 커팅선을 긋는다.
③ 렌즈 커팅시 커팅되는 부분이 지면에 밀착되면 안된다.
④ 플라스틱 렌즈를 히터로 가열시킨 다음 집게질을 하면 잘 되지만 원칙적으로 권장할 만한 일은 아니다.
⑤ 유리렌즈 및 플라스틱렌즈 모두 인장강도가 압축강도보다 강하기 때문에 집게질시 꺾는 방향으로 실시하는 것이 좋다.

003 롤러 컷트의 일반적인 손에 쥐는 자세와 컷트선을 긋는 요령은?

① 분필 쥐는 자세로 당긴다.
② 연필 쥐는 자세로 밀면서 긋는다.
③ 주먹 쥐는 자세로 밀면서 긋는다.
④ 연필 쥐는 자세로 당기면서 긋는다.
⑤ 주먹 쥐는 자세로 당기면서 긋는다.

004 컷터(cutter)선 긋는 요령에 관한 옳은 설명은?

① 롤러컷터는 당기는 방향이다.
② 그어진 외주선의 바깥 경계 0.5 mm 간격을 두고 긋는다.
③ 롤러 컷터는 연직선 방향에서 뒤로 30 – 40° 간격으로 기울여 민다.
④ 광학중심점에 흠이 생기지 않게 하기 위해서는 (+)면에 컷터선을 긋는다.
⑤ 다이아몬드의 보호를 위해 끝마치는 부분은 힘을 주고 상방향으로 들어올린다.

정답 | 1. ④ 2. ④ 3. ③ 4. ②

005 **수동으로 조제가공하려 할 때 컷터(cutter)선을 긋는 요령으로 옳게 설명한 것은?**

① (+)면에 컷터선을 그을 것
② (−)면에 컷터선을 그을 것
③ 마분지 형판의 바깥 경계에서 1.0 mm 간격을 더 두고 그을 것
④ 롤러 컷터는 수평선 방향에서 뒤로 10 ~ 20° 간격으로 기울여 밀 것
⑤ 다이아몬드의 보호를 위해 끝마치는 부분은 힘을 주고 상방향으로 들 것

006 **컷트기에 대한 설명으로 옳은 것은?**

① 다이아 컷트는 주먹 쥐듯이 잡는다.
② 롤러 컷트는 당기는 방향으로 컷트한다.
③ 롤러 컷트는 연직선 10~20° 기울어져야 한다.
④ 다이아 컷트의 마무리는 끝을 아래로 들어올린다.
⑤ 롤러 컷트는 연직선에서 70~80° 간격으로 기울여져야 한다.

007 **컷트기에 대한 설명 중 바른 것은?**

① 다이아 컷트는 미는 방향이다.
② 다이아 컷트는 주먹 쥐듯이 잡는다.
③ 롤러 컷트는 잡아당기는 방향으로 컷트한다.
④ 다이아 컷트의 마무리는 끝을 위로 들어올린다.
⑤ 롤러 컷트는 연직선에서 15 ~ 25° 간격으로 기울여져야 한다.

008 **다듬상자에 대한 설명으로 옳은 것은?**

① 고도 굴절력 렌즈는 자르기를 먼저 한다.
② 렌즈는 연직선에서 10~20° 정도 뉘어서 다듬는다.
③ 다듬기 작업시 렌즈의 (+)면을 먼저 다듬고 (−)면은 후에 다듬는다.
④ −6.00D 이상의 렌즈는 다듬기를 먼저하고 자르기를 하는 것이 쉽다.
⑤ (−)렌즈 경우 렌즈 두께가 얇은 상하를 먼저 다듬고 좌우를 나중에 다듬는다.

정답 | 5. ② 6. ③ 7. ④ 8. ④

009 다듬상자에 대한 설명으로 옳게 된 것은?

① −6.00D이상 렌즈는 자르기를 먼저 한다.
② 렌즈는 연직선에서 10 ~ 20° 정도 뉘어서 다듬는다.
③ 다듬는 순서는 (+)면을 먼저 다듬고 (−)면을 다듬는다.
④ −6.00D 이상의 렌즈는 다듬기를 먼저하고 자르기를 하는 것이 쉽다.
⑤ (−)렌즈 경우 렌즈 두께가 얇은 상하를 먼저 다듬고 좌우를 나중에 다듬는다.

010 조제 및 가공 과정 중 자르기 과정에서 유리 렌즈의 외주선(컷터선) 바깥의 필요없는 부분을 끊어 분리시킬 때 유리의 어떤 약한 점을 이용하여 분리시키는 것이 좋은가?

① 전도도　② 색수차　③ 구면수차
④ 인장 강도　⑤ 영 팽창률

011 렌즈 자르기(Cutting)의 요령에 관한 설명이다. 다음 중 맞는 것은?

가. 다이야 컷터(dia cutter)는 연필을 쥐는 자세로 쥐고, 잡아당기면서 힘을 가한다.
나. 롤러 컷터(roller cutter)는 주먹을 쥐는 자세로 잡고, 밀면서 힘을 가한다.
다. 구면렌즈는 형판의 수평기준점과 렌즈의 세 인점이 완전히 평행을 유지하지 않더라도 설계점과 안경렌즈의 광학적 중심점만 일치시키면 된다.
라. 자르기를 행할 때 안경렌즈 전면(+)면에 형판을 대고 자르거나, 유성 싸인펜으로 외주선을 긋고 자르기를 한다.

012 다듬상자(Trimming Box)를 이용하여 다듬기 작업시 옳은 것은?

가. 다듬기는 두꺼운 유리렌즈의 가장자리를 썰어 없애므로 집게 사용시 렌즈 파손, 상해를 막을 수 있다.
나. 일반적으로 다듬기 작업시 렌즈의 (+)면을 먼저 다듬고 (−)면은 후에 다듬는다.
다. (−)렌즈는 좌우 부분보다 상하부분이 가장자리가 얇고 파손되기 쉬워 렌즈를 세워서 다듬기를 한다.
라. 다듬기 작업시 렌즈 파손은 렌즈의 (+)면을 다듬을 때 보다 (−)면을 다듬을 때가 파손율이 크다.

정답 | 9. ④ 10. ④ 11. 가, 나, 다 12. 가, 다

제 18 강 가장자리 갈기와 산각 세우기

001 산줄기 위치로 옳은 것은?

① (+)렌즈에서 수차경감에 비중을 둘 때에는 (+)면에 산각을 세운다.
② (−)렌즈의 경우 외관을 치중할 때는 (−)면에 평행하게 산각을 세운다.
③ (+)렌즈의 경우 프리즘굴절력을 충실히 재현하려면 (+)면과 평행하게 산각을 세운다.
④ (−)렌즈는 (−)면의 굴절력이 더 크므로 인해 수차경감에 비중을 둘 때에는 (+)면에 주시선이 교차하도록 산각을 세운다.
⑤ (−)렌즈의 경우 근거리 주시 때 양 시선의 폭주를 생각해서 근방시선과 면 굴절력이 큰 렌즈면에 수직으로 직교하도록 산줄기를 세운다.

002 Beveling의 기준 및 주의사항으로 옳은 것은?

① 볼록렌즈는 구석진 모서리에서 중앙부로 오면서 힘을 뺀다.
② 오목렌즈는 중앙부에서 가장 힘을 가하고, 가장자리에서 힘을 뺀다.
③ (+)렌즈와 내면 토릭렌즈는 (−)면을 기준으로 하여 (−)면에 평행하게 산줄기를 세운다.
④ 가장자리 갈기를 할 때 가장자리가 두꺼운 부분은 힘을 가하고, 얇은 부분은 힘을 뺀다.
⑤ (−)렌즈와 외면 토릭렌즈의 경우는 (+)면을 기준으로 하여 (+)면에 평행하게 산줄기를 세운다.

003 (−)렌즈, 내면토릭렌즈의 산각줄기의 위치로 옳은 것은?

① 후면에 산각을 세운다.
② −면을 기준으로 −면에 평행하게 산각줄기를 세운다.
③ −면을 기준으로 +면에 평행하게 산각줄기를 세운다.
④ +면을 기준으로 −면에 평행하게 산각줄기를 세운다.
⑤ +면을 기준으로 +면에 평행하게 산각줄기를 세운다.

정답 | 1. ① 2. ④ 3. ⑤

004 프리즘렌즈 산출기위치로 옳은 것은?

① −렌즈의 경우 외관치중 할 때 +면에 산각을 세운다.
② −렌즈의 경우 수차경감치중 할 때 +면에 산각을 세운다.
③ +렌즈의 경우 수차경감치중 할 때 −면에 산각을 세운다.
④ +렌즈의 경우 프리즘굴절력치중 할 때 +면에 산각을 세운다.
⑤ +렌즈의 경우 프리즘굴절력치중 할 때 중간면에 산각을 세운다.

005 다음 중 근용 프리즘에 산각 위치 중 기저 내방일 경우 옳은 것은?

① (+)면에 평행
② (+)는 후면에 평행
③ (−)면에 주시선이 직교
④ (+), (−)모두 후면에 평행
⑤ (+), (−)모두 전면에 평행

006 근용 프리즘 렌즈의 산각위치로 옳은 것은?

① 기저외방향일 경우 +렌즈만 전면에 평행하게 산각을 세운다.
② 기저내방향일 경우 −렌즈만 후면에 평행하게 산각을 세운다.
③ 기저내방향일 경우 +, −렌즈 모두 후면에 평행하게 산각을 세운다.
④ 기저외방향일 경우 +, −렌즈 모두 후면에 평행하게 산각을 세운다.
⑤ 기저방향에 상관없이 +, −렌즈 모두 후면에 평행하게 산각을 세운다.

007 프리즘렌즈인 경우 S−1.50D ◯ C−0.50D의 산각위치는?

① 중앙위치
② (−)면에 경사지게
③ (+)면에 평행하게
④ (−)면에 평행하게
⑤ 상하(−)면에 좌, 우 (+)면에 평행하게

008 일반적인 옥습기로 '가장자리갈기'를 할 수 없는 렌즈의 종류는?

① 조광렌즈
② 편상렌즈
③ 고굴절렌즈
④ 하이코팅된 유리렌즈
⑤ 열강화처리된 유리렌즈

009 가장자리 갈기를 할 때 연삭액을 공급해서는 안되는 렌즈는?

① CR−39
② 비구면 렌즈
③ 조광유리렌즈
④ 고굴절률 유리렌즈
⑤ 폴리카보네이트 렌즈

정답 | 4. ① 5. ⑤ 6. ④ 7. ④ 8. ⑤ 9. ⑤

010 **다음 안경테 중에서 역산각으로 안경렌즈를 가공해야 할 테는?**

① 접는 테　　⑤ 메탈 테　　③ 약시용 테
④ 나일론 테　　② 포인트 테(무테)

011 **다음 안경테 중에서 평산각으로 안경렌즈를 가공해야 할 테는?**

① 접는 테　　② 약시용 테　　③ 나일론 테
④ 플라스틱 테　　⑤ 포인트 테(무테)

012 **Edging에 관한 설명으로 옳은 것은?**

① 힘을 가변적으로 가한다.
② 산각의 높이 조정은 주로 오른손으로 한다.
③ 수평식 수동 옥습기 휠의 회전방향과 렌즈의 회전방향은 반대다.
④ 왼손은 렌즈의 지지 역할을 하므로 보통 렌즈 주변부를 잡는다.
⑤ 렌즈의 한 변을 edging할 때 중간에 멈추지 않도록 하고 동일한 힘을 가한다.

013 **렌즈 가장 자리 갈기에 대한 설명으로 옳은 것은?**

① (−)렌즈는 주변부 힘을 뺀다.
② (+)렌즈는 주변부로 갈수록 힘을 더 가한다.
③ 토릭렌즈는 렌즈의 하부림 부분을 먼저 갈아준다.
④ 플라스틱 테는 크기조정을 귀방향, 코방향, 상방향 순으로 조정한다.
⑤ 면다듬기는 모서리의 예각을 부드럽게 갈아 주고 가장자리 파손을 막아준다.

014 **가장자리가 두꺼운 강도의 (−)렌즈의 산각세우기와 그 위치 설명이 옳은 것은?**

① (−)면의 커브와 평행하게 한다.
② (−)면의 커브와 평행하게 산각줄기를 세우고 위치는 중앙이 좋다.
③ (+)면의 커브와 평행하게 산각줄기를 세우고 위치는 중앙이 좋다.
④ (+)면의 커브와 평행하게 산각줄기를 세우고 위치는 (−)면 쪽이 좋다.
⑤ (+)면의 커브와 평행하게 산각줄기를 세우고 위치는 (+)면 쪽이 좋다.

정답 | 10. ④ 11. ⑤ 12. ⑤ 13. ⑤ 14. ⑤

015 렌즈 가장 자리 갈기에 대한 설명으로 옳은 것은?

① (+)렌즈는 힘을 많이 가한다.
② (−)렌즈는 주변부로 갈수록 힘을 더 뺀다.
③ 토릭렌즈는 렌즈의 하부림 부분을 먼저 갈아준다.
④ 플라스틱 테는 크기조정을 상방향, 귀방향, 코방향 순으로 조정한다.
⑤ 면다듬기는 모서리의 예각을 부드럽게 갈아주고 가장자리 파손을 막아준다.

016 렌즈 가장 자리 갈기에 대한 설명으로 맞는 것은?

① (−)렌즈는 가장자리에서 힘을 뺀다.
② 내면토릭렌즈는 −면을 기준으로 한다.
③ (+)렌즈는 주변부로 갈수록 힘을 더 가한다.
④ 플라스틱 테는 크기조정을 상방향, 귀방향, 코방향 순으로 조정한다.
⑤ 면다듬기는 모서리를 예각으로 부드럽게 갈아 주고 가장자리 파손을 막아 준다.

017 근용렌즈가 기저외방으로 처방되었을 때 산각 위치는?

① (−)렌즈는 상관없다.
② (−)렌즈는 (+)면에 평행하게 산각을 세운다.
③ (+)렌즈는 (+)면에 평행하게 산각을 세운다.
④ (+)(−)렌즈 모두 (−)면에 평행하게 산각을 세운다.
⑤ (+)(−)렌즈 모두 (+)면에 평행하게 산각을 세운다.

정답 | 15. ⑤ 16. ⑤ 17. ④

018 안경테 가장자리 림(rim)의 두께보다 두꺼운 가장자리를 가지는 안경렌즈의 산각을 세울 때, 겉모습이 가장 좋은 종류와 그 위치를 그림을 참조하여 고르면?

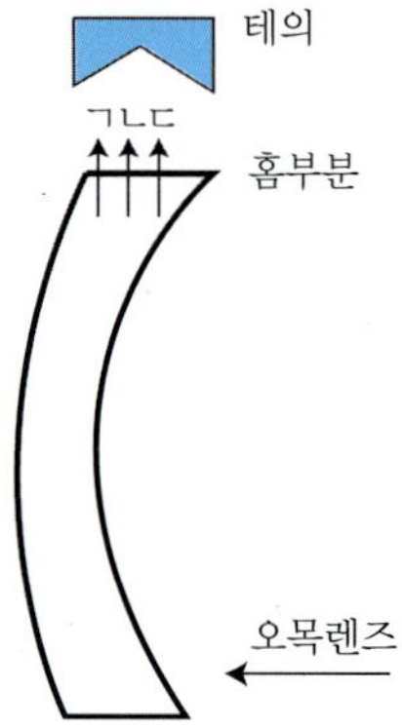

① ㉠의 위치에 '중산각'을 세운다.
② ㉠의 위치에 '고산각'을 세운다.
③ ㉡의 위치에 '중산각'을 세운다.
④ ㉢의 위치에 '고산각'을 세운다.
⑤ ㉢의 위치에 '중산각'을 세운다.

019 에징(edging)과 베블링(beveling)을 할 경우 그림의 점선부위처럼 테에 렌즈가 맞지 않을 경우 P.D 오차를 생각해서 제일 우선적으로 수정해야 할 부분은 어느 것인가?

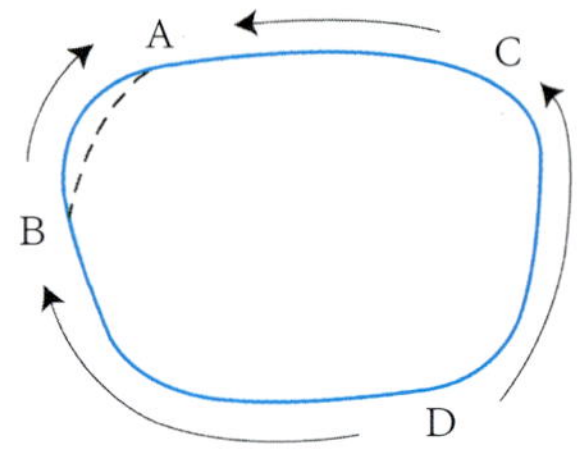

① AC과 BD부분
② AB와 CD부분
③ BD와 CD부분
④ AC와 AB부분
⑤ AD와 BC부분

020 Sph−1.00D = Cyl−1.00D Axis 90°의 렌즈에서 어느 경선의 가장자리가 가장 두꺼운가?

① 45°경선
② 90°경선
③ 180°경선
④ 두께는 모두 같다.
⑤ 두께와 경선은 무관하다.

정답 | 18. ② 19. ① 20. ③

021 고굴절 및 중굴절 렌즈의 산각세우기에 대한 설명으로 옳은 것은?

① 연삭액을 조금만 사용한다.
② 적은 탄력성 때문에 내부파손이 없다.
③ 경도가 크기 때문에 세라믹 wheel을 사용한다.
④ 자동기기 병행형식에서 크기 조작은 정확하게 한다.
⑤ 큰 탄력성 때문에 온도 변화에 따른 내부파손이 생기기 쉽다.

022 렌즈의 산각설정에 대한 설명으로 옳은 것은?

① 역산각 높이는 0.50 mm이다.
② 평산각의 높이는 0이고 산각은 45°다.
③ 평산각은 안경렌즈를 대는 위치가 수직으로 위치시킨다.
④ 고산각은 산높이는 0.5 mm, 산각크기는 110° 약한 굴절력의 안경렌즈에 적합하다.
⑤ 중산각의 높이는 0.7 mm, 산각크기는 150°로 가장자리가 굵은 플라스틱 안경테에 적합하다.

023 수동옥습기에 관한 설명으로 옳은 것은?

① 다이아 휠은 면다듬기에 좋다.
② 수평식 휠로도 역산각을 세울 수 있다.
③ 수평식 휠은 모든 산각을 세울 수 있다.
④ 수직식 휠은 모두 산각 가공이 가능하다.
⑤ 수직식의 휠 회전방향과 렌즈의 회전방향은 반대다.

024 수동옥습기의 휠의 위치에 따른 수직식과 수평식의 비교가 잘된 것은?

① 수평식으로 역산각 가공한다.
② 수평식은 전 산각을 다 세울 수 있다.
③ 수평식이 렌즈를 갈수 있는 면적이 좁다.
④ 수직식은 원주면, 수평식은 원반표면에 대고 간다.
⑤ 수직식이 초보자에게서 편안한 자세를 유지할 수 있다.

정답 | 21. ④ 22. ③ 23. ④ 24. ④

025 다음 안경테 중에서 역산각으로 안경 렌즈를 가공해야 할 테는?

① 접는 테　② 포인트 테　③ 약시용 테
④ 나일론 테　⑤ 누진용 테

026 안경렌즈의 산각에 설명 중 맞는 것은?

① 역산각의 높이는 0.50 mm이다.
② 고산각의 높이는 0.7 mm, 산각크기 110°가 대표적이다.
③ 역산각의 높이는 −0.25 mm, 산각크기 45°가 대표적이다.
④ 중산각의 높이는 약 0.5 mm, 산각크기 120°가 대표적이다.
⑤ 중산각은 가장자리가 두꺼운 렌즈에, 고산각은 가장자리가 얇은 렌즈에 적용된다.

027 (+)렌즈 외면 toric렌즈의 경우 산각의 산줄기 평행 위치는?

① 중앙　② (+)면
③ (−)면　④ (−)면에 경사지게
⑤ 상하(+)면, 좌우(−)면

028 안경테의 제조시 림(Rim)의 설명으로 바르게 된 것은?

① 림의 홈 각도는 110~120° 각도를 이루고 5커브로 벤딩
② 림의 홈 각도는 90~100° 각도를 이루고 5커브로 벤딩
③ 림의 홈 각도는 110~120° 각도를 이루고 3커브로 벤딩
④ 림의 홈 각도는 90~100° 각도를 이루고 3커브로 벤딩
⑤ 림의 홈 각도는 110~120° 각도를 이루고 3커브로 벤딩

029 특수렌즈의 가장자리 갈기에 대한 설명으로 맞는 것은?

가. 고굴절, 중굴절렌즈는 다이아몬드 휠을 사용한다.
나. 고굴절 렌즈는 탄력성이 없어 가장자리 갈기 때 열이 가해지면 깨지기 쉽다.
다. 조광렌즈는 강도가 약하기 때문에 세라믹 휠을 사용한다.
라. 플라스틱 렌즈는 유리렌즈보다 연삭수(물)를 많이 공급한다.

정답 | 25. ④ 26. ③ 27. ③ 28. ① 29. 가, 나

030 수동 옥습기에 관한 설명으로 옳은 것은?

가. 수직식 수동옥습기는 모든 산각종류를 세울 수 있다.
나. 수직식 수동옥습기의 휠의 회전방향은 후방회전 형식을 취하고, 렌즈도 후방회전을 시키는 편이 안정된 위치이다.
다. 휠의 수정은 유리렌즈 보다 플라스틱렌즈 가공 시 더 자주 수정하여야 한다.
라. 인조 다이아몬드 휠이 절삭력은 우수하나 면다듬기는 세라믹 휠을 사용하는 것이 좋다.

031 다음 설명 중 맞는 것은?

가. '(−)내면 토릭렌즈'의 산각 줄기는 렌즈(+)면과 평행하게 산각을 세운다.
나. '(+)외면 토릭렌즈'의 산각 줄기는 렌즈(−)면과 평행하게 산각을 세운다.
다. 근용렌즈에서 기저내방(B.I) 처방일 때 (+), (−)렌즈 모두 (+)면에 평행하게 산각을 세운다.
라. 프리즘처방의 (−)렌즈는 (+)면과 평행하게 산각의 줄기를 세우면 수차가 적어 좋다.

정답 | 30. 가, 나, 다, 라 31. 가, 나, 다

제 19 강 안경렌즈용 다이아몬드휠

001 연삭력이 저하되었을 때 지석의 연삭력을 회복시키는 작업은 무엇인가?

① 설계
② 드레싱
③ 형판제작
④ 렌즈가공
⑤ 형판끼우기

002 옥습기 휠에 대한 설명으로 옳은 것은?

① 금속본드휠은 다이아몬드층이 두껍다.
② 금속본드휠은 유리렌즈만을 가공할 수 있다.
③ 전착본드휠은 유리렌즈만을 가공할 수 있다.
④ 전착본드휠은 금속본드휠보다 값이 비싸다.
⑤ 금속본드휠은 플라스틱렌즈만 가공할 수 있다.

003 다이아몬드 휠에 구멍이 있는 이유로 올바른 것은?

① 수명연장
② 연삭력을 증가
③ 마찰열을 냉각
④ 휠 회전시 균형
⑤ 방식효과를 증대

004 다이아몬드 지석의 드레싱에 대한 설명으로 옳은 것은?

① 렌즈 손상을 방지 해준다.
② 표면을 광택나게 만들어준다.
③ 표면을 매끈하게 만들어준다.
④ 렌즈에 마찰력이 덜 생기도록 해준다.
⑤ 연삭력이 저하되었을 때 연삭력을 회복시킨다.

정답 | 1. ② 2. ① 3. ④ 4. ⑤

005 유리렌즈에 비해서 비중이 낮은 플라스틱렌즈(예, CR-39)의 조제가공시 주의사항과 항은?

① 산각커브와 림커브는 다르게 한다.
② 렌즈가 테에서 이탈되기 쉬우니 산각을 안경테의 홈의 각도에 비해서 둔각이 되지 않도록 할 것
③ 표면에 흠이 나기 쉬우므로 작업장의 청결을 유지하며 특히 유리의 미세가루는 작업장 주위에서 없애고 옥습기 관리를 깨끗이 한다.
④ 자동기기(자동옥습기) 사용시 렌즈의 크기조정 다이얼 사용할 때 유리렌즈의 크기보다 약간 작게 조정하며 무게 조정추를 가볍게 한다.
⑤ 크기나 형상은 형판의 모양과 같게 할 것이며 특히 테의 압력으로 내부왜곡이 발생하지 않도록 각 모서리 부분을 가볍게 더 갈아서 테에 장착시켜준다.

006 옥습기의 연삭액에 냉각제를 넣으면?

① 연삭력이 감소한다.
② 모터의 회전속도가 빨라진다.
③ 렌즈가 정확하게 갈아진다.
④ 다이아몬드 휠의 수명이 길어진다.
⑤ 가공렌즈의 회전속도가 느려진다.

007 다이아몬드 휠의 수정시기에 해당되는 것은?

① 하고 싶을 때
② 연삭력이 강할 때
③ 유리렌즈만 계속 가공했을 때
④ 렌즈 입자가 많이 붙어 있을 때
⑤ 연삭된 렌즈 표면이 최초보다 거칠게 될 때

008 다이아몬드 휠이 마모되어 유리의 칩이 박혀 연산력이 떨어질 때 수정할 수 있는 도구는?

① 철봉
② PD자
③ 유리칼
④ 세라믹봉
⑤ 다이아몬드

정답 | 5. ⑤ 6. ④ 7. ④ 8. ④

제 20 강 자동기기에 의한 조제가공

001 '자동기기병행형식'에서 생략할 수 있는 조제 및 가공의 과정은?

① 설계 ② 조정 ③ 다듬기
④ 렌즈 인점 ⑤ 가장자리 갈기

002 자동 취형기에서 만든 형판의 점검사항이다. 필요 없는 것은?

① LPD ② 수평평행도
③ 수평 기준선 높이 ④ 렌즈의 광학중심점의 위치
⑤ 테에 삽입해 크기를 비교해 본다.

003 자동옥습기를 사용했을 때 설계과정에 해당되는 것은?

① 렌즈미터 ② 취형기 사용 ③ 축출기 사용
④ 자르기 과정 ⑤ 렌즈에 고무흡입판 부착

004 자동 옥습기에 사용할 자동형판을 만드는 기기는?

① 취형기 ② 축출기 ③ 렌즈미터
④ 수동옥습기 ⑤ 동공거리계

005 자동옥습기로 CR-39렌즈를 가공할 경우 무게조정추를 어떻게 해야 하나?

① 표준으로 ② 약간 가볍게 ③ 약간 무겁게
④ 상관없다. ⑤ 중간으로

006 자동옥습기(auto edging and beveling machine)와 함께 사용되는 중심축출기(centering device 또는 lay-outer)는 다음 중 어느 과정에서 필요한 기기인가?

① 인점 ② 조정 ③ 설계
④ 형판 만들기 ⑤ 가장자리 길이

정답 | 1. ③ 2. ④ 3. ③ 4. ① 5. ② 6. ③

007 PD와 Oh을 설정할 때 사용하는 기기는?

① 취형기 ② 동공거리계 ③ 렌즈미터
④ 수동옥습기 ⑤ 축출기

008 자동옥습기 1차 가공시 만들어지는 렌즈 종류는?

① 고산각 ② 중산각 ③ 역산각
④ 평산각 ⑤ 동산각

009 안경테와 형판을 취형기에 세팅할 때의 주의사항으로 옳은 것은?

① 귀갑테는 수직 고정식을 사용한다.
② 안내핀의 압력을 최대한 크게 조정한다.
③ 안경테 전면부의 커브가 심할 때는 테 상부받침대에 하부림을 밀착시킨다.
④ 기준 눈금판을 이용, 렌즈 삽입부의 설계점에 정확하게 위치하도록 안경테에 세팅한다.
⑤ 안경테가 변형되지 않도록 주의하면서 테 고정 누름판 테 고정집게로 테 상부 받침대에 테의 하부림을 밀착시켜 수평이 유지되도록 한다.

010 축출기 사용방법으로 옳은 것은?

① 형판을 고정대에 세팅한다.
② 렌즈(−)면을 지면으로 향하게 한다.
③ 흡입반은 형판의 코쪽 기준점 위치에 부착하도록 한다.
④ 형판과 렌즈직경이 적절한 크기인지를 확인 할 수 없다.
⑤ 토릭렌즈 눈금판의 수평눈금과 렌즈 3인점이 교차되도록 한다.

011 축출기의 사용방법으로 옳은 것은?

① 렌즈는 고정핀에 세팅한다.
② 형판을 렌즈 받침부에 위치한다.
③ 렌즈 (+)면을 지면으로 향하게 한다.
④ 일반형판일 때 흡입반은 형판의 기준점 위치에 부착된다.
⑤ 토릭렌즈는 눈금판의 수평눈금과 안경렌즈의 3인점이 수직이 되도록 한다.

정답 | 7. ⑤ 8. ④ 9. ③ 10. ② 11. ④

012 자동옥습기에 렌즈 고정에 관한 설명으로 옳은 것은?

① 형판의 귀, 코방향을 결정하나 R/L상관없이 위치한다.
② 렌즈의 상하가 바뀌지 않도록 고무 흡입반 금속판에 빨간점(흑점)이 아래로 향하게 한다.
③ 옥습기를 바라볼 때 조제가공할 렌즈의 (+)면이 오른쪽에 세팅되었을 경우 형판의 R표시가 뒤쪽에 있으면 오른쪽렌즈이다.
④ 옥습기를 바라볼 때 조제가공할 렌즈의 (−)면이 오른쪽에 세팅되었을 경우 형판의 R표시가 뒤쪽에 있으면 오른쪽렌즈이다.
⑤ 옥습기를 바라볼 때 조제가공할 렌즈의 (−)면이 오른쪽에 세팅되었을 경우 형판의 화살표가 앞쪽으로 위치하면 왼쪽 렌즈이다.

013 산각 위치 기준은 (−)렌즈는 ( ), (+)렌즈는 ( )은?

① 위쪽중앙, 아래중앙　　② 아래중앙, 위쪽중앙
③ 위쪽중앙, 귀쪽 상방향　　④ 아래중앙, 귀쪽 상방향
⑤ 위쪽중앙, 코쪽 상방향

014 사용되는 기기의 순서로 옳은 것은?

① 형판만들기 − 렌즈가공 − 옥습기 렌즈세팅 − 축출기설계
② 형판만들기 − 축출기설계 − 옥습기 렌즈세팅 − 렌즈가공
③ 축출기설계 − 렌즈가공 − 옥습기 렌즈세팅 − 형판만들기
④ 형판만들기 − 렌즈가공 − 축출기설계 − 옥습기 렌즈세팅
⑤ 렌즈가공 − 옥습기 렌즈세팅 − 축출기설계 − 형판만들기

015 안경테 따른 산각 커브선택으로 옳은 것은?

① 렌즈커브에 안경테를 맞춘다.
② 안경테 커브는 통산 8커브이다.
③ 금속테는 렌즈와 안경테 커브를 일치시킨다.
④ 플러스렌즈의 경우 − 렌즈는 5커브보다 약간 크게 한다.
⑤ 플러스렌즈의 경우 +렌즈는 5커브보다 약간 작게 한다.

정답 | 12. ④ 13. ③ 14. ② 15. ③

016 휠의 회전에 대한 설명으로 옳은 것은?

① 리턴회전 : 휠 수정에 이용한다.
② 리턴회전 : 자르기를 행한 렌즈에 적합
③ 역회전 : 렌즈 산각 세우기에 사용한다.
④ 연속회전 : 두꺼운 렌즈, 자르기를 행한 렌즈에 사용
⑤ 연속회전 : 렌즈의 고정봉이 일정한 방향으로 회전하는 것

017 자동옥습기의 휠 회전 중 자르기 행하지 않는 렌즈에 적합한 것으로 옳은 것은?

① 역회전　② 리턴회전　③ 연속회전
④ 커브회전　⑤ 광택회전

018 편위형판을 사용하여 가공할 경우 고무흡입반 부착되는 위치는?

① 숨김마크　② 광학중심점
③ 근용부 광학중심점　④ 형판의 중앙점
⑤ 합성광학중심점

019 안경테에 따른 산각 커브 선택으로 옳은 것은?

① +렌즈는 5커브 약간 작게 한다.
② 렌즈를 누르는 힘이 10 kg이다.
③ 플라스틱의 경우 －렌즈는 5커브 약간 크게 한다.
④ 메탈프레임은 렌즈와 안경테 커브를 어긋나게 한다.
⑤ 안경테 커브 측정은 커브가 다른 평면 렌즈나 굴절력이 약한 렌즈로 안경테보다 작게 엣징하여 안경테의 직접 대어 측정한다.

020 자동취형기에서 만든 형판의 점검사항으로 옳은 것은?

가. 렌즈의 광학중심점	나. 수평 평행도
다. 기하학 중심에 의한 F.P.D	라. 좌, 우 대칭성

정답 | 16. ⑤ 17. ② 18. ② 19. ⑤ 20. 나, 다, 라

제 21 강 렌즈 끼우기

001 **셀룰로이드테에 대한 렌즈 끼우기 방법으로 옳은 것은?**

① 피팅 온도는 130도이다.
② 각진 부분은 마지막에 끼워 넣는다.
③ 자외선에 노출되면 색이 변하지 않는다.
④ 발화성의 성질을 가지고 있으니 주의해야 한다.
⑤ 열경화성이므로 안경렌즈 크기는 삽입부보다 크게 한다.

002 **안경테 소재 셀룰로이드 아세테이트에 대하여 옳은 것은?**

① 충격에 강하다.
② 물을 흡수하는 성질이 있다.
③ 비중이 약간 무겁고 난연성이므로 안정성이 좋다.
④ 열경화성이므로 안경렌즈 크기는 삽입부보다 크게 한다.
⑤ 열을 몇 차례 가하면 충격이 강해지고 렌즈 고정력은 높아진다.

003 **자외선에 변색되지 않고 물을 흡수하는 성질이 있는 테는?**

① 옵틸테
② 셀룰로이드
③ 써몬트브라우테
④ 브로우라인테와 메탈테
⑤ 셀룰로오스 아세테이트

004 **자외선에 변색되고 셀룰로이드에 비해 40% 정도 가볍고 셀룰로오스 아세테이트보다 25% 정도 가벼운 테는?**

① 옵틸테
② 셀룰로이드
③ 써몬트브라우테
④ 셀룰로오스 아세테이트
⑤ 브로우라인테와 메탈테

정답 | 1. ④ 2. ② 3. ⑤ 4. ①

005 안경테 소재의 특성 내용으로 옳은 것은?

① 옵틸테는 자외선에 변색되지 않는다.
② 셀룰로이드는 자외선에 변색되지 않는다.
③ 셀룰로이드는 렌즈를 0.75 ~ 1.5mm 크게 한다.
④ 셀룰로스 아세테이트는 자외선에 변색되지 않는다.
⑤ 옵틸테는 안경렌즈의 크기와 렌즈삽입부의 크기와 같게 한다.

006 렌즈 삽입 과정에서 셀룰로이드와 아세테이트의 처음 연화온도는?

① 50~60℃ ② 60~70℃ ③ 70~80℃
④ 80~90℃ ⑤ 90~100℃

007 옵틸테에 렌즈를 끼우기 위해서는 측정된 테의 렌즈삽입부 크기를 기준하여 렌즈 크기를 어떻게 하는 것이 바람직한가?

① 1 ~ 1.5 mm 작게 한다. ② 0.2 ~ 0.4 mm 정도 더 작게 한다.
③ 0.2 ~ 0.4 mm 정도 더 크게 한다. ④ 0.6 ~ 1.0 mm 정도 더 작게 한다.
⑤ 0.6 ~ 1.0 mm 정도 더 크게 한다.

008 안경테에 렌즈를 끼워 넣은 다음 테를 검사해야 되는 내용이 옳은 것은?

① 코패드 간격
② 나사가 적당히 조여졌는지 여부
③ 테의 표면에 scratch가 생겼는지 여부
④ 전체 무게가 착용하기 무거운지 여부
⑤ 좌·우 temple 사이의 거리가 너무 넓은지 여부

009 렌즈 끼워넣기가 끝난 후 발생되는 렌즈내부의 왜곡현상의 요인 중 옳은 것은?

① 렌즈와 림형상이 같다.
② 렌즈 크기가 테의 렌즈삽입부에 비해 적다.
③ 테의 렌즈삽입부 모양과 렌즈의 형상이 같지 않다.
④ 테의 홈의 각도와 렌즈의 산각의 각도가 일치되어 있다.
⑤ 테의 림(rim)의 커브와 렌즈의 산각(bevel)커브가 일치되어 있다.

정답 | 5. ④ 6. ② 7. ⑤ 8. ③ 9. ③

010 **복합재질테 중에서 전면 렌즈 삽입부의 림(rim)이 비금속재질로 되고 나머지 부분은 금속으로 되어 있는 테는 다음 중 어느 것인가?**

① 옵틸(optyl)테
② 브로우라인테
③ 오토 브로우(auto-brow)테
④ 컴비 브로우(combi-brow)테
⑤ 써몬트 브로우(sirmont-brow)테

011 **brow line frame의 inserting에서 frame lining을 끼워서 조정해야 할 경우는?**

① 림이 부러졌을 때
② 약간 변형되었을 때
③ rim curve와 lens curve가 일치되지 않을 때
④ rim curve와 front curve가 일치되지 않을 때
⑤ 렌즈의 가장자리 산각이 front 뒷부분에 강하게 접촉되었을 때

012 **brow line frame의 inserting에서 산각의 (-)면을 예각으로 세워 조정해야 할 경우는?**

① rim이 부러진 경우
② rim의 형상이 작업도중에 변화되었을 때
③ rim curve와 lens curve가 일치되지 않을 때
④ rim curve와 front curve가 일치되지 않을 때
⑤ 렌즈의 가장자리 산각이 front 뒷부분에 강하게 접촉되었을 때

013 **brow line frame의 inserting에서 윗덮개를 가열해서 조정해야 할 경우는?**

① rim 이 부러진 경우
② rim의 형상이 작업도중에 변화되었을 때
③ rim curve와 lens curve가 일치되지 않을 때
④ rim curve와 front curve가 일치되지 않을 때
⑤ 렌즈의 가장자리 산각이 front 뒷부분에 강하게 접촉되었을 때

정답 | 10. ④ 11. ② 12. ⑤ 13. ④

014 **brow line frame의 inserting에서 산각커브에 림커브를 맞추어 조정해야 할 경우는?**

① rim이 부러진 경우
② rim의 형상이 작업도중에 변화되었을 때
③ rim curve와 lens curve가 일치되지 않을 때
④ rim curve와 front curve가 일치되지 않을 때
⑤ 렌즈의 가장자리 산각이 front 앞부분에 강하게 접촉되었을 때

정답 | 14. ③

제22강 검사 및 수정

001 **'검사 및 수정'의 과정에서 다음의 괄호 안에 적합한 용어로 짝지어진 항은?**

> 양안의 주시선이 렌즈의 광학적 중심점을 지나지 않으면 유합을 위한 안구운동을 강요하게 되고 안구 회선 향은 프리즘의 ( )방향이다. 따라서 근용안경의 프리즘 오차는 기저방향이 폭주를 강요하는 ( )이 되지 않도록 하며 원용안경인 경우는 눈의 개산을 강요하는 ( )이 되지 않도록 한다.

① 기저, B.O, B.I　② 기저, B.I, B.O
③ 정점, B.O, B.I　④ 정점, B.I, B.O
⑤ 기저, B.O, B.O

002 **검사 및 수정과정에서 광학적 요소의 검사는?**

① 코패드　② 홈 뒤집힘　③ 다리 벌림각
④ V.D의 확인　⑤ 광학적 중심 높이 확인

003 **'검사 및 수정 과정'에서 광학적 요소의 검사에 드는 것은?**

① 코패드　② 홈 뒤집힘　③ 다리 벌림각
④ 정점간거리의 확인　⑤ 렌즈의 굴절력 확인

004 **안경렌즈의 제조 허용오차가 아닌 안경사의 안경조제 허용 오차만을 구체적으로 밝힌 것은?**

① 일본의 JIS　② 미국 ANSI　③ 한국의 LGY
④ 독일의 DIN　⑤ 독일의 RAL(RG) 915

005 **독일의 안경관계 허용오차 기준인 'RAL RG915'는 다음 무엇에 관한 기준인가?**

① 안경테 제조　② 안경렌즈 제조　③ 렌즈미터의 제조
④ 케라토미터 제조　⑤ 안경의 조제 및 가공

정답 | 1. ③ 2. ⑤ 3. ⑤ 4. ⑤ 5. ⑤

006 근용의 '조제 및 가공 P.D'의 오차 설명으로 맞는 것은?

① BI 오차 범위가 보다 크다.
② 개산부담을 주는 오차는 여유가 없다.
③ 개산부담보다 폭주부담이 없도록 한다.
④ 폭주부담을 주는 오차에는 여유가 있다.
⑤ 렌즈굴절력에 관계없이 ±5 mm 이내의 오차면 된다.

007 안경 조제가공의 허용오차에 관한 설명 중 옳은 것은?

① 감각성 융합의 범위와 관계 깊다.
② 기준은 양안시에 미치는 프리즘의 량이다.
③ 원용의 경우 B.I의 범위가 상대적으로 크다.
④ 근용의 경우 B.O의 범위가 상대적으로 크다.
⑤ 원용의 경우 B.O의 범위가 상대적으로 작다.

008 RAL-RG-915 규정의 허용오차 값의 크기는 무엇에 따라 구분해야 하는가?

① 사위량 ② 폭주량 ③ 개산량
④ 장용자, 나이 ⑤ 주시거리, 사용용도

009 독일의 안경조제 규정에 따르면 근용안경이 (−) 굴절력을 가지면 "원용과 근용의 조제 및 가공 P.D"의 크기가 같다. 그 이유는?

① 더 개산시키려고
② 더욱 폭주훈련을 시키려고
③ 근용에서 (−)렌즈는 중요하지 않으므로
④ 강한 근시에서는 원용의 폭주각에 순응시키려고
⑤ 원용 P.D 값에서 근용 P.D 값을 계산하기 귀찮아서

정답 | 6. ③ 7. ② 8. ⑤ 9. ④

010 "조제가공 P.D"에 오차가 생기면 프리즘 효과가 생긴다. 다음 중 오차가 많아도 비교적 괜찮은 것으로 짝지어진 것은?

① 원용, 근용 모두 기저 상방
② 원용과 근용 모두 기저내방(B.I) 영향
③ 원용과 근용 모두 기저외방(B.O) 영향
④ 원용 : 기저외방(B.O) 영향, 근용 : 기저내방(B.I) 영향
⑤ 원용 : 기저내방(B.I) 영향, 근용 : 기저외방(B.O) 영향

011 원용 : 양안 S+3.00D = C+1.00D, Ax 60°, P.D. 60 mm의 조제 가공 P.D.가 PD/R : 32, PD/L : 27일 때 프리즘 양과 적합성 여부는? (단, 허용오차 범위가 큰 방향 1△, 작은 방향 0.5△)

① 0.7△ 기저 내방, 부적합
② 1.2프리즘 기저외방, 적합
③ 1.2프리즘 기저내방, 부적합
④ 0.375프리즘 기저내방, 적합
⑤ 0.375프리즘 기저외방, 적합

012 For 5 m ; O.U : S+2.00D ⊃ C−1.00D, Ax 180°, P.D 60 mm, Oh 22 mm의 처방으로 완성된 안경의 검사 결과 광학중심간 거리가 좌·우 1 mm씩 코 쪽으로 줄었다면 이 안경을 장용했을 때의 프리즘 효과와 합격 여부는? (단, 허용오차가 큰 방향은 1△, 작은 방향은 0.5△ 이내이다)

① 0.4△ B.I, 합격
② 0.4△ B.I, 불합격
③ 0.4△ B.O, 합격
④ 0.4△ B.O, 불합격
⑤ 0.8△ B.I, 불합격

013 조제가공 P.D에 오차가 생기면 프리즘효과가 생긴다. 다음 중 허용오차 범위가 넓은 것으로 짝지어진 것을 모두 고르시오.

① 원용 : 기저외방영향, 근용 : 기저내방영향
② 원용 : 기저내방영향, 근용 : 기저외방영향
③ 원용 : 기저외방영향, 근용 : 기저외방영향
④ 원용 : 기저내방영향, 근용 : 기저내방영향
⑤ 원용 : 기저상방영향, 근용 : 기저하방영향

정답 | 10. ④ 11. ④ 12. ① 13. ①

014 '조제가공 P.D'에 오차가 생기면 양안시에 프리즘(Prism)영향을 준다. 다음 중 오차가 많으면 가장 나쁜 것은?

① 근용 : 1△ B.I 오차
② 원용 : 기저내방(B.I) 오차
③ 근용 : 기저내방(B.I) 오차
④ 원용 : 기저외방(B.O) 오차
⑤ 원용과 근용 모두 기저내방(B.I) 오차

015 다음 설명 중 옳은 것은?

① 근용안경은 폭주시키는 것이 개산시키는 것보다 허용오차가 크다.
② 원용안경은 기저외방의 오차가 생기지 않도록 조제해야 한다.
③ 근용안경은 기저외방(B.O)의 오차가 생기지 않도록 조제해야 한다.
④ 조제 및 가공의 잘잘못은 양안시에 미치는 프리즘 영향으로만 따져야 한다.
⑤ 근용안경의 허용오차 범위는 개산시키는 프리즘 영향에 대한 것이 폭주시키는 것보다 작다.

016 다음 렌즈 중 축방향 허용오차가 가장 큰 것은?

① 토릭렌즈 ② 편광렌즈 ③ 약시용렌즈
④ 다초점렌즈 ⑤ 누진다초점

017 '조제 및 가공'의 검사과정에서 '조제가공 P.D.'의 오차에 대한 설명으로 맞는 것은?

① 오차가 많고 적음은 안경의 사용용도와는 상관없다.
② 오차가 많고 적음은 오차길이의 길고 짧음으로 정한다.
③ 지정된 P.D.와 완성된 조제가공 P.D.는 항시 일치해야 한다.
④ 오차가 많은가 적은가는 프리즘 굴절력의 절대값으로만 비교한다.
⑤ 오차가 많고 적음은 안경의 사용용도와 프리즘 굴절력과 기저방향으로 비교해야 한다.

정답 | 14. ② 15. ③ 16. ③ 17. ⑤

018 원용 O.U : S−1.00 = C+2.00, Ax 180° 조제가공 P.D 60의 처방을 조제한 결과 완성된 안경의 광학중심간 거리가 좌우로 각각 2 mm 커져서 64 mm가 되었다. 이 안경을 썼을 때 눈에 미치는 영향은? (단, Oh는 정확하다)

① 폭주를 강요하므로 좋다.
② 폭주를 도와주어 좋은 안경이다.
③ 폭주를 강요하므로 가장 안 좋다.
④ 개산을 강요하므로 가장 안 좋다.
⑤ 개산을 도와주므로 그래도 괜찮은 오차이다.

019 측정기준 P.D 60 mm로 다음과 같은 안경을 완성했다. 옳은 설명은?

가. S+1.50D 조제가공 P.D 62 mm	나. S−3.50D 조제가공 P.D 58 mm

① 나는 개산을 강요한다.
② 가보다 나가 유발 사위량이 작다.
③ 가는 0.6△만큼 폭주를 강요한다.
④ 가보다 나가 유발된 사위의 양이 크다.
⑤ 가보다는 나가 더 양안시에 편한 안경이다.

020 For Dist : O.U. : S−5.00D = C+1.00D, Ax 180°, P.D. 60 mm의 처방으로 A,B두 사람이 조제한 결과 A의 조제가공 P.D는 62 mm, B는 58 mm가 되었다. 다음 중 옳은 것은? (단, 광학적 중심높이는 같다)

① A, B 모두 같다.
② 장용자마다 다르다.
③ A, B 모두 불편하다.
④ A의 안경보다 B의 안경이 편하다.
⑤ B의 안경보다 A의 안경이 편하다.

021 'For reading : O.U., S+3.00D, PD 60 mm'의 처방에 따라 만든 조제가공 PD가 'A는 55 mm, B는 65 mm'가 되었다. 다음 설명에서 옳은 것은?

① A, B 모두 불편하다.
② B가 A보다 좋은 안경이다.
③ 둘 중 A가 B보다는 좋은 안경이다.
④ A와 B의 양안시에 미치는 영향은 같다.
⑤ 조제기준이 없어 무엇이라고 말할 수 없다.

정답 | 18. ④ 19. ④ 20. ④ 21. ③

022 용도는 근용이고 지시된 조제 및 가공 PD가 60 mm에서 처방된 안경의 조제 결과가 아래와 같다. 이 두 안경의 비교에서 바른 것은?

> 가 : S+2.00D → 조제된 PD/R 31 mm, PD/L 31 mm
> 나 : S−1.00D → 조제된 PD/R 32 mm, PD/L 32 mm

① 나는 가보다 불편
② '가'는 개산을 강요한다.
③ '나'는 눈에 폭주를 강요한다.
④ '나'가 '가'보다는 편한 안경이다.
⑤ 오차길이가 '가'보다 '나'가 2 mm 많은 만큼 눈에는 '나'가 더 나쁘다.

023 용도는 원용이고, PD 60으로 같은 두 사람의 안경이 조제가공 PD가 아래와 같을 때 설명이 옳은 것은?

> 1) S−4.00D → 조제가공 PD 62　　2) S+1.00D → 조제가공 PD 64

① 2가 1보다 불편하다.
② 2)가 1)보다 편한 안경이다.
③ 2)는 눈에 개산을 강요한다.
④ 2)가 1)보다 2)가 2 mm 많은 만큼 눈에는 2)가 더 나쁘다.
⑤ 1)은 좌,우 1 mm씩, 2 mm 커진 PD로 폭주를 강요한다.

024 원용 PD 60 mm로 다음과 같은 안경을 완성했다. 옳은 설명은?

> 가. S−3.00D, 조제가공 PD 62 mm　　나. S+1.50D, 조제가공 PD 64 mm

① 나)는 개산을 강요한다.
② 가는 폭주를 강요한다.
③ 가)는 0.6△만큼 폭주를 강요한다.
④ 가)보다는 나)가 더 양안시에 편한 안경이다.
⑤ 가)보다 나)는 2 mm만큼 양안시에 더 불편하다.

025 원용 O.U : S−4.00D ⊃ C+2.00D, Ax 120°, P.D 65 mm의 처방으로 완성된 안경의 조제가공 P.D가 다음과 같을 때 허용오차의 범위를 벗어나는 것은? (단, 허용오차가 큰 방향 1△, 작은 방향 : 0.5△)

① 58 mm　② 63 mm　③ 66 mm
④ 67 mm　⑤ 64 mm

정답 | 22. ④ 23. ② 24. ④ 25. ①

026 처방 근용 O.U : S+6.00D = C−1.00D, Ax 60° 조가 P.D 60 mm에서 완성된 P.D에 오차가 생겼다. 이 중 가장 불편하게 조제된 것은?
(단, 허용오차가 큰 방향 2△, 작은 방향 : 1△)

① 58 mm ② 61 mm ③ 62 mm
④ 63 mm ⑤ 60 mm

027 허용오차가 큰 방향은 2△이고 허용오차가 작은 방향은 0.5△이라면, 원용 OU : S−4.00D, PD 60 mm에서 조제가공의 허용오차 이내에 있는 PD는?

① 54 mm ② 56 mm ③ 62 mm
④ 64 mm ⑤ 70 mm

028 For Dist, O.U : S−3.00D, P.D 64 mm인 경우 안경완성 후 광학중심간 거리를 측정해 본 결과 다음과 같았다. 이 가운데 RAL−RG915의 오차 한계를 벗어난 것은? (단, 허용오차가 적은 방향 : 0.5△, 허용오차가 큰 방향 : 1.0△)

① 수평간거리 64.5 mm ② 수평간거리 65 mm
③ 수평간거리 63.5 mm ④ 수평간거리 60.5 mm
⑤ 수평간거리 64 mm

029 처방 For reading O.U : S+3.00D = C+1.00D, Ax 180° 조제가공 P.D는 60 mm에서 완성된 P.D가 아래와 같이 오차가 생겼다. 이 중 가장 좋게 가공된 것은?

① 55 mm ② 65 mm ③ 50 mm
④ 58 mm ⑤ 70 mm

030 아래 조제가공 PD 허용오차를 보고 원용 : O.U S−2.00D ⊃ C−2.00D, Ax 135°, PD 67의 처방으로 완성된 각 답항의 조제가공 PD 중 허용범위 내에 있는 것은?

허용오차가 큰 방향 : 1△	허용오차가 작은 방향 : 0.5△

① 63 ② 63.5 ③ 69
④ 68.5 ⑤ 60

정답 | 26. ④ 27. ② 28. ④ 29. ④ 30. ④

031 원용 처방이 OU : S−3.00D = C−1.00D Ax 150°, 측정기준 P.D가 62 mm이고 조제가공 P.D가 허용 오차 범위를 벗어나는 것은 다음 중 어느 것인가? (단, P.D는 좌우 같은 길이로 짧아지거나 커졌다)

허용오차가 큰 방향 : 1.5△	허용오차가 작은 방향 : 1.0△

① 약 57 mm ② 약 60 mm ③ 약 63 mm
④ 약 64 mm ⑤ 약 62 mm

032 아래 안경 중 가장 좋은 안경은?

① 원용 O.U., S−1.00D, PD 60 mm → 잘못된 PD 70 mm
② 원용 O.U., S+2.00D, PD 60 mm → 잘못된 PD 65 mm
③ 원용 O.U., S+3.00D, PD 60 mm → 잘못된 PD 65 mm
④ 원용 O.U., S+1.00D, PD 60 mm → 잘못된 PD 69 mm
⑤ 원용 O.U., S−2.00D, PD 60 mm → 잘못된 PD 70 mm

033 지시된 조제가공P.D가 모두 60 mm인 근용안경에서 잘못 완성된 '조제 및 가공 P.D.'가 아래와 같을 때 가장 불편한 안경은?

① O.U. : S+3.00D, 잘못된 조제가공 P.D. 55 mm
② O.U. : S+3.00D, 잘못된 조제가공 P.D. 65 mm
③ O.U. : S+5.00D, 잘못된 조제가공 P.D. 62 mm
④ O.U. : S+2.00D, 잘못된 조제가공 P.D. 66 mm
⑤ O.U. : S−2.00D, 잘못된 조제가공 P.D. 61 mm

034 아래 안경을 조제한 것 중 가장 잘 조제된 안경은? (단, P.D 오차량은 좌우 같다)

① 원용 OU : S−1.00D, P.D 60 → 잘못된 P.D 50
② 원용 OU : S+2.00D, P.D 60 → 잘못된 P.D 50
③ 원용 OU : S+3.00D, P.D 60 → 잘못된 P.D 65
④ 원용 OU : S+4.00D, P.D 60 → 잘못된 P.D 63
⑤ 원용 OU : S−4.00D, P.D 60 → 잘못된 P.D 68

정답 | 31. ① 32. ④ 33. ② 34. ①

035 처방 P.D 60 mm이다. 열거된 안경 중 조제가공 P.D가 아래와 같을 때 허용 오차 범위 안에 있어 합격된 것은?

렌즈굴절력	오차가 작은 방향	오차가 큰 방향
0.25−1.00D	0.25△	0.75△
1.25−6.00D	0.50△	1.00△

① 근용 R/L : S+1.00D 63 mm
② 원용 R/L : S−1.00D 63 mm
③ 근용 R/L : S+2.00D 55 mm
④ 원용 R/L : S−2.00D 54 mm
⑤ 원용 R/L : S−4.00D 70 mm

036 아래 처방 중 허용오차 범위 내에 있는 것은?

허용오차 큰 범위 : 1△	허용오차 작은 범위 : 0.5△

① 원용 O.U : S+2.00D, P.D 60 mm → 완성된 안경 조가 P.D 55 mm
② 근용 O.U : S+3.00D, P.D 60 mm → 완성된 안경 조가 P.D 62 mm
③ 근용 O.U : S+4.00D, P.D 60 mm → 완성된 안경 조가 P.D 63 mm
④ 원용 O.U : S−1.00D, P.D 60 mm → 완성된 안경 조가 P.D 52 mm
⑤ 원용 O.U : S−4.00D, P.D 60 mm → 완성된 안경 조가 P.D 70 mm

037 허용오차가 많은 쪽이 1.0Δ, 작은 쪽이 0.5Δ일 때 완성된 아래 안경 중 오차 범위 안에 있는 것은? (단, PD는 62 mm이고, OH는 정확하다)

① 근용 O.U : S+1.00D, 잘못된 조제가공 PD 70 mm
② 원용 O.U : S+1.00D, 잘못된 조제가공 PD 74 mm
③ 원용 O.U : S−2.00D, 잘못된 조제가공 PD 70 mm
④ 원용 O.U : S−3.00D = C−1.00D Ax 180°, 잘못된 조제가공 PD 65 mm
⑤ 근용 O.U : S+2.00D = C+1.00D Ax 90°, 잘못된 조제가공 PD 60 mm

038 지시된 Oh가 24 mm인 아래 여러 안경의 조제된 좌우 Oh를 보고 오차허용 범위 내에 있는 것을 고르면? (단, 수직 오차 허용량은 0.5Δ 이내)

① 근용 : OU, S−1.00D ⊂ C+2.00D, Ax 150°, OH/ : 24, Oh/L : 26
② 원용 : OU, S−5.00D ⊂ C−1.00D, Ax 60°, OH/R : 25, Oh/L : 26
③ 근용 : OU, S−1.00D ⊂ C−2.00D, Ax 150°, OH/R : 24, Oh/L : 26
④ 근용 : OU, S+3.00D ⊂ C+2.00D, Ax 135°, OH/R : 23, Oh/L : 25
⑤ 원용 : OU, S−3.00D ⊂ C−1.00D, Ax 30°, OH/R : 26, Oh/L : 24.5

정답 | 35. ③ 36. ④ 37. ⑤ 38. ③

039 아래 안경 중 가장 나쁜 안경은?

① 원용 O.U., S−1.00D, PD 60 mm → 잘못된 PD 70 mm
② 원용 O.U., S+2.00D, PD 60 mm → 잘못된 PD 65 mm
③ 원용 O.U., S+3.00D, PD 60 mm → 잘못된 PD 65 mm
④ 원용 O.U., S+1.00D, PD 60 mm → 잘못된 PD 70 mm
⑤ 원용 O.U., S−2.00D, PD 60 mm → 잘못된 PD 60 mm

040 다음 중 독일(RAL RG−915) 규정에 의한 허용오차 범위 내에 있는 안경은? (단, 허용오차 범위가 큰 방향 1△, 작은 방향 0.5△)

① 원용 : O.U. : S−1.00D, P.D. 60 mm, 조제가공 P.D. 54 mm
② 근용 : O.U. : S−1.00D, P.D. 60 mm, 조제가공 P.D. 54 mm
③ 원용 : O.U. : S+1.50D, P.D. 60 mm, 조제가공 P.D. 56 mm
④ 근용 : O.U. : S+1.50D, P.D. 60 mm, 조제가공 P.D. 55 mm
⑤ 원용 : O.U. : S−4.00D, P.D. 60 mm, 조제가공 P.D. 70 mm

041 허용오차가 많은 쪽이 1.5△, 작은 쪽이 0.5△일 때 완성된 아래 안경 중 오차 범위에 있는 것은? (단, 완성된 P.D는 모두 60 mm이고, Oh는 오차가 없다)

① 근용 O.U : S+1.00D 지시된 조가 P.D 70
② 원용 O.U : S+1.00D 지시된 조가 P.D 74
③ 원용 O.U : S−2.00D 지시된 조가 P.D 60
④ 원용 O.U : S−3.00D = C−1.00D, Ax 180°지시된 조가 P.D 65
⑤ 근용 O.U : S+2.00D = C+1.00D, Ax 90°지시된 조가 P.D 62

042 조제 및 가공 허용오차가 아래와 같을 때 가장 잘 조제된 안경은? (단, P.D의 오차량은 좌우가 같다. 허용오차가 큰 방향 : 2△, 허용오차가 작은 방향 : 1△)

① 원용 : R./E Sph−1.00D, P.D, 50 mm의 조제가공 P.D가 50 mm인 안경
② 원용 : R./E Sph+1.00D, P.D, 60 mm의 조제가공 P.D가 50 mm인 안경
③ 근용 : R./E Sph+3.00D, P.D, 60 mm의 조제가공 P.D가 65 mm인 안경
④ 근용 : R./E Sph+4.00D, P.D, 60 mm의 조제가공 P.D가 63 mm인 안경
⑤ 원용 : R./E Sph−2.00D, P.D, 50 mm의 조제가공 P.D가 60 mm인 안경

정답 | 39. ① 40. ④ 41. ② 42. ①

043 지시된 광학적 중심높이가 24 mm인 아래 여러 안경의 조제된 좌우 광학적 중심높이를 보고 허용 범위 내에 있는 것을 고르면? (단, 수직오차 허용량은 1프리즘 이내이다)

① R/L : S−2.00D에서 좌 21 mm, 우 28 mm
② R/L : S−2.50D에서 좌 15 mm, 우 22 mm
③ R/L : S−1.50D에서 좌 19 mm, 우 24 mm
④ R/L : S+3.00D에서 좌 22 mm, 우 26 mm
⑤ R/L : S−2.00D에서 좌 20 mm, 우 25 mm

044 완성된 근시 교정 안경의 조제 가공 P.D가 측정 기준 P.D보다 줄어든 안경을 장용하고 물체를 보았을 때 양호한 양안시를 위한 눈의 운동 방향은?

① 양안 귀쪽 ② 양안 코쪽 ③ 양안 위쪽
④ 우안 귀쪽, 좌안 코쪽 ⑤ 우안 코쪽, 좌안 귀쪽

045 완성된 근시 교정 안경의 조제 가공 P.D가 측정 기준 P.D보다 늘어난 안경을 장용하고 물체를 보았을 때 양호한 양안시를 위한 눈의 운동 방향은?

① 양안 귀쪽 ② 양안 코쪽 ③ 양안 위쪽
④ 우안 귀쪽, 좌안 코쪽 ⑤ 우안 코쪽, 좌안 귀쪽

046 완성된 원시 교정 안경의 조제 가공 P.D가 측정 기준 P.D보다 늘어난 안경을 장용하고 물체를 보았을 때 양호한 양안시를 위한 눈의 운동 방향은?

① 양안 귀쪽 ② 양안 코쪽
③ 양안 위쪽 ④ 우안 귀쪽, 좌안 코쪽
⑤ 우안 코쪽, 좌안 귀쪽

047 완성된 원시 교정 안경의 조제 가공 P.D가 측정 기준 P.D보다 줄어든 안경을 장용하고 물체를 보았을 때 양호한 양안시를 위한 눈의 운동 방향은?

① 양안 귀쪽 ② 양안 코쪽
③ 양안 위쪽 ④ 우안 귀쪽, 좌안 코쪽
⑤ 우안 코쪽, 좌안 귀쪽

정답 | 43. ③ 44. ② 45. ① 46. ② 47. ①

048 PD가 65 mm인 사람의 원용 안경조제시 안경테가 큰 관계로 렌즈의 광학중심점간 거리가 70 mm로 잘못 조제된 안경을 착용하고 물체를 보면 안구는 어느 방향으로 회전되도록 강요당하는가? (단, 오목렌즈인 경우)

① 양안 귀쪽 ② 양안 코쪽
③ 양안 위쪽 ④ 우안 귀쪽, 좌안 코쪽
⑤ 우안 코쪽, 좌안 귀쪽

049 PD가 65 mm인 사람의 원용 안경조제시 안경테 관계로 렌즈의 광학중심간의 거리가 60 mm로 잘못 조제된 안경을 착용하고 물체를 보면 안구는 어느 방향으로 회전되도록 강요당하는가? (단, 근시안)

① 양안 귀쪽 ② 양안 코쪽
③ 양안 위쪽 ④ 우안 귀쪽, 좌안 코쪽
⑤ 우안 코쪽, 좌안 귀쪽

050 PD가 70 mm인 원시안의 원용안경 조제시 안경테가 작은 관계로 렌즈의 광학중심간 거리가 65 mm로 잘못 조제된 안경으로 물체를 보면 안구는 어느 방향으로 회전되도록 강요당하는가? (단, 좌우PD 동일)

① 양안 코쪽 ② 양안 귀쪽
③ 양안 위쪽 ④ 우안 귀쪽, 좌안 코쪽
⑤ 우안 코쪽, 좌안 귀쪽

051 PD가 70 mm인 원시안의 원용안경 조제시 안경테가 큰 관계로 렌즈의 광학중심간 거리가 75 mm로 잘못 조제된 안경으로 물체를 보면 안구는 어느 방향으로 회전되도록 강요당하는가? (단, 좌우PD 동일)

① 양안 코쪽 ② 양안 귀쪽
③ 양안 위쪽 ④ 우안 귀쪽, 좌안 코쪽
⑤ 우안 코쪽, 좌안 귀쪽

052 원용 PD가 66 mm인 근시교정 안경 조제 후 광학중심간 거리를 측정한 결과 70 mm로 잘못 조제된 안경을 착용하였을 경우 유발되는 광학적 사위는?

① 상사위 ② 하사위 ③ 외사위
④ 내사위 ⑤ 상사시

정답 | 48. ① 49. ② 50. ② 51. ① 52. ④

053 원용 PD가 66 mm인 근시교정 안경 조제 후 광학중심간 거리를 측정한 결과 60 mm로 잘못 조제된 안경을 착용하였을 경우 유발되는 광학적 사위는?

① 상사위 ② 하사위 ③ 외사위
④ 내사위 ⑤ 상사시

054 원용 PD가 66 mm인 원시교정 안경 조제 후 광학중심간 거리를 측정한 결과 60 mm로 잘못 조제된 안경을 착용하였을 경우 유발되는 광학적 사위는?

① 상사위 ② 하사위 ③ 외사위
④ 내사위 ⑤ 상사시

055 원용 PD가 66 mm인 원시교정 안경 조제 후 광학중심간 거리를 측정한 결과 70 mm로 잘못 조제된 안경을 착용하였을 경우 유발되는 광학적 사위는?

① 상사위 ② 하사위 ③ 외사위
④ 내사위 ⑤ 상사시

056 원용 PD가 60 mm인 사람이 좌우 S+5.00D로 내사위 2Δ인 경우 안경렌즈의 광학중심간거리를 얼마로 하면 좋은가?

① 56 mm ② 60 mm ③ 62 mm
④ 64 mm ⑤ 66 mm

057 처방 FOR DIST O.U : S−2.00D C−2.00D Ax 90 조제가공 P.D 60의 완성된 P.D가 65 mm가 되었다. 이 안경을 쓰면 어떤 사위가 되는가?
(단, 이 사람은 정위이고 Oh는 정확하며 P.D는 좌우 귀방향으로 커졌다)

① 2△의 외사위 ② 2△의 내사위 ③ 1△의 외사위
④ 1△의 내사위 ⑤ 3△의 외사위

058 OU : S−3.00 = C−1.00, Ax 45° PD : 65 mm의 처방을 조제하였더니 조제가공 PD가 63 mm가 되었다면 유발사위 및 사위도는?

① 0.6△B.I (내사위) ② 0.7△B.I (외사위) ③ 0.7△B.O (외사위)
④ 0.7△B.I (내사위) ⑤ 1△B.O

정답 | 53. ③ 54. ④ 55. ③ 56. ④ 57. ② 58. ③

059 O.U : S−3.00 ⊜ C+1.00, AX 45, PD : 66 mm의 처방을 조제하였더니 조제가공 PD가 62 mm가 되었다면 유발사위 및 사위도는?

① 0.8Δ (내사위) ② 1Δ (외사위) ③ 0.8Δ (외사위)
④ 1Δ (내사위) ⑤ 2Δ (외사위)

060 OU : S+3.00 ⊃ C+1.00 Ax 45°, PD 65 mm의 처방을 조제하였더니 조제가공 PD가 63 mm가 되었다면 유발사위 및 사위도는?

① 1△ B.I ② 0.7△ B.I (외사위) ③ 0.7△ B.O (내사위)
④ 0.7△ B.I (내사위) ⑤ 0.6△ B.I (내사위)

061 원용처방 O.U. : S−3.00D ⊜ C−1.00D, Ax 90°, P.D. 60 mm인 사람에게 좌우 렌즈의 광심간 거리가 66으로 조제된 안경을 씌웠을 때 만들어지는 사위는?

① 1.8△ 내사위 ② 1.8△ 외사위 ③ 2.4△ 내사위
④ 2.4△ 외사위 ⑤ 3△ 외사위

062 처방 'For dist O.U : S−3.00D ⊜ C−2.00D Ax 90°, 조제가공 PD = 60mm'의 완성된 PD가 64 mm가 되었다. 이 안경을 쓰면 어떤 사위가 되는가? (단, 이 사람은 정위이고, Oh는 정확하며 조가 PD는 좌우 렌즈 모두 귀방향으로 커졌다)

① 2Δ의 외사위 ② 2Δ의 내사위 ③ 1Δ의 외사위
④ 1Δ의 내사위 ⑤ 3Δ의 내사위

063 처방 "FOR DIST O.U : S−3.00D ⊜ C+1.00D, Ax 90°" 측정기준 P.D 70 mm이고 완성된 P.D.가 65 mm가 되었다. 이 안경을 쓰면 어떤 사위가 되는가? (단, 이 사람은 정위이고, Oh는 정확)

① 2△의 외사위 ② 2△의 내사위 ③ 1△의 외사위
④ 1△의 내사위 ⑤ 3△의 내사위

정답 | 59. ② 60. ④ 61. ③ 62. ② 63. ③

064 처방 '원용 OU : S+4.00D ⌓ C+2.00D, Ax 30°'이고 원용 PD가 60 mm인데 완성된 '조제가공 P.D'가 65 mm였다. 이 안경을 쓰면 어떤 사위를 유발하는가?

① 1.85Δ 내사위　② 2.25Δ 외사위　③ 1.85Δ 외사위
④ 2.25Δ 내사위　⑤ 3Δ 외사위

065 처방 "For dist O.U : S−4.00D = C+2.00D, Ax 180°, 조제가공 P.D 55"의 완성된 P.D가 60 mm가 되었다. 이 안경을 쓰면 어떤 사위가 되는가? (단, 이 사람은 정위이고 Oh는 정확하며 P.D는 좌우 귀방향으로 커졌다)

① 2△의 외사위　② 2△의 내사위　③ 1△의 외사위
④ 1△의 내사위　⑤ 3△의 내사위

066 처방 "For Dist O.U : S−4.00D = C+2.00D, Ax 180° 조제가공 P.D 60 mm"의 완성된 P.D가 65 mm가 되었다. 이 안경을 쓰면 어떤 사위가 되는가? (단, 이 사람은 정위이고, Oh는 정확하며 P.D는 좌우 귀방향으로 커졌다)

① 2△의 외사위　② 2△의 내사위　③ 1△의 외사위
④ 1△의 내사위　⑤ 3△의 내사위

067 원용처방 "OU : S+4.00D ⌓ C+4.00D Ax 45° 조제가공 PD 65 mm의 완성된 PD가 60 mm가 되었다. 이 안경을 쓰면 어떤 사위가 되는가? (단, 이 사람은 정위이고, Oh는 정확하며 PD는 좌우 코방향으로 작아졌다)

① 2.0△의 외사위　② 3.0△의 내사위　③ 3.0△의 외사위
④ 2.0△의 내사위　⑤ 5.0△의 내사위

068 처방 FOR DIST O.U. : S+5.00D = C+2.00D Ax 180° 조제가공 P.D. 60의 완성된 P.D가 65 mm가 되었다. 이 안경을 쓰면 어떤 사위가 되는가? (단, 이 사람은 정위이고, Oh는 정확하며 P.D는 좌우 렌즈 모두 귀방향으로 커졌다)

① 2.5△ 외사위　② 2.5△의 내사위　③ 1.5△의 외사위
④ 1.5△의 내사위　⑤ 3.0△의 내사위

정답 | 64. ② 65. ② 66. ② 67. ② 68. ①

069 원용처방 OU : S−5.00D ⊂ C−2.00D, Ax 90, PD 60 mm인 사람에게 좌우 렌즈의 광심간거리가 65 mm로 조제된 안경을 씌웠을 때 만들어지는 사위는?

① 2.5△ 내사위 ② 2.5△ 외사위 ③ 3.5△ 내사위
④ 3.5△ 외사위 ⑤ 4.0△ 내사위

070 처방 'For Dist O.U : S−5.00D = C+1.00D Ax 90° 조제가공 P.D 60 mm의 완성된 조제가공 P.D 55 mm가 되었다. 이 안경을 쓰면 어떤 상태의 사위와 같은가?

① 2.0Δ 외사위 ② 2.0Δ 내사위 ③ 2.5Δ 외사위
④ 2.5Δ 내사위 ⑤ 3.0Δ 내사위

071 다음과 같은 처방이 주어진 근시성 노안인 사람이 노안이 되기 전 원용 안경을 쓰고 근거리 물체를 보던 때와 근용 안경을 쓰고, 근거리 물체를 볼 때 똑같은 정도로 폭주 상태를 유지할 수 있도록 하려면 근용 안경의 광학중심점간 거리를 얼마로 해야 하는가?

원용 : O.U S−6.00D, PD : 60 mm	근용 : O.U S−5.00D, PD : 55 mm

① 56 mm ② 59 mm ③ 60 mm
④ 61 mm ⑤ 62 mm

072 다음과 같은 처방이 주어진 근시성 노안인 사람이 노안이 되기 전 원용 안경을 쓰고 근거리 물체를 보던 때와 근용안경을 쓰고 근거리 물체를 볼 때 똑같은 정도로 폭주 상태를 유지할 수 있도록 하려면 근용안경의 광학중심점간 거리를 얼마로 해야 하는가?

> 처방원용 O.U : S+2.00D, P.D : 64 mm
> 처방근용 O.U : S+4.00D, P.D : 60 mm

① 58 mm ② 62 mm ③ 66 mm
④ 68 mm ⑤ 70 mm

정답 | 69. ③ 70. ① 71. ④ 72. ②

073 'For Dist O.U : S−4.00 = C−1.00D, Ax 90°, Add 3.00D' 원용 PD 60 mm, 근용 PD 56 mm 처방에서 원용으로 근용거리를 볼 때와 같은 크기의 폭주를 하도록 한 근용안경의 좌우 광학중심간 거리는?

① 66 mm ② 64 mm ③ 58 mm
④ 56 mm ⑤ 54 mm

074 'For dist O.U : S−4.00D = C−1.00D Ax 180° Add = 2.00D, 원용 PD = 60 mm, 근용 PD = 55 mm'의 처방에서 원용으로 근용거리를 볼 때와 같은 크기의 폭주를 하도록 한 근용 안경의 좌우 광학중심점간 거리인 근용 조가 PD는?

① 68 mm ② 65 mm ③ 58 mm
④ 55 mm ⑤ 52 mm

075 For dist O.U : S−4.00D = C+1.00D Ax 90°ADD 2.00D 원용 PD 65 mm, 근용 PD 60 mm의 처방에서 원용으로 근용거리를 볼 때와 같은 크기의 폭주를 하도록 한 근용안경의 좌우 광학중심점간 거리인 근용 조제가공 PD는?

① 45 mm ② 55 mm ③ 70 mm
④ 75 mm ⑤ 76 mm

076 다음과 같은 처방이 주어진 근시성 노안인 사람이 노안이 되기 전 원용안경을 쓰고 근거리 물체를 보던 때와, 근용안경을 쓰고, 근거리 물체를 볼 때 똑같은 정도로 폭주상태를 유지할 수 있도록 하려면 근용안경의 광심간 거리를 얼마로 해야 되는가?

원용 O.U : S+2.00D, PD : 60 mm 근용 O.U : S+4.00D, PD : 54 mm

① 56 mm ② 57 mm ③ 60 mm
④ 61 mm ⑤ 62 mm

077 FOR DIST O.U : S−4.00D C+1.00D Ax 180 Add 2.00D 원용조가 P.D 60 근용 P.D 56의 처방에서 원용으로 근용거리를 볼 때와 같은 크기의 폭주를 하도록 한 근용안경의 좌우 광학중심점간 거리는?

① 66 mm ② 64 mm ③ 58 mm
④ 65 mm ⑤ 67 mm

정답 | 73. ① 74. ② 75. ④ 76. ② 77. ②

078 다음과 같은 처방이 주어진 근시성 노안인 사람이 노안이 되기 전 원용안경을 쓰고 근거리 물체를 보던 때와 근용안경을 쓰고 근거리 물체를 볼 때 똑같은 정도로 폭주상태를 유지할 수 있도록 하려면 근용안경의 광심간 거리를 얼마로 해야 되는가?

원용 : O.U. S−8.00D. PD : 65 mm	근용 : O.U. S−5.00D. PD : 60 mm

① 56 mm ② 58 mm ③ 64 mm
④ 68 mm ⑤ 70 mm

079 '원용 OU : S−4.00D ⌔ C−2.00D Ax 90° Add 3.00D' 원용 조가 PD 60 mm, 근용 PD 55 mm의 처방에서 원용으로 근용거리를 볼 때와 같은 크기의 폭주를 하도록 한 근용안경의 좌우 광학중심점간 거리는?

① 65 mm ② 64 mm ③ 58 mm
④ 56 mm ⑤ 54 mm

080 'For dist O.U : S−5.00D = C+1.00D, Ax 180°, Add 3.00D' 원용 P.D 60 mm 근용 P.D 56 mm의 처방에서 원용으로 근용거리를 볼 때와 같은 크기의 폭주를 하도록 한 근용안경의 좌우 광학중심점간 거리는?

① 66 mm ② 64 mm ③ 58 mm
④ 56 mm ⑤ 54 mm

081 "For Dist O.U : S−2.00D Add 3.00D, 원용조가 P.D 60, 근용조가 P.D 55"의 처방에서 원용으로 근용거리를 볼 때와 같은 크기의 폭주를 하도록 한 근용안경의 좌우 광학중심점간의 거리는?

① 45 mm ② 55 mm ③ 65 mm
④ 75 mm ⑤ 85 mm

정답 | 78. ④ 79. ① 80. ① 81. ①

082 다음과 같은 처방이 주어진 근시성노안인 사람이 노안이 되기 전 원용안경을 쓰고 근거리 물체를 보던 때와, 근용안경을 쓰고 근거리 물체를 볼 때 똑같은 정도로 폭주상태를 유지할 수 있도록 하려면 근용안경의 광학중심점간 거리를 얼마로 해야 되는가?

원용 : O.U. : S−5.00D, PD : 60 mm　　근용 : O.U. : S−4.00D, PD : 56 mm

① 56 mm　② 59 mm　③ 60 mm
④ 61 mm　⑤ 62 mm

083 완성된 안경의 검사과정에서 반드시 확인사항은?

가. 렌즈의 굴절력 확인
나. 광학적 중심위치 확인
다. 조제 및 가공 P.D(좌우렌즈의 광심간 거리) 확인
라. 테와 얼굴 형태와의 조화확인

084 완성된 안경의 검사와 관계가 있는 것은?

가. 광학중심점의 위치　나. 렌즈표면의 흠 유무
다. 면다듬기　라. 형판과의 모양일치

085 안경 완성 후 검사 내용으로 옳은 것은?

가. 광학중심점 위치　나. 토릭렌즈의 경우 축방향
다. bifocal lens의 경우 segment의 위치　라. 형판의 설계점

086 근용에서의 오차범위에서 옳은 것은?

가. B.O이 안되게 해야 한다.
나. 폭주을 강요하지 않아야 한다.
다. 폭주를 강요하는 오차의 허용범위는 작다.
라. B.O의 허용 범위는 크다.

정답 | 82. ④ 83. 가, 나, 다 84. 가, 나, 라 85. 가, 나, 다 86. 가, 나, 다

087 허용오차에 관한 설명으로 옳은 것은?

가. 안구회선 방향은 프리즘의 정점이다.
나. 허용오차가 적은 방향은 보다 더 정확하게 조제가공하여야 한다.
다. 운동성 융합의 범위와 관계있다.
라. 수직방향은 폭주와 개산에 관계가 있다.

088 다음 설명 중 옳은 것은?

가. 원용안경은 기저내방(B.I)의 오차가 생기지 않도록 조제해야 한다.
나. 근용안경은 기저외방(B.O)의 오차가 생기지 않도록 조제해야 한다.
다. 조제 및 가공의 잘잘못은 양안시에 미치는 프리즘 영향으로 따져야 한다.
라. 원용안경의 허용오차 범위는 개산시키는 프리즘 영향에 대한 것이 폭주시키는 것보다 크다.

089 독일의 'RAL-(RG) 915' 규정에 대한 설명 가운데 옳은 것은?

가. 근용안경에서 허용오차가 큰 방향은 개산을 강요하는 방향이고, 이 때 기저방향은 B.O이다.
나. 근용안경에서 허용오차가 작은 방향은 폭주를 강요하는 방향이고, 이 때 기저방향은 B.I이다.
다. 원용안경에서 허용오차가 큰 방향은 폭주를 강요하는 방향이고, 이 때 기저방향은 B.I이다.
라. 원용안경에서 허용오차가 작은 방향은 개산을 강요하는 방향이고, 이 때 기저방향은 B.O다.

090 원용에서의 오차범위에서 옳은 것은?

가. B.I이 안되게 해야 한다.
나. 개산을 강요하지 않아야 한다.
다. 폭주를 강요하는 오차의 허용범위는 크다.
라. B.O의 허용 범위는 작다.

정답 | 87. 가, 나, 다 88. 가, 나, 다 89. 없다 90. 가, 나, 다

091 다음의 처방으로 이중초점렌즈의 안경을 만들려고 한다. 옳은 것은?

원용 : O.U : S−5.00D, PD 64 mm	근용 : O.U : S−3.50D, PD 60 mm

가. 근용 PD를 취하면 양안시에 적게 부담을 준다.
나. 원용 PD를 취하면 근용 PD에서 1 mm 작은 방향으로 오차가 발생한다.
다. 근용 PD를 취하면 근용 PD에서 0.5△BI의 프리즘 효과가 발생된다.
라. 원용 PD를 취하면 근용 PD에서 0.35△BO의 프리즘 효과가 발생된다.

092 프리즘 렌즈의 가장자리 갈기 및 산각 세우기에서 유의할 점은?

가. 처방의 완전한 구현
나. 렌즈의 수차 극소화
다. 미용적 처리
라. 산각위치 : 기저내방인 경우 (−)면에 평행

정답 | 91. 나, 다, 라 92. 가, 나, 다

제 23 강 조정(Fitting)

001 안경테를 fitting하는 목적으로 옳은 것은?

① 치료용 목적
② 다양한 기능을 가지게 하기 위함
③ 외적으로 미관성 좋게 하기 위함
④ 편안한 장용감과 장용감의 변화를 있게 하기 위함
⑤ 시력교정효과를 최대한 발휘하고 상태를 악화시키기 위함

002 다음 중 피팅(fitting)의 주요 관점사항으로 옳은 것은?

① 유동성이 크게 한다.
② 좁은 시야를 갖게 한다.
③ 자연스런 시야를 이루도록 한다.
④ 얼굴 형태와의 부조화를 이루도록 한다.
⑤ 모든 접촉부위에 강한 중력이 가해지도록 한다.

003 안경의 조제 및 가공에서 전 피팅(Pre-fitting)을 하는 목적은?

① AS위해
② 얼굴에 맞게 하기 위해
③ 광학중심점 위치를 구하기 위해
④ 작업을 신속히 마무리하기 위해
⑤ 필요렌즈의 최소직경을 구하기 위해

004 다음 중 피팅의 순서로 올바른 것은?

㉠ 사후피팅	㉡ 표준상태점검	㉢ 응용피팅
㉣ 기본피팅	㉤ 사용 중의 피팅	

① ㉠ - ㉡ - ㉢ - ㉣ - ㉤
② ㉡ - ㉣ - ㉢ - ㉤ - ㉠
③ ㉡ - ㉣ - ㉠ - ㉤ - ㉢
④ ㉡ - ㉣ - ㉤ - ㉠ - ㉢
⑤ ㉤ - ㉣ - ㉢ - ㉡ - ㉠

정답 | 1. ③ 2. ③ 3. ③ 4. ③

005 다음 중 코부위 각과 코받침부 각의 상관관계에서 옳은 것은?

① 콧등돌출각 ↔ 코옆 퍼짐각
② 콧등각 ↔ 코받침 옆 퍼짐각
③ 콧등돌출각 ↔ 코받침 경사각
④ 코옆퍼짐각 ↔ 코받침 경사각
⑤ 콧등각 ↔ 코받침 옆 퍼짐각

006 안경의 표준상태점검과 수정 중 옳은 것은?

① 림 → 엔드피스 → 다리 순으로 한다.
② 한쪽 렌즈 삽입부만 뒤틀려진 경우는 X자형 뒤틀림이다.
③ 연결부 점검에서 안경테의 후면으로 내려다보면서 균형을 확인한다.
④ 손님이 안경테를 선택한 후 착용하고 테의 뒤틀림, 좌우 불균형을 바로잡는 것이다.
⑤ 전면부 수평상태 점검 : 수정방법은 엔드피스 고정용 플라이어로 고정한 후 틀어진 곳을 바로잡는다.

007 사용 중의 피팅 점검 순서로 옳은 것은?

① 연결부 – 코받침 – 엔드피스 – 렌즈삽입부
② 연결부 – 엔드피스 – 코받침 – 렌즈삽입부
③ 코받침 – 엔드피스 – 렌즈삽입부 – 연결부
④ 코받침 – 렌즈삽입부 – 엔드피스 – 연결부
⑤ 연결부 – 코받침 – 렌즈삽입부 – 엔드피스

008 코 능각으로 옳은 것은?

① 30° – 35° ② 25° – 30° ③ 15° – 25°
④ 10° – 15° ⑤ 20° – 30°

정답 | 5. ③ 6. ① 7. ⑤ 8. ②

009 피팅 시 안경의 가장 이상적인 위치로 옳은 것은?

① 동공이 안경테의 기하중심에서 약간 귀방향 위쪽이 이상적이다
② 동공이 안경테의 기하중심에서 약간 코방향 아래쪽이 이상적이다.
③ 코받침위치는 수평 동공연결선으로부터 5 mm 아래 위치가 가장 이상적이다.
④ 안경착용의 상태에서 안경의 상부림이 눈썹 상부와 일치한 상태가 가장 이상적이다.
⑤ 코받침 지지의 위치는 비골수직선에서 대칭적으로 7 ~ 8 mm 위치가 가장 좋은 상태이다.

010 코, 귀 접촉부위에 가볍고 편안하게 하는 피팅?

① 미적 피팅
② 광학적 피팅
③ 제조상 피팅
④ 해부학적 피팅
⑤ 생리학적 피팅

011 안경테를 선택한 후 렌즈를 삽입하기 전 설계점을 구하여 피팅 3요소를 만족시키는 가장 중요한 피팅은?

① 기본피팅
② 응용피팅
③ 자각피팅
④ 표준상태점검
⑤ 미세부분조정

012 다음 플라이어의 주 사용용도로 옳은 것은?

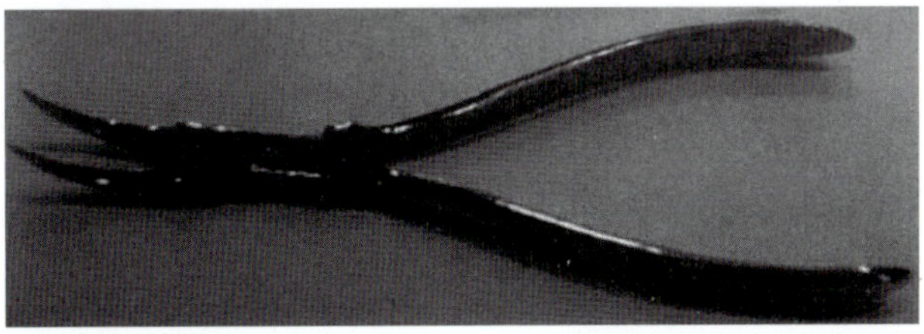

① 연결부 휨 플라이어
② 코받침 조정용 플라이어
③ 코받침지지 조정용 플라이어
④ 코받침 간격조정용 플라이어
⑤ 다리벌림각 조정용 플라이어

013 다음 설명에 해당하는 피팅으로 옳은 것은?

안경렌즈를 조제가공한 후 렌즈 삽입부에 넣고 안경테를 착용한 상태에서 피팅

① 전 피팅 ② 본 피팅 ③ 자각피팅
④ 응용 피팅 ⑤ 표준상태 점검

014 다음 플라이어의 주 사용용도로 옳은 것은?

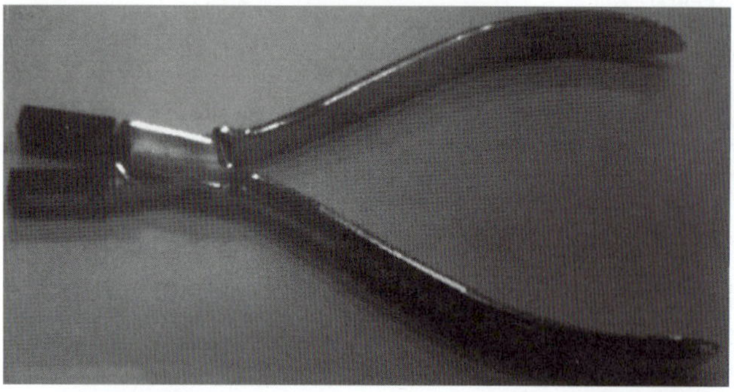

① 연결부 휨 플라이어 ② 나사 절단용 플라이어
③ 경사각 조정용 플라이어 ④ 렌즈크기 맞춤용 플라이어
⑤ 코받침 조정용 플라이어

015 다음 플라이어의 주 사용용도로 옳은 것은?

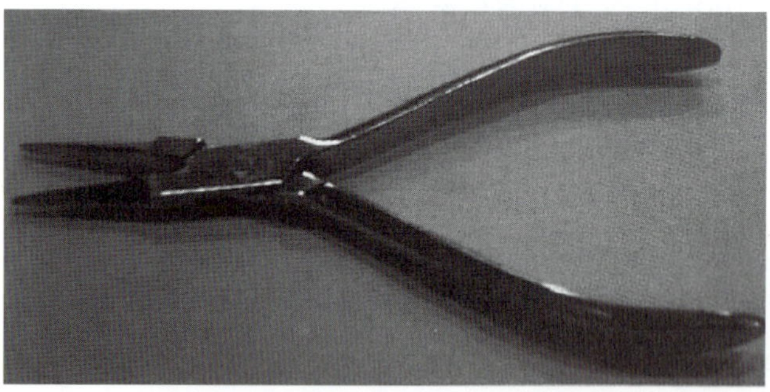

① 나사 절단용 플라이어 ② 코받침 조정용 플라이어
③ 코받침 간격조정 플라이어 ④ 연결부 휨 조정용 플라이어
⑤ 코받침지지 조정용 플라이어

정답 | 13. ② 14. ③ 15. ③

016 다음 플라이어의 주 사용용도로 옳은 것은?

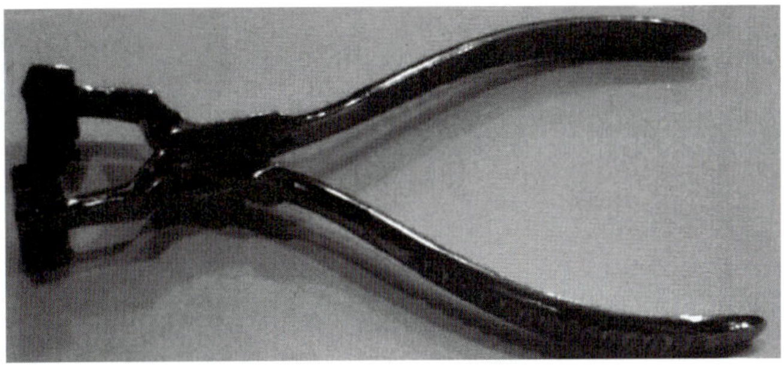

① 나사 절단용 플라이어
② 코받침 조정용 플라이어
③ 연결부 휨 조정용 플라이어
④ 코받침 간격조정용 플라이어
⑤ 코받침지지 조정용 플라이어

017 표준상태점검과 수정에서 앞수평면 휨각은?

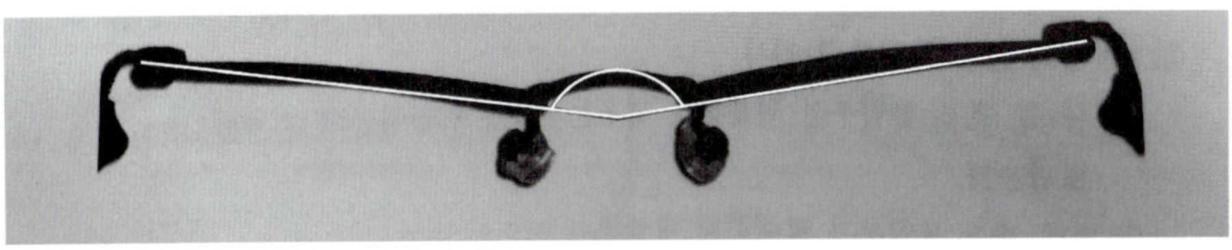

① 정상
② 뒷쏠림 상태
③ 앞쏠림 상태
④ 왼쪽 옆쏠림 상태
⑤ 오른쪽 옆쏠림 상태

018 표준상태점검의 순서로 옳은 것은?

① 다리 〉 엔드피스 〉 림 〉 연결부
② 연결부 〉 엔드피스 〉 림 〉 다리
③ 엔드피스 〉 다리 〉 연결부 〉 림
④ 다리 〉 엔드피스 〉 연결부 〉 림
⑤ 연결부 〉 림 〉 엔드피스 〉 다리

정답 | 16. ③ 17. ③ 18. ⑤

019 다리경사각의 점검으로 옳은 것은?

① 측면림 중앙에 있으면 100°이다.
② 측면림 중앙 위에 있으면 100°이다.
③ 다리경사각은 엔드피스의 위치가 위쪽에 있으면 통상 85°~90°이다.
④ 측면림 중앙에서 상단까지 3등분했을 때 엔드피스의 위치가 위쪽 1/3에 있으면 75°~80°이다.
⑤ 측면림 중앙에서 상단까지 3등분했을 때 엔드피스의 위치가 위쪽 1/3에 있으면 80°~85°이다.

020 다음 플라이어의 주 사용용도로 옳은 것은?

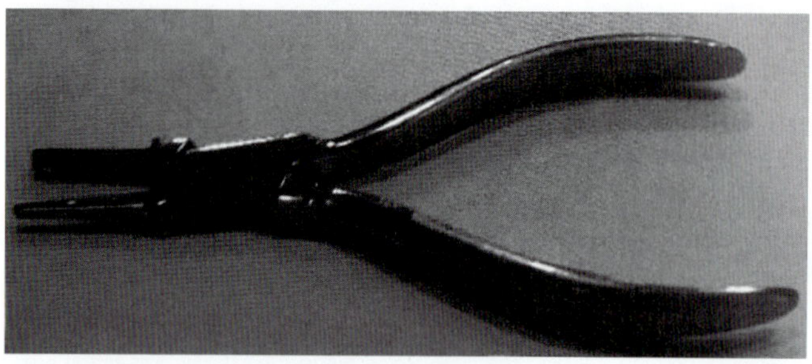

① 연결부 휨 플라이어
② 나사 절단용 플라이어
③ 코받침 조정용 플라이어
④ 경사각 조정용 플라이어
⑤ 코받침 지지 조정용 플라이어

021 다음 그림과 관련이 있는 것은?

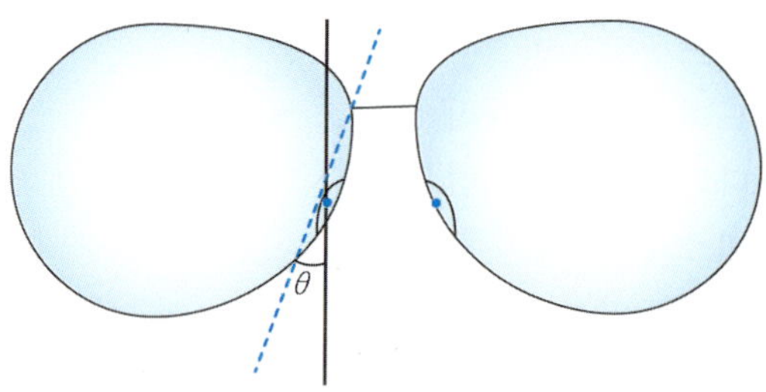

① 엔드피스
② 코받침 능각
③ 다리경사각
④ 코받침 경사각
⑤ 코받침 옆퍼짐각

정답 | 19. ⑤ 20. ③ 21. ④

제 24 강 조정(Fitting)의 실제

001 본 피팅(Fitting)에서 좌우 다리의 벌림각이 어긋났을 경우 벌림각이 작은 쪽은?

① 경사각이 커진다.
② 정간거리가 길어지고 압박감이 없다.
③ 정간거리가 짧아지고 압박감이 없다.
④ 정간거리가 길어지고 압박감이 심하다.
⑤ 정간거리가 짧아지고 압박감이 심하다.

002 본 피팅(Fitting)에서 좌우 다리의 벌림각이 어긋났을 경우 벌린 각이 큰 쪽은?

① 경사각이 커진다.
② 정간거리가 짧아지고 압박감이 없다.
③ 정간거리가 길어지고 압박감이 없다.
④ 정간거리가 짧아지고 압박감이 심하다.
⑤ 정간거리가 길어지고 압박감이 심하다.

003 안경테의 전면 삽입부를 올리는 미조정과 관계 있는 것은?

① 전정각을 조정
② 좌우 코받침을 위로 내린다.
③ 안경의 경사각을 크게 한다.
④ 좌우 코받침 폭을 넓게 한다.
⑤ 안경다리의 귀바퀴 부분을 많이 꺾는다.

004 정면관측에서 안경테가 내려왔을 때의 미조정 방법과 관계 있는 것은?

① 전정각을 조정
② 안경의 경사각을 크게 한다.
③ 좌우 코받침 폭을 넓게 한다.
④ 좌우 코받침 지지를 위로 내린다.
⑤ 안경다리의 귀바퀴 꺾임각을 크게 한다.

정답 | 1. ④ 2. ② 3. ⑤ 4. ⑤

005 안경테의 프론트 부분을 올리는 피팅 처리방법으로 적당한 것은?

① 경사각을 크게 한다.
② 좌우 코받침 폭을 넓게 한다.
③ 좌우 코받침 폭을 위로 내린다.
④ 안경다리의 귀바퀴 부분을 많이 꺾는다.
⑤ 좌우 안경다리를 귀방향으로 벌려 벌림각을 크게 한다.

006 안경 착용시 정면에서 보았을 때 안경테가 아래로 처지는 원인이 맞는 것은?

① 전정각이 크다.
② 사용자의 코가 높다.
③ 사용자의 코폭이 넓다.
④ 안경다리의 귀부분 꺾임각이 크다.
⑤ 사용안경의 코 받침부의 간격이 넓다.

007 오른쪽은 정상이고 왼쪽테의 렌즈 삽입부가 정면 관측에서 위로 올라갔을 때 피팅 처치로 옳은 것은?

① 전정각 크게 한다.
② 왼쪽 다리를 내린다.
③ 왼쪽 다리를 올린다.
④ 오른쪽 다리를 올린다.
⑤ 오른쪽 다리를 내린다.

008 왼쪽은 정상이고, 오른쪽테의 렌즈 삽입부가 정면 관측에서 위로 올라갔을 때 피팅 처치로 옳은 것은?

① 전정각 크게 한다.
② 왼쪽 다리를 내린다.
③ 왼쪽 다리를 올린다.
④ 오른쪽 다리를 올린다.
⑤ 오른쪽 다리를 내린다.

009 안경테의 렌즈삽입부의 위치가 오른쪽보다 왼쪽이 앞으로 돌출되었을 때의 처치는?

① 전정각 크게 한다.
② 왼쪽 코받침의 높이를 올린다.
③ 왼쪽 다리의 벌린 각을 작게 한다.
④ 왼쪽 다리의 벌린 각을 크게 한다.
⑤ 오른쪽 다리의 벌린 각을 크게 한다.

정답 | 5. ④ 6. ⑤ 7. ③ 8. ④ 9. ④

010 **안경테의 왼쪽 렌즈 삽입부가 심하게 돌출되었을 때 우선해야 될 fitting 처치로 옳은 것은? (단, 오른쪽은 정상이다)**

① 전정각 크게 한다.
② 왼쪽 다리와 전면부가 이루는 벌림각을 크게 한다.
③ 왼쪽 다리와 전면부가 이루는 벌림각을 작게 한다.
④ 오른쪽 다리와 전면부가 이루는 벌림각을 크게 한다.
⑤ 오른쪽 다리와 전면부가 이루는 벌림각을 작게 한다.

011 **안경테의 오른쪽 렌즈삽입부가 심하게 돌출되었을 때 우선해야 될 피팅 처치는?**

① 양쪽 다리벌림각을 크게 한다.
② 왼쪽다리와 전면부가 이루는 벌림각을 크게 한다.
③ 왼쪽 다리와 전면부가 이루는 벌림각을 작게 한다.
④ 오른쪽 다리와 전면부가 이루는 벌림각을 크게 한다.
⑤ 오른쪽 다리와 전면부가 이루는 벌림각을 작게 한다.

012 **장용안경이 올라갔을 때 Fitting 방법으로 적합한 것은?**

① 전정각 크게 한다. ② 안경다리를 위로 올린다.
③ 좌우 코받침 폭을 좁게 한다. ④ 좌우코받침을 아래로 올린다.
⑤ 안경다리의 귀바퀴 부분을 많이 꺾는다.

013 **안경을 조제한 결과 광학중심점이 설계점보다 상 또는 하로 이동되었을 때 가장 쉽게 조정할 수 있는 것은 다음 중 어느 것인가?**

① 전정각 크게 한다. ② 안경을 새로 제작한다.
③ 다리 경사를 조정한다. ④ 코기둥(Pad arm)을 조정한다.
⑤ 템플팁(Temple Tip)을 조정한다.

014 **다음 중 피팅으로 안경테의 시야를 크게 하기 위한 방법과 거리가 먼 것은?**

① 경사각을 크게 한다. ② rim을 작은 것을 선택
③ 안경을 눈에 가깝게 위치시킨다. ④ 안경테의 렌즈 삽입부를 크게 한다.
⑤ 렌즈 삽입부의 중앙에 동공중심을 위치시킨다.

정답 | 10. ② 11. ④ 12. ② 13. ④ 14. ⑤

015 본 피팅으로 근용부의 시야를 넓히려는데 올바른 처리는?

① 경사각을 크게 한다.
② 경사각을 작게 한다.
③ 양 다리를 더 벌려준다.
④ 전체적으로 안경을 내린다.
⑤ 코 받침대의 높이를 높인다.

016 어떠한 근시교정 안경을 쓴 사람이 원거리 물체가 약간 흐려 보인다고 할 때 어떠한 조정이 증상을 완화시켜줄 수 있는가?

① 테를 올려준다.
② 테를 내려준다.
③ 경사각을 조정한다.
④ 정간거리 길게 한다.
⑤ 정점간거리가 짧아지도록 조정한다.

017 안경테가 너무 내려간 경우 그 원인으로 옳은 것은? (단, 좌우 귀높이는 같다.)

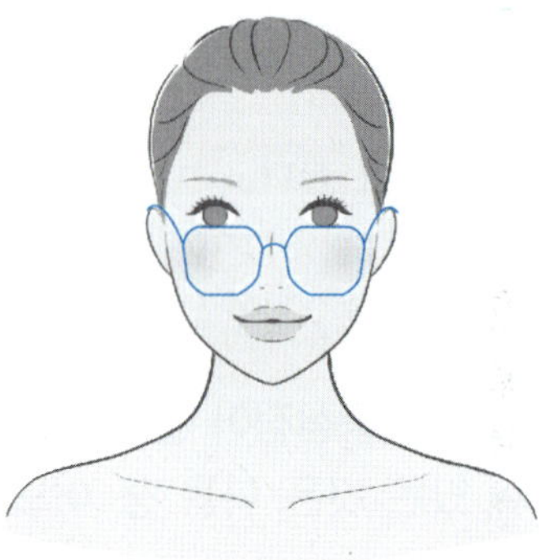

① 코받침부의 위치가 낮다.
② 안경 다리 귀부분 꺾임이 크다.
③ 좌우 코받침의 간격이 너무 좁다.
④ 좌우 코받침 벌림각이 너무 크다.
⑤ 왼쪽 안경다리의 내려간 위치 때문이다.

정답 | 15. ② 16. ⑤ 17. ④

018 아래의 그림과 같이 안경을 착용하였을 때 대처방안으로 옳은 것은?

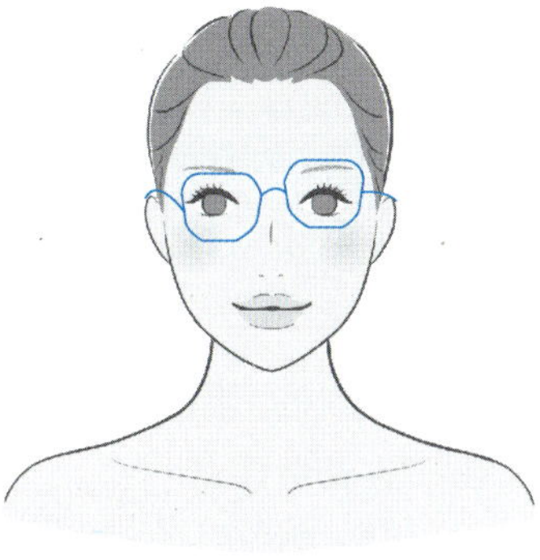

① 왼쪽 다리를 올린다.
② 왼쪽 다리를 내린다.
③ 오른쪽 다리를 내린다.
④ 오른쪽 다리를 올린다.
⑤ 양쪽다리를 함께 내린다.

019 아래 그림과 같이 안경을 착용하였을 때 대처방안으로 옳은 것은?

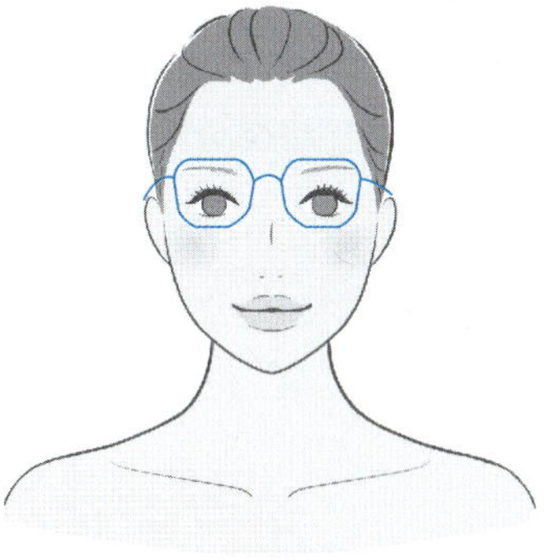

① 오른쪽 다리를 내린다.
② 코받침부를 아래로 내린다.
③ 좌우 코받침 벌림각을 작게 한다.
④ 좌우 코받침부의 간격을 좁게 한다.
⑤ 양쪽 안경다리 귀부분 꺾임을 작게 한다.

정답 | 18. ① 19. ⑤

020 다음의 원인으로 발생될 수 있는 경우는?

가. 좌우 코받침부의 간격이 너무 넓다.
나. 안경다리 귀부분 꺾임이 작다.
다. 코받침부의 위치가 높다.

① 안경테가 너무 내려간 경우
② 안경테가 너무 올라간 경우
③ 왼쪽 렌즈 삽입부가 내려온 경우
④ 오른쪽 렌즈 삽입부가 올라간 경우
⑤ 측면관측에서 좌우 어느 한쪽이 돌출된 경우

021 다음의 원인으로 발생될 수 있는 경우는?

가. 왼쪽 안경다리의 위치가 올라가 있다.
나. 왼쪽 다리의 아래측면 림과 다리가 이루는 각이 크다.

① 왼쪽 렌즈 삽입부가 올라간 경우
② 왼쪽 렌즈 삽입부가 내려간 경우
③ 오른쪽 렌즈 삽입부가 올라간 경우
④ 오른쪽 렌즈 삽입부가 내려간 경우
⑤ 측면관측에서 좌우 어느 한쪽이 돌출된 경우

정답 | 20. ① 21. ②

제 25 강 복식 알바이트테

001 원용처방도수가 양안 S+1.00D ⊃ C−0.50D, Ax 90°이고 근용처방 도수가 양안 S+2.50D ⊃ C+0.50D, Ax 180°일 때 복식알바이트 안경을 조제하고자 한다. 앞렌즈의 도수는 얼마로 해야 하는가?

① S−2.00D　② S+2.00D
③ S+1.50D　④ S−2.75D ⊃ C−0.50D, Ax 90°
⑤ S−2.75D ⊃ C+0.50D, Ax 180°

002 원용 처방도수가 양안 S+1.00D = C+1.00D, Ax 90°이고 근용 처방도수가 양안 S+3.50D = C−1.00D, Ax 180°일 때 복식 알바이트 안경을 조제하고자 한다. 앞렌즈의 도수는 얼마로 해야 하는가?

① S−2.00D　② S−1.50D
③ S+3.50D　④ S−5.00D = C−0.50D, Ax 90°
⑤ S+4.50D = C+0.50D, Ax 180°

003 뒷렌즈는 근용으로 앞렌즈와 합쳐 원용으로 사용할 때 다음과 같이 처방하였을 때 앞렌즈의 도수와 광학적 중심거리는? (단, OH는 같다)

> 처방 : For Dist : S+1.00D = C−1.00D Ax 90° PD 64
> 처방 : For Near : S+1.00D = C+1.00D Ax 180° PD 60

① −1D, 60 mm　② −2D, 60 mm　③ −1D, 62 mm
④ −2D, 62 mm　⑤ −2D, 60 mm

004 뒷렌즈는 근용, 앞렌즈와 합쳐 원용으로 사용할 때의 처방이 다음과 같을 때 앞렌즈의 도수와 프리즘 효과를 유발하지 않는 광학중심간 거리는?

> 처방 : For Dist : C+1.00D, Ax 90°, 양안 P.D 66 mm
> 처방 : For Near : S+3.00D ⊃ C−1.00D, Ax 180°, 양안 P.D 62 mm

① 0D, 68 mm　② 0D, 64 mm　③ +2.00D, 60 mm
④ −2.00D, 60 mm　⑤ +2.00D, 64 mm

정답 | 1. ① 2. ② 3. ① 4. ④

005 안경처방 '원용 OU : S-4.00D, PD : 65 mm' '근용 O.U : S+1.00D, PD 60 mm'에서 뒷렌즈 근용인 복식 알바이트 안경으로 조제할 때 앞렌즈의 굴절력과 조제가공 PD는?

① 62.8 mm, S−5.00D
② 64 mm, S−4.00D
③ 64 mm, S−5.00D
④ 68 mm, S−4.00D
⑤ 62 mm, S−3.00D

006 다음 처방을 알바이트테로 조제가공하려고 한다. 앞렌즈의 도수와 좌우렌즈의 광학적 중심점간 거리는?

> 처방 : For Dist : S−2.00D = C−1.00D Ax 90° P.D 65
> 처방 : For Near : S+2.00D = C−1.00D Ax 90° P.D 60

① S−3.00D = C−1.00D Ax 90°66.25 mm
② S−3.00D = C−1.00D Ax 90°63.75 mm
③ S−4.00D 63.75 mm
④ S−4.00D 66.25 mm
⑤ S+4.00D 64 mm

007 원용처방도수가 양안 S−2.00D ⊂ C−0.50D, Ax 90°이고 근용처방 도수가 양안 S+0.25D ⊂ C+0.50D, Ax 180°일 때 복식알바이트 안경을 조제하고자 한다. 앞렌즈의 도수는 얼마로 해야 하는가?

① S−2.25D
② S−2.75D
③ S−2.00D
④ S−2.75D ⊂ C−0.50D, Ax 90°
⑤ S−2.75D ⊂ C+0.50D, Ax 180°

008 뒷렌즈를 근용으로 앞렌즈와 합쳐 원용으로 사용할 때 처방이 다음과 같을 때 앞렌즈의 도수와 광학적 중심거리는?

> 처방 : FOR DIST C+1.00 Ax 90° 원용 P.D. 65
> 처방 : FOR NEAR S+3.00D = C−1.00 Ax 180° 양안 P.D. 60

① +2.00D, 57.5 mm
② −2.00D, 57.5 mm
③ +2.00D, 52.5 mm
④ −2.00D, 52.5 mm
⑤ +2.00D, 55 mm

정답 | 5. ③ 6. ③ 7. ② 8. ②

009 원용 O.U. : S−1.75D, P.D 65 mm, 근용이 O.U. : S+1.00D, P.D 60 mm인 경우 복식 알바이트 안경으로 조제할 때 전면 렌즈의 도수와 조제가공 P.D는 얼마로 해야 눈에 프리즘의 영향을 주지 않는가?

① 58.2 mm S−2.75D
② 63.2 mm S−2.75D
③ 61.8 mm S−0.50D
④ 66.8 mm S−0.50D
⑤ 62.0 mm S−0.50D

010 복식 알바이트 테를 사용할 때 처방전이 다음과 같을 때 원용으로 사용되는 앞 렌즈의 도수와 조제가공 P.D는?

원용 양안 S−2.00D, P.D 66	근용 양안 S+1.00D, P.D 60

① +1, 64
② −3, 64
③ −1, 58
④ +3, 58
⑤ −1.54

011 원용 처방도수가 양안 S−2.50D ⊃ C−0.50D, Ax 90°이고 근용 처방도수가 양안 S+1.25D ⊃ C+0.50D, Ax 180°일 때 복식 알바이트 안경을 조제하고자 한다. 앞렌즈의 도수는 얼마로 해야 하는가?

① S−1.25D
② S−4.25D
③ S−3.00D
④ S−4.25D ⊃ C−0.50D, Ax 90°
⑤ S−4.25D ⊃ C+0.50D, Ax 180°

012 다음의 처방이 요구되는 사람이 복식 알바이트테로 원거리 물체를 보고자 할 때 중첩되는 전면렌즈의 굴절력과 광학중심간 거리를 얼마로 해서 설계해야 눈에 프리즘 효과를 미치지 않겠는가?

원용 : O.U S−0.50D, P.D 64 mm	근용 : O.U S+2.00D, P.D 60 mm

① S−2.50D, 67.2 mm
② S+1.50D, 67.2 mm
③ S+1.50D, 60.8 mm
④ S−2.50D, 60.8 mm
⑤ S+2.50D, 67.2 mm

정답 | 9. ② 10. ② 11. ② 12. ④

013 **뒷렌즈를 근용으로 앞렌즈와 합쳐 원용으로 사용할 때 처방이 다음과 같을 때 앞렌즈의 도수와 광학적 중심거리는? (단, OH는 같다)**

> 처방 : FOR DIST C−2.00 Ax 90° 원용 P.D. 64
> 처방 : FOR NEAR S+2.00D = C+2.00 Ax 180° 근용 P.D. 60

① −2.00D. 64 mm ② −4.00D 62 mm ③ −2.00.D. 60 mm
④ −4.00D. 66 mm ⑤ +4.00D. 60 mm

정답 | 13. ②

제 26 강 뒷걸림테

001 다음과 같은 처방이 요구되는 근시성 노안인 사람이 원용안경을 쓰고 근거리 물체를 보고자 할 때 뒷걸림테를 사용하려고 한다. 이 상태에서 근거리 물체를 볼 때 눈에 프리즘 효과가 미치지 않도록 하려면 뒤 렌즈의 광학중심점간 거리를 얼마로 해야 하는가?

원용 : O.U. : S−2.50D, P.D. 64 mm　　근용 : O.U. : S−0.50D, P.D. 60 mm

① 64 mm　② 65 mm　③ 66 mm
④ 67 mm　⑤ 68 mm

002 For Dist : O.U., S−4.00D, PD 65 mm For reading : O.U., S+1.00D, PD 61 mm에서 뒷걸림테를 중첩시켜 근거리를 볼 경우, 뒷걸림테의 굴절력과 조제가공 PD는?

① S−5.00D, 56.4 mm　② S−3.000D, 62.4 mm
③ S+3.00D, 56.4 mm　④ S+5.00D, 64.2 mm
⑤ S−5.00D, 60 mm

003 다음과 같은 처방이 요구되는 근시성 노안인 사람이 원용안경을 쓰고 근거리 물체를 보고자 할 때 뒷걸림테를 사용하려고 한다. 이 상태에서 근거리 물체를 볼 때 눈에 프리즘 효과가 미치지 않도록 하려면 뒤 렌즈의 도수와 광심거리를 얼마로 해야 하는가?

원용 : O.U. S−3.50D, P.D : 70 mm　　근용 : O.U. S−1.50D, P.D : 66 mm

① −2.00, 64 mm　② −2.00, 65 mm
③ +2.00, 53 mm　④ +2.00, 73 mm
⑤ −2.00, 60 mm

정답 | 1. ② 2. ④ 3. ④

004 원용 : O.U. : S−2.50D = C+0.50D Ax 180°, 근용 : O.U. : S+0.75D = C−0.50D, Ax 90°의 처방으로 중첩하여 근용으로 사용하려고 한다. 중첩렌즈의 도수는?

① S−2.75D
② S+2.75D
③ S+2.75D = C+0.50D, Ax 90°
④ S+2.25D = C−0.50D, Ax 90°
⑤ S+2.50D = C+0.50D, Ax 180°

005 다음과 같은 처방이 요구되는 근시성 노안인 사람이 원용안경을 쓰고 근거리 물체를 보고자 할 때 뒷걸림테를 사용하려고 한다. 이 상태에서 근거리 물체를 볼 때 눈에 프리즘 효과가 미치지 않도록 하려면 뒤 렌즈의 광심거리를 얼마로 해야 하는가?

원용 : O.U. S−2.00D, P.D : 64 mm	근용 : O.U. S+2.50D, P.D : 60 mm

① 56.8 mm
② 61.8 mm
③ 67.2 mm
④ 60.8 mm
⑤ 65 mm

006 뒷걸림테에 의한 어떤 안경의 경우 앞렌즈가 −4.00D, 뒷렌즈가 +3.00D인 경우 원용과 근용 처방 굴절력은?

① −4, −1
② −1, +3
③ +3, −4
④ −4, +3
⑤ +4, −1

007 원용 O.U : S−1.00D P.D 64, 근용 O.U : S+1.00D P.D 60의 처방에서 앞렌즈로 원용, 앞렌즈와 합하여 근용으로 사용하려 한다. 뒷걸림 안경의 좌우 광학중심간 거리는?

① 64 mm
② 62 mm
③ 60 mm
④ 58 mm
⑤ 66 mm

008 원용이 O.U. : S−3.50D, P.D 65 mm, 근용이 O.U. : S−0.50D, P.D 60 mm의 처방에서 앞렌즈로 원용, 앞렌즈와 합하여 근용으로 사용하려 한다. 뒷걸림테의 도수 및 P.D.는 얼마로 해야 하는가?

① +3.00D 65.8 mm
② +3.00D 54.2 mm
③ −4.00D 65.58 mm
④ −4.00D 54.2 mm
⑤ −3.00D 64 mm

정답 | 4. ② 5. ② 6. ① 7. ② 8. ①

009 '원용 : OU S+2.00D PD 65, 근용 : OU S+3.00D PD 60'의 처방에서 앞렌즈로 원용, 앞렌즈와 합하여 근용으로 사용하려 한다. 뒷걸림 안경의 좌우 광학적중심간 거리는?

① 70 mm ② 62 mm ③ 65 mm
④ 50 mm ⑤ 60 mm

010 원용이 O.U. : S+1.50D, P.D 65 mm, 근용이 O.U. : S+3.50D, P.D 60 mm의 처방에서 앞렌즈로 원용, 앞렌즈와 합하여 근용으로 사용하려 한다. 뒷걸림테의 도수 및 P.D.는 얼마로 해야 하는가?

① +2.00D 56.25 mm ② +2.00D 64.75 mm
③ +2.00D 63.25 mm ④ +2.00D 68.25 mm
⑤ −2.00D 52 mm

011 원용 : O.U. S−3.00D P.D. 65, 근용 : O.U. S+1.00D P.D. 60의 처방에서 앞렌즈로 원용, 앞렌즈와 합하여 근용으로 사용하려 한다. 뒷걸림 안경의 좌우 광학적중심간 거리인 조제가공 P.D.는?

① 56.25 mm ② 63.75 mm ③ 68.75 mm
④ 61.25 mm ⑤ 60 mm

012 [For Dist : O.U., S−4.50D, PD 66 mm], [For reading : O.U., S−1.50D, PD 62 mm]의 처방에서 앞렌즈로 원용, 앞렌즈와 합하여 근용으로 사용하려 한다. 뒷걸림테의 굴절력과 조제가공 PD는?

① S−1.50D, 56 mm ② S−1.50D, 62 mm
③ S+3.00D, 62 mm ④ S+3.00D, 68 mm
⑤ S−3.00D, 60 mm

정답 | 9. ④ 10. ① 11. ② 12. ④

제 27 강 Slab off 가공

001 부동시에서 근거리 독서시 발생되는 상하 프리즘 굴절력 차를 없애기 위해 가공한 렌즈는 무엇인가?

① 조광렌즈
② 편심렌즈
③ 렌티큘러 렌즈
④ 슬래브 오프 가공렌즈
⑤ 프레넬막 프리즘 렌즈

002 부동시 처방 "원용 R : S-7.00D, L : S-1.00D Add 2.00D"의 안경을 융착형 이중초점렌즈로 슬래브 업(slab-off)의 가공을 하려면 어느 쪽 렌즈에 몇 프리즘 디옵터(△)를 가하여야 하는가? (단, 모렌즈 광학중심점에서 근용부 주시점까지는 수직 아래로 1 cm)

① O.D 6△
② O.S 6△
③ O.D 8△
④ O.S 8△
⑤ O.D 10△

003 부동시 노안의 융착형 이중초점렌즈 안경에서 slab line의 위치는?

① 아이포인트
② (-)면의 근용부 상부경계선
③ (+)면의 원용부 광학중심선
④ (-)면의 원용부 광학중심선
⑤ (+)면의 근용부 상부경계선

004 슬래브 업(Slab off)가공렌즈를 사용하여야 할 사람은?

① 약시
② 좌우 원용굴절력이 같은 사람이 근용 단초점렌즈를 사용하려 할 때
③ 좌우 원용굴절력이 같은 사람이 융착형 2중초점렌즈를 사용하려 할 때
④ 좌우 원용굴절력이 3D 이상 차이가 나는 부등상시가 근용 단초점렌즈를 사용하려 할 때
⑤ 좌우 원용 교정굴절력이 3D 이상 차이가 나는 노인이 융착형 2중초점렌즈를 사용하고자 할 때

정답 | 1. ④ 2. ① 3. ⑤ 4. ⑤

005 slab off 가공의 목적은?

① 약시 처방
② 반사줄기를 줄이기 위해서
③ 좌우렌즈의 가장자리 두께를 같게 하기 위해서
④ 근용부를 통해서 볼 때 수직 복시를 방지하기 위해서
⑤ 근용부 상부 경계선에서의 상의 도약을 없애기 위해서

006 다음 중 Slab-off bifocal lens 사용이 가장 바람직한 경우는?

① 약시
② 사시 노안
③ 부등상시 노안
④ 고도난시 노안
⑤ 고도원시 노안

007 슬래브 업(slab-off) 렌즈와 가장 밀접한 관계가 있는 경우는?

① 약시
② 부동시안의 원용교정 단초점렌즈
③ 부동시성 노안의 원용교정 단초점렌즈
④ 부동시성 노안의 근용교정 단초점렌즈
⑤ 부동시성 노안의 원근양용 이중초점렌즈

008 융착형 2중초점렌즈로 부동시 교정을 할 경우 슬래브 업 가공시 slab의 위치는?

① 아이포인트
② 근용부 상부경계선
③ 원용부 광학적 중심
④ 렌즈의 기하학적 중심
⑤ 근용부 광학적 중심

009 OD : S-5.00D, OS : -1.00D Add 2.00에서 시선을 통하는 근용부 위치가 원용부 광학적 중심 아래 8 mm라면 슬래브 업 렌즈는?

① 왼쪽 4.0△를 깎아낸다.
② 왼쪽 1.6△를 깎아낸다.
③ 왼쪽 3.2△를 깎아낸다.
④ 오른쪽 3.2△를 깎아낸다.
⑤ 오른쪽 1.6△를 깎아낸다.

정답 | 5. ④ 6. ③ 7. ⑤ 8. ② 9. ④

010 처방 "원용 O.D : S−5.00D O.S : S−2.00D Add 2.00D"의 안경을 융착형 이중초점렌즈로 "슬래브 오프(Slab-off)" 가공을 하려면 어느 쪽 렌즈에 몇 프리즘디옵터를 하여야 하는가? (단, 모렌즈 광학중심점에서 근용부 주시점까지는 수직 아래로 1 cm이며 수직 프리즘 불균형상태가 없도록 하려는 경우임)

① R에 2△ ② L에 2△ ③ R에 3△
④ L에 3△ ⑤ L에 2△

011 "O.D : S+6.00D, O.S : S+1.00D, Add 2D"의 이중초점렌즈에서 슬래브 업 가공할 크기는? (단, 원용부 광학중심점에서 근용부주시점까지의 수직거리는 1 cm이다)

① 1△ ② 3△ ③ 5△
④ 6△ ⑤ 7△

012 "O.D : S+5.00D, O.S : S+2.00D, Add 3.00D"의 이중초점렌즈에서 슬래브 업 가공할 크기는? (단, 원용부 광학중심점에서 근용부 주시점까지의 수직거리는 1 cm이다)

① 1Δ ② 3Δ ③ 5Δ
④ 6Δ ⑤ 7Δ

013 OD : S−8.00D, OS : S−2.00D ADD 3D의 이중초점렌즈의 어느 쪽을 슬래브 가공하도록 주문해야 될까?

① 왼쪽렌즈 ② 오른쪽렌즈
③ 좌우렌즈 모두 ④ 어느 쪽도 하지 않는다.
⑤ 좌우중 − 도수가 약한 곳

014 OD : S+5D, OS : S+2D Add 2.00에서 시선을 통하는 근용부 위치가 원용부 광학적 중심 아래 10 mm라면 슬래브 업 렌즈는?

① 오른쪽 3.0△ 가공 ② 왼쪽 3.0△ 가공
③ 오른쪽 2.0△ 가공 ④ 왼쪽 2.0△ 가공
⑤ 오른쪽 1.0△ 가공

정답 | 10. ③ 11. ③ 12. ② 13. ② 14. ②

015 다음 융착형 2중초점렌즈 처방에서 slab off가공을 해야 될 렌즈와 그 양은? (단, 모렌즈의 광학중심점 수직하방 15 mm에 자렌즈의 중심이 있다)

O.D : S+4.00D ⊂ C+1.00D, Ax 90°, Add 3.00D
O.S : S+2.00D, Add 3.00D

① O.S로 3△, B.U 가공
② O.D로 3△, B.D 가공
③ O.D로 3△, B.U 가공
④ O.S로 3△, B.D 가공
⑤ 좌우 모두 3△, B.U 가공

016 O.D. : S+6.00D = C−1.00D, Ax 180°, O.S. : S+2.00D = C−1.00D, Ax 180°, Add 2.00D의 이중초점렌즈에서 수직프리즘 양을 보정하려고 한다. 옳은 것은? (단, 원용부 광학중심점에서 근용부주시점까지의 수직거리는 1 cm이다)

① 우안, 4△, B.U
② 우안, 4△, B.D
③ 좌안, 4△, B.D
④ 좌안, 4△, B.U
⑤ 우안, 4△, B.I

017 Slab off 가공을 주문해야 될 렌즈는?

① O.U : S −3D, Add 2D의 이중초점렌즈
② O.D : S −4D, O.S : S −6D의 다초점렌즈
③ O.D : S −4D, O.S : S −1D의 원용 단초점렌즈
④ O.D : S +3D, O.S : S +1D의 근용 단초점렌즈
⑤ O.D : S −4D, O.S : S −1D, Add 2D의 이중초점렌즈

018 처방(O.D. : S+1.00, O.S. : S+3.00, Add +1.00)을 slab-off 가공한 융착형 2중초점렌즈로 안경을 맞추려 한다. 어느 쪽 렌즈에 얼마만큼의 slab-off 가공을 하여야 안정피로를 줄일 수 있는가? (단, 원용 O.C에서 근용 O.C까지의 거리는 수직하방 1 cm)

① 왼쪽 4프리즘 B.D.
② 왼쪽 2프리즘 B.D.
③ 왼쪽 2프리즘 B.U.
④ 오른쪽 2프리즘 B.U.
⑤ 오른쪽 2프리즘 B.D.

정답 | 15. ① 16. ④ 17. ⑤ 18. ④

019 **2중초점렌즈에서 [For Dist] R : S−4.00D, L : S−2.00D, Add 2.00D일 때 근용부 위치가 원용광학중심에서 10 mm 아래에 있고, 양안의 프리즘 굴절력의 차를 제거하기 위하여 슬래브 업(slab off) 가공을 한다면?**

① 왼쪽, 5.0 mm 위로
② 왼쪽, 2.5 mm 위로
③ 왼쪽, 2.0 mm 위로
④ 오른쪽, 5.0 mm 아래로
⑤ 오른쪽, 2.5 mm 아래로

020 **부동시가 융착형 이중초점렌즈를 사용할 경우 슬래브 업(slab off) 가공을 할 필요가 있다. 다음의 처방에 대한 근용부 위치가 원용 광학중심에 9 mm 아래라면 처리방법으로 가장 옳은 항은?**

“R : S−4.00D, L : S−2.00D, Add 2.00D”

① OS렌즈의 원용광학적 중심점아래 2 mm에 프리즘 발생
② OD렌즈의 원용광학적 중심점에서 2 mm 아래에 프리즘이 발생 않는 광학적 위치가 있도록 한다.
③ OD렌즈의 원용광학적 중심점에서 4.5 mm 아래에 프리즘이 발생 않는 광학적 위치가 있도록 한다.
④ OS렌즈의 원용광학적 중심점에서 4.5 mm 아래에 프리즘이 발생 않는 광학적 위치가 있도록 한다.
⑤ OS렌즈의 원용광학적 중심점에서 2 mm 아래에 프리즘이 발생 않는 광학적 위치가 있도록 한다.

021 **원용부 R : S−10.00D, L : S−8.00D Add 3.00D에서 시선이 통하는 근용부 위치가 원용광학중심에서 아래로 10 mm라면 프리즘이 없는 광학적 위치는?**

① 오른쪽 원용부의 광학적 중심점 높이에서 2 mm 아래에 있다.
② 오른쪽 원용부의 광학적 중심점 높이에서 4 mm 아래에 있다.
③ 오른쪽 원용부의 광학적 중심점 높이에서 6 mm 아래에 있다.
④ 오른쪽 원용부의 광학적 중심점 높이에서 8 mm 아래에 있다.
⑤ 오른쪽 원용부의 광학적 중심점 높이에서 10 mm 아래에 있다.

정답 | 19. ④ 20. ③ 21. ①

제 28 강 이중초점의 합성광학 중심위치

001 정시의 이중초점렌즈의 합성광학중심점 위치로 옳은 것은?

① 원용부 광학중심점
② 자렌즈 광학중심점
③ 렌즈의 기하중심점
④ 원용부 광학중심점 위
⑤ 근용부 광학중심점 아래

002 근시에서 모렌즈의 굴절력 절대값이 가입도보다 작을 때 합성광학중심점의 위치로 옳은 것은?

① 모렌즈의 광학중심점
② 자렌즈의 광학중심점
③ 모렌즈 광학중심점 위
④ 자렌즈 광학중심점 아래쪽
⑤ 모렌즈와 자렌즈 광학중심점사이

003 근시에서 모렌즈의 굴절력 절대값이 가입도보다 크면 합성광학중심점의 위치로 옳은 것은?

① 모렌즈의 광학중심점
② 자렌즈의 광학중심점
③ 모렌즈 광학중심점 위쪽
④ 자렌즈 광학중심점 아래쪽
⑤ 모렌즈와 자렌즈 광학중심점 사이

004 합성광학 중심의 위치로 옳은 것은?

① 원시교정용 이중초점렌즈는 원용부 광학중심점 위에 존재한다.
② 원시교정용 이중초점렌즈는 모렌즈와 자렌즈 광학중심 사이에 존재한다.
③ 모렌즈의 굴절력 절대값이 가입도보다 작으면 자렌즈 광학중심점 위에 존재한다.
④ 모렌즈의 굴절력 절대값이 가입도보다 크면 자렌즈 광학중심점 아래에 존재한다.
⑤ 모렌즈의 굴절력 절대값이 가입도 보다 크면 원용부 광학중심점보다 아래에 존재한다.

정답 | 1. ② 2. ④ 3. ③ 4. ②

005 원용 : OU:S−2.75D ADD +3.25D인 융착형 이중초점렌즈에서 합성광학중심점의 위치로 옳은 것은?

① 모렌즈 광학중심점
② 자렌즈 광학중심점
③ 모렌즈 광학중심점 위
④ 자렌즈 광학중심점 아래
⑤ 모렌즈 광학중심점과 자렌즈 광학중심점 사이

006 융착형 이중초점렌즈에서 합성광학중심점이 자렌즈광학중심점 위치에 있는 것은?

① S−2.00D, ADD +2.00
② S+2.00D, ADD +2.00
③ S+0.00D, ADD +2.00
④ S−2.00D, ADD +4.00
⑤ S−1.00D, ADD +2.00

007 원용 S+1.00D ADD 1.00D의 합성광학 중심점 위치는?

① 모렌즈의 위
② 자렌즈의 아래
③ 모렌즈의 광학중심점
④ 자렌즈의 광학중심점
⑤ 자렌즈와 모렌즈의 사이

008 원용 OD S+2.00D, 근용 6.00D, 원용광학 중에서 자렌즈의 광학 중심까지 거리는 8 mm, 수평거리는 2.5mm이다. 합성광학 중심점의 수평 위치로 옳은 것은?

① 귀쪽 1.67 mm
② 코쪽 1.67 mm
③ 귀쪽 1.87 mm
④ 코쪽 1.87 mm
⑤ 귀쪽 1.97 mm

009 원용 S−0.50D, ADD 2.00D, 원용광학 중에서 자렌즈의 광학 중심까지 수직거리는 9 mm, 수평거리는 2.5 mm이다. 합성광학 중심점의 수직 위치로 옳은 것은?

① 모렌즈에서 위 12 mm
② 모렌즈에서 위 18 mm
③ 모렌즈에서 아래 10 mm
④ 모렌즈에서 아래 12 mm
⑤ 모렌즈에서 아래 18 mm

정답 | 5. ④ 6. ③ 7. ⑤ 8. ② 9. ④

010 For Dist. S+2.50D 근용3.50D인 처방에서 융착형 이중초점렌즈의 합성광학적 중심은 모렌즈 광학적 중심에서 수평방향으로 얼마에 위치하는가? (단, 원근수평편심량 2.5 mm)

① 귀쪽 1.45 mm ② 코쪽 1.45 mm ③ 귀쪽 0.71 mm
④ 코쪽 0.71 mm ⑤ 코쪽 1.54 mm

011 For Dist : Sph+0.50D, Add 3.00D, P.D 64 mm 경사각 10°, 상방시 상태에서 측정한 Oh 37 mm 처방을 가진 사람이 프리즘의 영향을 받지 않으려면 합성 광학중심점의 위치를 얼마로 해야 하는가? (단, 편심량은 수평 2.5 mm 수직 9 mm)

① 59.8 mm, 27 mm ② 68.2 mm, 29 mm
③ 59.8 mm, 25 mm ④ 68.2 mm, 25 mm
⑤ 59.8 mm, 29 mm

제 29 강 이 · 삼중초점렌즈와 누진굴절력렌즈의 도수 읽기

001 다초점렌즈에서 가입도란 무엇을 말하는가?

① 원용굴절력
② 근용굴절력
③ 중간부굴절력
④ 근용 굴절력과 원용 굴절력의 합
⑤ 근용 굴절력과 원용 굴절력의 차

002 EX형 이중초점렌즈의 근용 가입도 측정방법?

① 근용부 (−)면의 굴절력
② 원용부 (−)면과 근용부 (−)면의 차이
③ 원용부 (+)면과 근용부 (−)면의 차이
④ 원용부 (−)면과 근용부 (+)면의 차이
⑤ 원용부 (+)면과 근용부 (+)면의 차이

003 "융착형 이중초점렌즈(fused−bifocal)"의 가입도 측정요령은?

① (−)면 근용부 굴절력
② (−)면 근용부 굴절력과 (−)면 원용부 굴절력 차이를 측정한다.
③ (+)면 근용부 굴절력과 (−)면 원용부 굴절력 차이를 측정한다.
④ (−)면 근용부 굴절려과 (+)면 원용부 굴절력 차이를 측정한다.
⑤ (+)면 근용부 굴절력과 (+)면 원용부 굴절력 차이를 측정한다.

004 누진다초점렌즈의 가입도 측정 방법으로 옳은 것은?

① (−)면의 근용부 굴절력
② (−)면의 원용부와 (−)면의 근용부 굴절력 차이
③ (−)면의 원용부와 (+)면의 근용부 굴절력 차이
④ (+)면의 근용부와 (−)면의 원용부 굴절력 차이
⑤ (+)면의 근용부와 (+)면의 원용부 굴절력 차이

정답 | 1. ⑤ 2. ② 3. ⑤ 4. ⑤

005 근용부 상측정점 굴절력과 원용부 상측정점굴절력으로 가입도 측정하는 것은?

① 누진렌즈
② P형 이중초점렌즈
③ A형 이중초점렌즈
④ EX형 이중초점렌즈
⑤ ROUND형 이중초점렌즈

006 누진렌즈 가입도 측정방법과 같은 것은?

① ER형
② EX형
③ Bitex형
④ 단초점렌즈
⑤ 융착형 이중초점렌즈

007 이초점렌즈의 원용부 굴절력을 측정하는 것은?

① 물측주점굴절력
② 상측주점굴절력
③ 상측정점굴절력
④ 물측정점굴절력
⑤ 상측초점

008 누진다초점렌즈의 근용부 굴절력을 측정하는 것은?

① 물측주점굴절력
② 상측주점굴절력
③ 상측정점굴절력
④ 물측정점굴절력
⑤ 상측초점

정답 | 5. ④ 6. ③ 7. ③ 8. ③

제30강 이·삼중렌즈의 구조

001 Ex형 이중초점렌즈의 구조로 옳은 것은?

① 원용 광학중심점과 근용 광학중심점은 없다.
② 원용 광학중심점과 근용 광학중심점의 높이 차이는 5 mm이다.
③ 원용 광학중심점과 근용 광학중심점의 위치는 같은 위치이다.
④ 원용 광학중심점과 근용 광학중심점의 위치는 같은 수평선에 있다.
⑤ 원용 광학중심점과 근용 광학중심점의 위치는 같은 수직선에 있다.

002 삼중초점렌즈의 구조로 옳은 것은?

① 광학중심점은 존재하지 않는다.
② 기하 중심점은 자렌즈 광학중심에 있다.
③ 원용부 광학중심점이 가상광학중심점이다.
④ 근용부 경계선 중심점이 가상광학중심점이다.
⑤ 가상광학중심점은 중간거리부 상부경계선에 존재한다.

003 삼중초점렌즈에서 중간거리부 상부경계선 중앙점으로 옳은 것은?

① 기하중심점 ② 자렌즈중심 ③ 가상광학중심점
④ 근용부 광학중심점 ⑤ 원용부 광학중심점

004 원용 광학중심점과 근용광학중심점이 동일수평선상에 있는 이중초점렌즈로 옳은 것은?

① P형 ② EX형 ③ 라운드형
④ 커브드탑형 ⑤ 플랫탑형

005 삼중초점렌즈의 구조로 옳은 것은?

① 표준 삼중초점렌즈의 중간거리용 부분은 상부경계선 위로 2 mm 설계한다.
② 표준 삼중초점렌즈의 중간거리용 부분은 상부경계선 위로 4 mm 설계한다.
③ 표준 삼중초점렌즈의 중간거리용 부분은 상부경계선 위로 6 mm 설계한다.
④ 표준 삼중초점렌즈의 중간거리용 부분은 상부경계선 위로 8 mm 설계한다.
⑤ 표준 삼중초점렌즈의 중간거리용 부분은 상부경계선 위로 10 mm 설계한다.

정답 | 1. ④ 2. ⑤ 3. ③ 4. ② 5. ①

006 융착형 이중초점렌즈에서 원용부광학중심에서 기하중심까지의 가장 이상적인 값은?

① 1 mm ② 3 mm ③ 5 mm
④ 7 mm ⑤ 9 mm

007 융착형 이중초점렌즈에서 원용부광학중심에서 자렌즈 중심까지의 가장 이상적인 값은?

① 1.5 mm ② 2.5 mm ③ 3.5 mm
④ 4.5 mm ⑤ 5.5 mm

008 삼중초점렌즈 설계시 상부경계선에서 근용 경계선까지의 가장 이상적인 값은?

① 1 mm ② 3 mm ③ 5 mm
④ 7 mm ⑤ 9 mm

009 표준 3중초점렌즈는 '중간거리용 부분의 상부 경계선에서 위로 ( ) mm 상방에, 근용부 중심에서 귀방향으로 ( ) mm에 원용부 광학중심점이 오도록 제작한다'에서 괄호 안에 알맞은 것은?

① 4, 5 ② 2.5, 2.5 ③ 2, 2
④ 2, 2.5 ⑤ 2.5, 2

정답 | 6. ② 7. ② 8. ④ 9. ④

제 31 강 이중초점렌즈의 특성

001 융착형 이중초점렌즈의 일반적 특성으로 옳은 것은?

① 색분산이 작다.
② 아베수가 크다.
③ 색수차가 없어진다.
④ 모렌즈는 고굴절률 렌즈를 사용한다.
⑤ 자렌즈는 고굴절률 렌즈를 사용한다.

002 kryptok형 bifocal lens의 특성으로 옳은 것은?

① 상의 도약이 없다.
② 색수차가 없어진다.
③ 근용부가 눈에 잘 띄지 않는다.
④ 상의 점프와 색수차는 가입도가 작을수록 두드러지게 나타난다.
⑤ 색수차를 제거하기 위해서는 crown glass대신 flint glass를 사용하면 된다.

003 Excuitive bifocal lens의 일반적 특성으로 옳은 것은?

① 근용시야가 넓다.
② 색수차가 발생한다.
③ 경계가 눈에 띄지 않는다.
④ 원용부가 얇고 근용부가 두껍다.
⑤ 어른이나 원용부 시야를 많이 사용하는 사람에게 적합하다.

004 한매의 렌즈에 원용 시야와 근용시야의 부분을 가진 원근 양용 렌즈는?

① 편광렌즈 ② 조광렌즈
③ 평면렌즈 ④ 방습렌즈
⑤ 이중초점렌즈

정답 | 1. ⑤ 2. ③ 3. ① 4. ⑤

005 원피스형 이중초점에 대한 설명으로 옳은 것은?

① Ex형은 근용부시야가 좁다.
② Er형은 경계가 눈에 잘 띈다.
③ Ex형은 상의도약이 뚜렷하다.
④ Ex형은 경계가 눈에 잘 띈다.
⑤ Ex형은 가입도가 많을수록 모렌즈가 얇다.

006 슬랩업 가공으로 적합한 이중초점렌즈로 옳은 것은?

① A형
② B형
③ P형
④ Ex형
⑤ Er형

007 Ultex bifocal lens에 대한 것으로 옳은 것은?

① 상의 도약이 적다.
② 파일럿에 적합하다.
③ 색수차가 발생한다.
④ 경계선이 눈에 잘 띈다.
⑤ 근용부는 렌즈 주변부, 원용부는 렌즈 중앙에 위치한다.

008 다음 중 상의 도약(Image Jumping)이 가장 적은 다초점렌즈는?

① A형
② EX형 2중초점렌즈
③ 크리프 토크(kryp Tok)형
④ Flat Top 타입의 융착형 2중초점렌즈
⑤ Curved Top 타입의 융착형 2중초점렌즈

009 아래 이중초점에서 가장 상 도약량이 큰 렌즈는? (단, 가입도와 자렌즈의 직경은 모두 같다)

① B형
② EX렌즈
③ 크리프 토크(Krip Tok)형 렌즈
④ Flat Top 타입의 융착형 2중초점렌즈
⑤ Curved Top 타입의 융착형 2중초점렌즈

정답 | 5. ④ 6. ① 7. ② 8. ② 9. ③

010 2중초점렌즈 'S+2.00D, Add 4.00D'의 근용부 상부경계선에서 자렌즈의 광학중심점까지의 수직거리가 1 cm일 때 상의 도약량은?

① 1△ ② 2△ ③ 3△
④ 4△ ⑤ 5△

011 2중초점렌즈 'S+3.00D Add 5.00D'의 근용부 상부경계선에서 자렌즈의 광학중심점까지의 수직거리가 1 cm일 때 상의 도약량은?

① 1△ ② 3△ ③ 5△
④ 7△ ⑤ 9△

012 ADD 3.00D인 이중초점렌즈의 근용부 상부경계선에 시선이 지날 때 상의 도약량은 위로 2.1△이었다. 자렌즈의 광학중심점은 경계선의 몇 mm에 위치하는가?

① 7.0 mm ② 0.7 mm ③ 1.0 mm
④ 1.7 mm ⑤ 2.7 mm

013 2중초점렌즈 'S+4.00D, Add 3.00D'의 근용부 상부경계선에서 자렌즈의 광학중심점까지의 수직거리가 1 cm일 때 상의 도약량은?

① 1△ ② 2△ ③ 3△
④ 4△ ⑤ 5△

014 이중초점렌즈에서 자렌즈의 경계선 부위가 광학적으로 쓸모없는 렌즈는?

① A형 ② D형 ③ Ultex형
④ Kryp Tok형 ⑤ Simless형

015 다음 이중초점렌즈 중에서 렌즈의 중앙부가 근용으로 설계된 렌즈는 어느 것인가?

① Ex형 ② ER형 ③ Bitex형
④ Ultex형 ⑤ Fused Kryptok형

정답 | 10. ④ 11. ③ 12. ① 13. ③ 14. ③ 15. ④

016 다음 이중초점렌즈 중에서 근용시야가 넓고, 상의 도약과 색수차가 발생되지 않는 렌즈는 어느 것인가?

① A형 ② Bitex형 ③ Executive형
④ Kryptok형 ⑤ Fused flat top형

017 이중초점렌즈에서 원피스 형태로 옳은 것은?

① A형 ② B형 ③ P형
④ EX형 ⑤ 크리프토크형

018 다음 이중초점렌즈 중 강의하는데 가장 적합한 렌즈라고 생각되는 것은?

① S형 ② Ultex lens ③ Seamless lens
④ Executive lens ⑤ Fused flat top lens

019 융착형 이중초점렌즈 항은?

① Ex형 ② ER형 ③ Bitax형
④ 울텍스형 ⑤ 크립토크형

020 다음의 융착형 이중초점렌즈의 종류 항은?

① A형 ② ER형 ③ Ex형
④ Ultex형 ⑤ Bitex형

021 이중초점렌즈에서 근용부렌즈의 접착제로 사용하는 물질은 다음 중 어느 것인가?

① 실리카 ② 이산화티탄
③ 폴리비닐알콜 ④ 폴리비닐클로라이드
⑤ Epoxy수지의 일종인 아랄다이트

022 다음 이중초점렌즈 중 자렌즈의 크기가 가장 작은 것은?

① BF−27 ② EX ③ A−28
④ R−22 ⑤ Ultex형

정답 | 16. ③ 17. ④ 18. ④ 19. ⑤ 20. ④ 21. ⑤ 22. ④

023 다음 중 2중초점렌즈에서 상의 도약에 직접적인 영향을 주는 것은?

① 가입도 ② 렌즈직경 ③ 근용 굴절력
④ 모렌즈의 굴절력 ⑤ 모렌즈의 중심두께

024 이중초점렌즈에서 상도약현상을 설명한 것과 관계가 있는 것은?

① 렌즈 직경
② 원용굴절력
③ 근용 가입도
④ 기저상방 프리즘효과
⑤ 근용 세그먼트 상부경계선과 광학중심점간의 거리의 1/2

025 하루생활에서 책읽기를 많이 하는 사람에게 2중초점렌즈형을 권하고자 한다. 다음 중에서 가장 적합한 렌즈형은?

① EX형 ② flat top형 ③ Kryptok형
④ Blended형 ⑤ Curved top형

026 상의 도약이 없이 원거리와 근거리를 모두 명시할 수 있는 렌즈는?

① 조광렌즈 ② 이중초점렌즈
③ 삼중초점렌즈 ④ 누진다초점렌즈
⑤ 융착형 이중초점렌즈

027 For Dist : S−1.00D, Add 2.00의 처방에서 자렌즈의 광학중심점이 상부경계선 아래 8 mm에 위치한 융착형 이중초점렌즈를 통한 시선이 모렌즈에서 근용의 상부 경계선을 지날 때, 상의 도약 크기와 상의 이동방향은?

① 1.5 cm 위 ② 1.0 cm 아래 ③ 1.6 cm 위
④ 1.6 cm 아래 ⑤ 1.8 cm 위

정답 | 23. ① 24. ③ 25. ① 26. ④ 27. ③

제 32 강 이중초점렌즈의 안경조제를 위한 설계와 가공

001 2중초점렌즈 형판의 설계점 높이값(Oh)은 안경테 하부림(rim)에서 어디까지인가?

① 상안검 ② 하안검
③ 동공중앙 ④ 동공연의 좌측 끝
⑤ 동공면 아랫부분

002 이중초점렌즈의 세그먼트 상부 경계선이 곡선(curved-top segment)이라면 직선형(flat-top segment)인 경우와 비교했을 때 세그먼트 높이(Ohf)를 어떻게 조정하는 것이 바람직한가?

① 똑같게 한다. ② 약간 낮게 한다.
③ 약간 높게 한다. ④ 기하중심점에 맞춘다.
⑤ 세그먼트 높이는 가입도에 따라 달라진다.

003 2중초점렌즈 조제시 자렌즈를 약간 높이는 경우로 옳은 것은?

① 선글라스 겸용 ② 활동적인 사람
③ 눈이 들어간 사람 ④ 주로 원용사용하는 사람
⑤ 가입도 사용이 필요한 어린이

004 다음 표와 같은 처방서를 받고 원근양용 2중초점렌즈를 조제하려고 하였으나 고객의 요구로 근용안경만 조제하려고 한다. 이 근용안경의 오른쪽 렌즈의 표기로 올바른 것은?

처 방 서

	Sph	Cyl	Ax	Add
R	+4.00D	−2.00D	60°	2.00D
L	+3.00D	−2.00D	60°	1.00D

① S+6.00D° ② S+4.00D = C+2.00D Ax 60°
③ S+4.00D = C−2.00D Ax 150° ④ S+4.00D = C+2.00D Ax 150°
⑤ S+6.00D = C−2.00D Ax 150°

정답 | 1. ② 2. ② 3. ⑤ 4. ④

005 O.U. : S−6.00D, Add +3.00D의 근용안경을 만들고자 할 때 필요한 렌즈는?

① C−4.00D인 렌즈 ② S+7.00D인 렌즈 ③ S+4.00D인 렌즈
④ S−3.00D인 렌즈 ⑤ C−3.00D인 렌즈

006 O.U. : S−7.00D, Add+3.00D의 근용안경을 만들고자 할 때 필요한 렌즈는?

① C−4.00D인 렌즈 ② S+7.00D인 렌즈 ③ S+4.00D인 렌즈
④ S−4.00D인 렌즈 ⑤ C+4.00D인 렌즈

007 O.U. : S−3.00D, Add+2.00D의 근용안경을 만들고자 할 때 필요한 렌즈는?

① C−2.00D인 렌즈 ② S+7.00D인 렌즈 ③ S+3.00D인 렌즈
④ S−1.00D인 렌즈 ⑤ C−1.00D인 렌즈

008 이중초점렌즈에서 근용이 S+2.75D = C−1.25D Ax 180°이고 원용이 S−1.50D = C+1.25D Ax 90°일 때 가입도는?

① +1.00D ② +2.00D ③ +1.75D
④ +3.00D ⑤ +4.00D

009 근용이 S−1.75D = C+2.25D, Ax 135°이고 가입도가 +2.25D일 때 원용부 굴절력은?

① S−1.75D = C−2.25D, Ax 45° ② S+2.75D = C−2.25D, Ax 45°
③ S+2.75D = C−2.25D, Ax 135° ④ S−1.75D = C−2.25D, Ax 135°
⑤ S−1.75D = C−2.50D, Ax 135°

010 우안 이중초점렌즈의 처방이 아래와 같을 때 우안 근용 안경만의 처방으로 맞는 것은? (단, For Dist : O.D S−2.00D ⊂ C−1.00D Ax 180°Add 3.00D)

① O.D C+1.00D Ax 90°
② O.D C+1.00D Ax 180°
③ O.D S+1.00D ⊂ C−1.00D Ax 90°
④ O.D S+4.00D ⊂ C−1.00D Ax 180°
⑤ O.D S+3.00D ⊂ C−1.00D Ax 180°

정답 | 5. ④ 6. ④ 7. ④ 8. ④ 9. ① 10. ①

011 어떤 사람의 근용 처방과 가입도가 아래와 같을 때 원용의 처방은?
(근용 : S+3.00 = C−0.50D, Ax 90° Add 2.50)

① C+0.50 ⊃ Ax 90°
② C+0.50 ⊃ Ax 180°
③ S+0.50 ⊃ C+0.50D, Ax 90°
④ S+0.50 ⊃ C+0.50D, Ax 180°
⑤ S+0.50 ⊃ C−0.50D, Ax 180°

012 융착형 이중초점렌즈에서 원용부 굴절력이 S−2.50D ⊃ C+0.25D, Ax 45°이고 가입도가 +4.25D일 때, 근용부 굴절력으로 맞는 것은?

① S+2.00D ⊃ C−0.25D, Ax 45°
② S+2.00D ⊃ C−0.25D, Ax 45°
③ S+2.50D ⊃ C−0.25D, Ax 45°
④ S+2.00D ⊃ C−0.25D, Ax 135°
⑤ C+1.75D, Ax 45° ⊃ C+2.00D, Ax 135°

013 어떤 사람의 근용 처방과 가입도가 아래와 같을 때 원용의 처방은?
(근용 : S+1.00D = C+1.50, Ax 180, Add 1.50)

① S+1.00D = C−1.50 Ax 90°
② S+1.50D = C+1.50 Ax 90°
③ S+1.00D = C−1.50 Ax 180°
④ S+1.50D = C+1.50 Ax 180°
⑤ S+1.50D = C−1.50 Ax 180°

014 어떤 사람의 근용 처방과 원용처방이 아래와 같을 때 Add는?
(근용 : S+3.00 ⊃ C−0.50, Ax 90 원용 : C+0.50 Ax 180°)

① 1.50
② 2.00
③ 2.50
④ 3.00
⑤ 3.50

015 근용이 S+4.50D ⊃ C−1.50D Ax 45°이고 가입도가 +2.00D일 때 원용부 굴절력은?

① S+2.50D ⊃ C−1.50D, Ax 45°
② S+2.50D ⊃ C+1.50D, Ax 45°
③ S+2.50D ⊃ C−1.50D, Ax 135°
④ S+2.50D ⊃ C+1.50D, Ax 135°
⑤ S+2.50D ⊃ C−1.50D, Ax 135°

정답 | 11. ② 12. ④ 13. ① 14. ③ 15. ①

016 다초점렌즈에서 편심량에 대한 설명이다. 옳은 것은?

① 정간거리가 길수록 커진다.
② 작업거리 및 폭주량과는 무관하다.
③ 일반적으로 대략 2.5 mm 정도이다.
④ 모렌즈의 기하중심과 자렌즈의 기하중심사이 거리이다.
⑤ 모렌즈의 합성광학중심과 자렌즈의 광학중심사이 거리이다.

017 이중초점렌즈의 인점에 관한 설명 중 옳은 것은?

① 융착형 EX형의 가입도 측정법을 같다.
② EX형의 가입도 측정을 위해서는 (+)면을 렌즈 받침부에 놓는다.
③ flat형의 가입도 측정을 위해서는 (−)면을 렌즈 받침부에 놓는다.
④ 융착형의 인점된 근용부 굴절력은 가상광학 중심점의 굴절력이다.
⑤ 누진다초점렌즈의 원용부 측정을 위해서는 (−)면을 렌즈 받침부에 놓는다.

018 이중초점렌즈 설계에서 광학중심점 높이는 어떻게 정하나?

① 안경테의 하부림에서 하안검까지이다.
② 안경테의 하부림에서 상안검까지이다.
③ 안경테의 하부림에서 동공중심까지이다.
④ 안경테의 하부림에서 기하중심까지이다.
⑤ 안경테의 하부림에서 하부동공연까지이다.

019 처방 '원방 : OU S+3.00D, P.D : 65 mm, Add 1.00D'의 안경을 이중초점렌즈(Bifocal lens)로 제조하려고 한다. 그림에서 형판의 설계점과 일치시킬 위치와 좌우형판의 설계점간 거리가 맞는 것은?

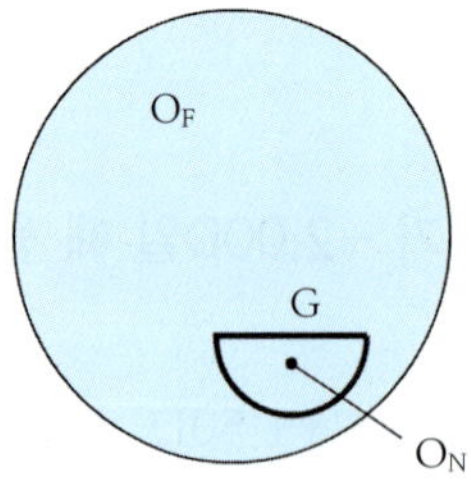

O_F : 모렌즈 광학중심점
O_N : 자렌즈 광학중심점
G : 자렌즈 상부 경계선의 2등분선

① G와 일치시키고, 약 62 mm이다.
② O_F와 일치시키고, 약 65 mm이다.
③ O_F와 일치시키고, 약 60 mm이다.
④ O_N와 일치시키고, 약 65 mm이다.
⑤ G와 일치시키고, 약 60 mm이다.

정답 | 16. ③ 17. ⑤ 18. ① 19. ⑤

020 이중초점렌즈로 안경을 조제할 경우 수직높이의 설계 기준이 되는 것은?

① 근용부 광학중심점 ② 근용부 상부경계선
③ 원용부 광학중심점 ④ 원용부 기하중심점
⑤ 근용부 기하중심점

021 이중초점렌즈에 관한 설명으로 옳은 것은?

① A형은 색수치가 없다.
② 융착형 Kryptok 렌즈는 상의 점프와 색수차가 없다.
③ 융착된 근용부가 바리움플린트 유리이면 색수차가 발생하지 않는다.
④ 렌즈미터에 근용부를 대고 프리즘 작용이 생기지 않는 점을 찾으면 그것이 합성광학 중심이다.
⑤ Ex형 렌즈는 색수차와 상의 점프현상이 생기지 않고, 근용시야가 좁고 무겁고 외관이 나쁜 것이 결점이다.

022 그림과 같은 렌즈는 어떠한 렌즈인가?

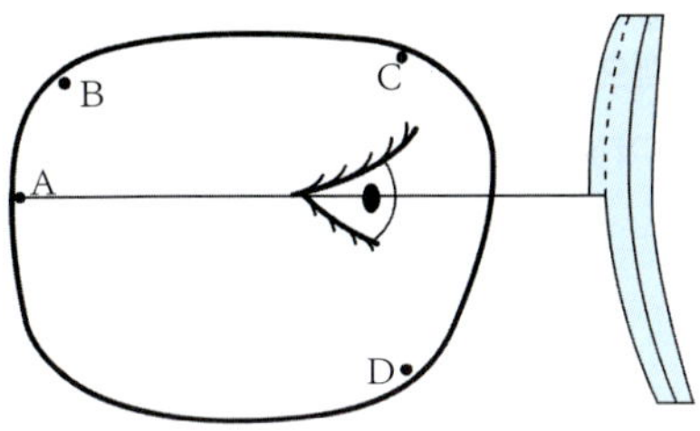

① 삼중초점렌즈
② 누진다초점렌즈
③ flat top형 2중초점렌즈
④ Kryptok형 2중초점렌즈
⑤ Ex형(Executive) 2중초점렌즈

023 Ex형(Executive) 2중초점렌즈(bifocal lens)를 가장 주의해서 에징(edging) 해야 될 부분은?

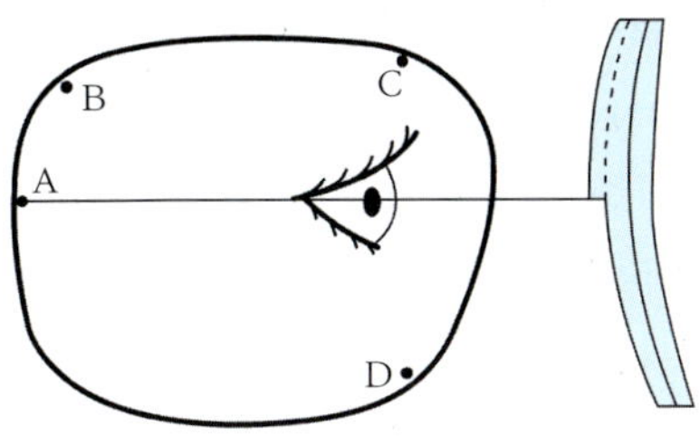

① A부분
② B부분
③ C부분
④ D부분
⑤ E부분

024 EX형 이중초점렌즈에서 원용부 굴절력의 절대치가 근용부 굴절력의 절대치보다 클 경우의 조제 및 가공 PD는?

① 원용부 광학중심점을 근용 PD에 맞춘다.
② 원용부 광학중심점을 원용 PD에 맞춘다.
③ 근용부 광학중심점을 근용 PD에 맞춘다.
④ 근용부 광학중심점을 원용 PD에 맞춘다.
⑤ 근용부 광학중심점을 원용 PD 사이에 맞춘다.

025 EX형 이중초점렌즈에서 근용부 굴절력의 절대치가 원용부 굴절력의 절대치보다 클 경우의 조제 및 가공 PD는?

① 원용부 광학중심점을 근용 PD에 맞춘다.
② 원용부 광학중심점을 원용 PD에 맞춘다.
③ 근용부 광학중심점을 근용 PD에 맞춘다.
④ 근용부 광학중심점을 원용 PD에 맞춘다.
⑤ 근용부 광학중심점을 원용 PD와 근용PD 사이에 맞춘다.

026 EX형 이중초점렌즈에서 원용부 굴절력의 절대치와 근용부 굴절력의 절대치가 같을 경우의 일반적인 조제 및 가공 PD는?

① 원용부 광학중심점을 근용 PD에 맞춘다.
② 근용부 광학중심점을 원용 PD에 맞춘다.
③ 근용부 광학중심점을 근용 PD에 맞춘다.
④ 원용부 광학중심점을 원·근용 PD평균치에 맞춘다.
⑤ 근용부 광학중심점을 원·근용 PD평균치에 맞춘다.

027 EX형 이중초점렌즈의 렌즈가장자리 갈기와 산각세우기에 옳은 것은?

① 산각 세울 때 산각줄기는 모렌즈의 +면에 가깝게 위치시킨다.
② 산각 세울 때 산각줄기는 모렌즈의 중앙면에 가깝게 위치시킨다.
③ 에징시 근용부 원용부 경계면이 걸리지 않도록 주의 할 필요는 없다.
④ 원용부는 근용부의 두께 차이가 있는 관계로 힘의 배분을 강하게 한다.
⑤ 자동옥습기를 사용할 때 직경조정나사를 크게 하여 일단 크게 edging한 후 미조정한다.

정답 | 24. ② 25. ③ 26. ④ 27. ⑤

028 EX Bifocal lens 조제시 주의사항에 대한 설명 중 맞는 것은?

① 항상 원용 PD와 원용광학중심점을 맞추어 설계
② 원용부 굴절력과 근용부 굴절력이 동일한 경우 원용부 광학중심점을 원용 PD에 맞추어 설계
③ 원용부 굴절력이 근용부 굴절력보다 작은 경우 근용부 광학중심점을 근용 PD에 맞추어 설계
④ 원용부 굴절력이 근용부 굴절력보다 큰 경우 근용부 광학중심점을 근용 PD에 맞추어 설계
⑤ 원용부 굴절력과 근용부 굴절력이 동일한 경우 근용부 광학중심점을 근용 PD에 맞추어 설계

029 EX형 이중초점렌즈에서 근용부 굴절력의 절대치가 원용부 굴절력의 절대치보다 2.00D이상 클 경우의 조제 및 가공 PD는?

① 원용부 광학중심점을 근용 PD에 맞춘다.
② 원용부 광학중심점을 원용 PD에 맞춘다.
③ 근용부 광학중심점을 근용 PD에 맞춘다.
④ 근용부 광학중심점을 원용 PD에 맞춘다.
⑤ 근용부 광학중심점을 원용 PD와 근용 PD 사이에 맞춘다.

030 동일재질로 된 2중초점렌즈(EX형)의 조제를 위한 일반적인 설계내용으로 옳은 것은?

① 모렌즈 광학중심간 거리인 근용 P.D값이다.
② 자렌즈 광학중심간 거리인 근용 P.D의 값이다.
③ 모렌즈 광학중심간 거리인 원용 P.D의 값이다.
④ 자렌즈 광학중심간 거리인 원용 P.D의 값이다.
⑤ 상부경계선 중앙점거리인 원용 P.D의 값이다.

031 여러 가지 2중초점렌즈의 형태 중 원피스형으로 옳은 것은?

① P형 ② A형 ③ B형
④ EX형 ⑤ 크리프토크 형

정답 | 28. ③ 29. ③ 30. ③ 31. ④

032 융착형 이중초점렌즈로 옳은 것은?

① ER형 ② Ex형 ③ Bitax형
④ 울텍스 형 ⑤ 크립토크형

033 자렌즈가 전면에 융착된 2중초점렌즈이 가입도를 측정할 때 '렌즈미터의 렌즈 받침부'에 닿는 렌즈의 면은 다음 중 어느 면인가?

① 전(+)면 ② 후(−)면 ③ 상측주점
④ 상측 초평면 ⑤ 전·후면 어느 면이나 좋다.

034 다음의 융착형 이중초점렌즈의 종류로 옳은 것은?

① A형 ② ER형 ③ Ex형
④ Ultex형 ⑤ Bitex형

035 융착형 이중초점렌즈의 근용부에서 렌즈미터로 인점되는 곳은?

① 기하중심점 ② 합성광학중점
③ 가상광학중심점 ④ 근용부의 광학중심점
⑤ 원용부의 광학중심점

036 융착형 이중초점렌즈에서 근용부합성 광학중심점을 렌즈미터로 찾기 위해서는 어떻게 하는가?

① 가입도를 측정한다.
② 근용부 기하중심점을 찾는다.
③ 자렌즈 전후면의 곡률을 측정한다.
④ 원용과 근용의 광학중심위치를 찾는다.
⑤ 받침부에 근용부가 오도록 하여 프리즘 작용이 생기지 않는 점을 찾는다.

정답 | 32. ⑤ 33. ① 34. ① 35. ② 36. ⑤

037 다음은 렌즈 전면에서 본 그림이다. 옳은 것은?

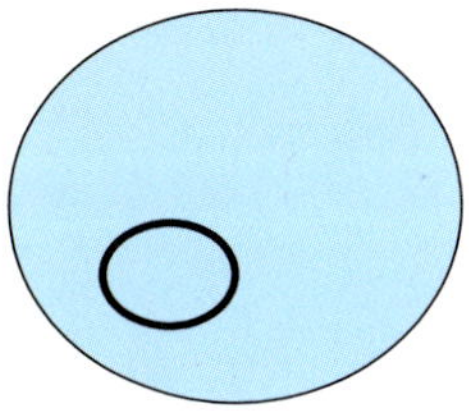

① 융착형 2중초점 왼쪽 렌즈
② 융착형 2중초점 오른쪽 렌즈
③ 삼중초점렌즈 오른쪽 렌즈
④ 누진다초점렌즈 왼쪽 렌즈
⑤ 단일재질형 이중초점 왼쪽 렌즈

038 다음은 렌즈 전면에서 본 그림이다. 옳은 것은?

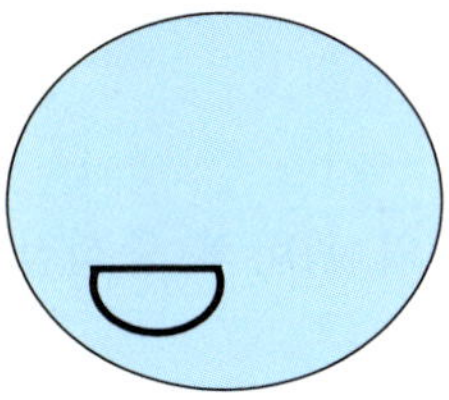

① 누진다초점 왼쪽 렌즈
② Flat형 2중초점 왼쪽 렌즈
③ Flat형 2중초점 오른쪽 렌즈
④ Kryptok형 2중초점 왼쪽 렌즈
⑤ 단일재질형 이중초점 왼쪽 렌즈

039 Fused bifocal lens로 원·근 양용 안경 조제시 하안검 높이와 일치시켜야 하는 부분은?

① 근용부 정중앙
② 근용부 광학중심점
③ 근용부 상단 경계선
④ 원용부 광학중심점
⑤ 원용부 기하 중심점

040 융착형 이중초점렌즈의 광학중심점 높이에 대한 설명 중 옳은 것은?

① 안경테의 하부림에서 동공중심점까지 거리이다.
② 안경테의 하부림에서 하안검까지의 수직거리이다.
③ 안경테의 하부림에서 하부 동공연까지의 수직거리이다.
④ 안경테의 하부림에서 하안검 아래 2 mm 내린 지점의 수직거리이다.
⑤ 안경테의 하부림에서 동공 중심에서 2.5 mm 편심된 하안검까지의 수직거리이다.

정답 | 37. ① 38. ② 39. ③ 40. ②

041 **융착형 이중초점렌즈의 근용부 상부경계선을 표준 높이보다 더 높게 설정해야 장용감이 좋은 경우는?**

① 활동적인 사람
② 매우 키가 큰 사람
③ kryptok형을 요구하는 사람
④ 정점간거리가 길게 요구되는 사람
⑤ 처음 이중초점렌즈를 사용하려는 사람

042 **융착형 이중초점렌즈의 조제가공시 segment의 위치에 대한 설명으로 옳은 것은?**

① 자렌즈가 원형인 경우 내려서 설계한다.
② segment 상방 5 mm, 귀방향 2 mm에 모렌즈의 광학적 중심점이 오도록 한다.
③ 원·근 상용인 경우 렌즈의 segment 상부경계선의 중앙점을 표준과 같게 한다.
④ 원용 중심 사용인 경우 segment 상부경계선 중앙점을 표준보다 2~4 mm 올린다.
⑤ 근용 중심 사용인 경우 segment 상부경계선 중앙점을 표준보다 1~2 mm 내린다.

043 **융착형 2중초점렌즈(bi-focal)의 설계에서 원용부 굴절력이 근용부의 자렌즈 굴절력보다 클 경우 옳은 설명은?**

① 원용 P.D. 값을 모렌즈의 광학적 중심점간 거리로 한다.
② 원용 P.D. 근용 P.D. 평균값은 원용광학중심간 거리로 한다.
③ 근용 P.D. 값을 좌우 모렌즈의 광학적 중심점간 거리로 취한다.
④ 원용 P.D. 값을 좌우 근용부 자렌즈의 상부경계선 중앙점간 거리로 한다.
⑤ 근용 P.D. 값으로 좌우 근용부 자렌즈의 상부경계선 중앙점을 형판의 설계점에 세운다.

정답 | 41. ③ 42. ③ 43. ①

044 융착형 이중초점렌즈의 설계에서 근용부 자렌즈의 굴절력의 절대값이 원용부 굴절력보다 클 경우 바른 설계는?

① 원용 P.D를 모렌즈 광학중심간 거리로 한다.
② 근용 P.D를 근용부 기하중심점에 일치시킨다.
③ 원용 P.D와 근용 P.D의 평균값을 원용부 광학중심에 위치시킨다.
④ 원용 P.D 값을 좌우 근용부 자렌즈의 상부 경계선 중앙점의 거리로 취한다.
⑤ 근용 P.D 값으로 좌우 근용부의 자렌즈의 상부 경계선 중앙점을 형판의 설계점에 맞춘다.

045 완성된 융착형 이중초점렌즈 안경의 점검사항이 맞는 것은?

① 경계선의 상하높이가 달라야 한다.
② 양안시 때 프리즘은 허용오차 범위인가
③ 원용우선의 경우 원용광학중심이 근용 PD와의 일치 여부
④ 근용우선의 경우 근용광학중심이 원용 PD와의 일치 여부
⑤ 원용 PD와 좌·우 렌즈 근용부 상부경계선의 중앙점간 거리와 일치 여부

046 "융착형 이중초점렌즈(fused-bifocal)"의 가입도 측정요령은?

① (−)면 근용부 굴절력
② (−)면 근용부 굴절력과 (−)면 원용부 굴절력 차이를 측정한다.
③ (+)면 근용부 굴절력과 (−)면 원용부 굴절력 차이를 측정한다.
④ (−)면 근용부 굴절력과 (+)면 원용부 굴절력 차이를 측정한다.
⑤ (+)면 근용부 굴절력과 (+)면 원용부 굴절력 차이를 측정한다.

047 융착형 이중초점렌즈의 가장자리갈기 및 산각 세우기의 요령이 맞는 것은?

① 연삭액 공급이 충분해야 한다.
② 모렌즈와 (+)면에 가깝게 한다.
③ 자동옥습기에서 렌즈 고정봉을 느슨하게 한다.
④ 자렌즈의 굴절률이 작으므로 그 부분에서 힘을 약하게 주어야 한다.
⑤ 자렌즈의 경도가 크므로 이곳에서는 힘을 약하게 주어야 한다.

정답 | 44. ⑤ 45. ② 46. ⑤ 47. ①

048 **다음의 융착형 이중초점렌즈의 사용할 때의 설명으로 바람직하게 설명된 항은?**

① 산각은 모렌즈의 (+)면에 가깝게 한다.
② 일반적으로 조제가공 P.D는 원용 P.D를 취하여 수직설계선을 산출한다.
③ 설계점과 일치시켜야 할 렌즈상의 위치는 근용부 세그멘트의 광학중심점 중앙점이 된다.
④ 설계점을 산출하기 위해서 측정될 광학중심점 높이는 수평시에는 안경테의 하부림으로 하안검까지의 수직길이다.
⑤ 가장자리갈기 및 산각세우기를 할 때 근용부 세그멘트의 가장자리를 갈게 될 때에는 연삭액을 충분히 주면서 모렌즈 때보다 강한 힘을 주어서 연삭해야 한다.

049 **융착형 이중초점렌즈에서 경계선의 수평 평행도가 어긋났을 때의 처리방법 중 옳은 것은?**

① 나머지 모서리를 극히 적게 edging한다.
② 높이가 높은쪽의 대각선 모서리를 많이 edging한다.
③ 경계선의 높이가 낮은 쪽의 대각선 모서리를 적게 edging한다.
④ 경계선 높이가 높은 쪽의 상부 가장자리 모서리를 적게 edging한다.
⑤ 경계선의 높이가 낮은 쪽의 상부 가장자리 모서리를 적게 edging한다.

050 **플랫탑 이중초점렌즈 안경의 원용부 상부 경계선에 시선이 걸려 불편할 때 안경테의 조정은?**

① 안경테를 내린다.
② 코받침쪽을 좁힌다.
③ 경사각을 적게 한다.
④ 정간거리 길게 한다.
⑤ 코받침부의 높이를 낮춘다.

051 **이중초점렌즈에서 자렌즈의 경계선의 수평도가 어긋났을 때의 처치방법은?**

가. 경계선의 높이가 낮은 쪽 가장자리 모서리를 많이 edging한다.
나. 경계선의 높이가 높은 쪽 가장자리 모서리를 많이 edging한다.
다. 경계선의 높이가 높은 쪽 가장자리 모서리를 적게 edging한다.
라. 경계선의 높이가 낮은 쪽 가장자리 대각선 모서리를 적게 edging한다.

정답 | 48. ⑤ 49. ① 50. ① 51. 가, 다

052 **EX(Executive Type)로 불리는 바이 필드(Bi-field) 이중초점렌즈를 수동으로 '가장자리갈기 및 산각세우기'의 설명에서 옳은 것으로 조합된 것은?**

가. 원용부와 근용부는 가장자리 두께 차이가 있는 관계로 힘의 배분을 적당히 조절한다.
나. 산각 세울 때 산각줄기는 원용부-면에 가깝게 위치시킨다.
다. 산각 세울 때 산각줄기는 근용부 중앙에 위치시킨다.
라. 정면에서 보아 원용부 산각의 비탈이 밖으로 보이도록 한다.

053 **융착형 이중초점렌즈에서 경계선의 수평 평행도가 어긋났을 때의 미조정 방법으로 옳은 것은?**

가. 경계선의 높이가 낮은 쪽 가장자리 모서리를 많이 edging한다.
나. 낮은 쪽 대각선 모서리를 많이 edging한다.
다. 나머지 모서리를 극히 적게 edging한다.
라. 경계선 높이가 높은 쪽 가장자리 모서리를 많이 edging한다.

정답 | 52. 가, 나, 다 53. 가, 나, 다

제 33 강 삼중초점렌즈의 안경조제를 위한 설계와 가공

001 다음은 렌즈 전면에서 본 그림이다. 옳은 것은?

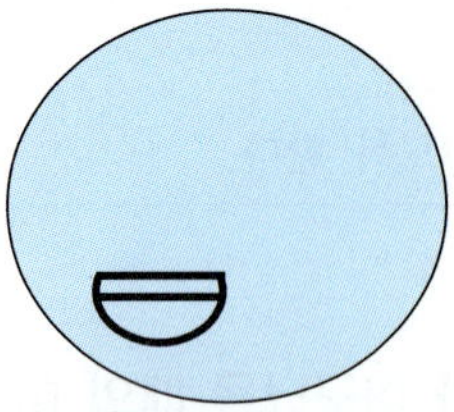

① 삼중초점렌즈 왼쪽 렌즈
② 융착형 2중초점 왼쪽 렌즈
③ 삼중초점렌즈 오른쪽 렌즈
④ 단일재질형 이중초점 왼쪽 렌즈
⑤ 단일재질형 삼중초점 왼쪽 렌즈

002 융착형 3중초점렌즈용 단추(Button)의 하단은 어떤 유리로 만들었는가?

① 크라운 유리 ② 로우크라운 유리 ③ 하이크라운 유리
④ 바리움 플린트 유리 ⑤ 중바리움 플린트 유리

003 융착형 삼중초점렌즈에 관한 설명으로 옳은 것은?

① 상의 도약이 이중초점렌즈보다 훨씬 작다.
② 크라운 유리, 경플린트 유리, 중플린트 유리로 되어 있다.
③ 중간부분 자렌즈의 상부경계선 중앙점을 원용 PD와 일치
④ Segment drop은 2 mm, 중간도수대의 깊이는 약 5 mm이다.
⑤ 거의 대부분의 제조회사는 중간도수대는 근용부 가입도의 1/3로 설계한다.

004 3중초점렌즈의 원용부 설계의 높이 설정을 어떻게 하는 것이 좋은가?

① 원용은 광학중심점과 하안점이 일치
② 중간부 segment의 상부 경계선 중앙점과 피측정자의 하안검이 일치되도록 한다.
③ 근용부 segment의 상부 경계선 중앙점과 피측정자의 하안검이 일치되도록 한다.
④ 중간부 segment의 상부 경계선 중앙점과 피측정자의 하부 동공연이 일치되도록 한다.
⑤ 근용부 segment의 상부 경계선 중앙점과 피측정자의 하부 동공연이 일치되도록 한다.

정답 | 1. ① 2. ⑤ 3. ② 4. ④

005 다음 3중초점렌즈는?

① CFR22　② PA-25　③ P24
④ B7-25　⑤ Bitex

006 TWIN SEGMENT TYPE LENS가 가장 필요한 직업은?

① 학생　② 목사　③ 교수
④ 소설가　⑤ 항법사

007 삼중초점렌즈에서 Double Segment, Twin Segment를 장용하여야 하는 사람은?

① 교수, 목사　② 교수, 학생, 방사선사
③ 목수, 항법사, 버스운전기사　④ 항법사, 방사선사, 피아니스트
⑤ 피아니스트, 학생, 버스운전기사

008 투인세그먼트 3중초점렌즈(Twin Segment Tri-Focal Lens)가 필요한 직업은?

① 목수　② 20대 학생　③ 40대 교사
④ 70대 목사　⑤ 여객기 조종사

009 이중초점렌즈 설계에서 렌즈의 상부 경계선과 일치해야 할 부분은 어느 곳인가?

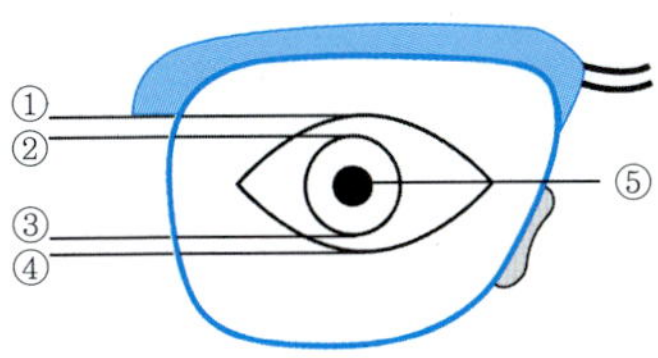

① ①
② ②
③ ③
④ ④
⑤ ⑤

정답 | 5. ④ 6. ⑤ 7. ④ 8. ⑤ 9. ④

010 **삼중초점렌즈 설계에서 렌즈의 상부 경계선과 일치해야 할 부분은 어느 곳인가?**

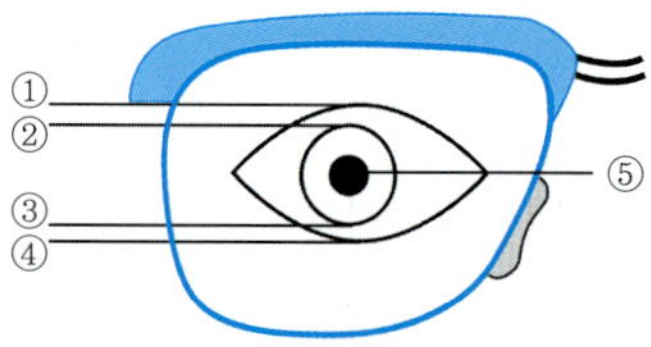

① ①
② ②
③ ③
④ ④
⑤ ⑤

011 **3중초점렌즈의 설계에 대해서 바르게 설명한 것은?**

① 원용부 모렌즈의 광학중심점을 원용 P.D에 맞춘다.
② 근용부 자렌즈의 상부경계선의 중앙점을 근용 P.D.에 맞춘다.
③ 근용부 자렌즈의 상부경계선의 중앙점을 원용 P.D.에 맞춘다.
④ 중간부분 자렌즈의 상부경계선의 중앙점을 근용 P.D.에 맞춘다.
⑤ 중간부분 자렌즈의 상부경계선의 중앙점을 원용 P.D.에 맞춘다.

012 **3중초점렌즈의 원용부 설계의 높이 설정을 어떻게 하는 것이 좋은가?**

① 원용부 중앙점과 동공중심이 일치되도록 한다.
② 근용부 segment의 상주 경계선 중앙점과 피측정자의 하안검이 일치되도록 한다.
③ 중간부 segment의 상부 경계선 중앙점과 피측정자의 하안검이 일치되도록 한다.
④ 중간부 segment의 상부 경계선 중앙점과 피측정자의 하부동공연이 일치되도록 한다.
⑤ 근용부 segment의 상부 경계선 중앙점과 피측정자의 하부 동공연이 일치되도록 한다.

013 **3중초점렌즈로 노안교정용 안경을 조제가공할 때 수평방향의 설계기준점은?**

① 근용부 상부경계선 ② 원용부 광학중심점
③ 근용부 광학중심점 ④ 원용부 기하중심점
⑤ 중간거리부 상부경계선의 2등분점

정답 | 10. ③ 11. ④ 12. ④ 13. ⑤

014 삼중초점렌즈의 설계점 설정은?

① 근용 P.D, 하부림에서 동공 중심 ② 근용 P.D, 하부림에서 하부동공연
③ 원용 P.D, 하부림에서 하부동공연 ④ 중간거리 P.D, 하부림에서 동공중심
⑤ 중간거리 P.D, 하부림에서 하부동공연

015 삼중초점렌즈 안경의 조제시 설계점 수직 높이의 기준이 되는 점은?

① 근용부 광학중심점 ② 원용부 광학중심점
③ 근용부 상부경계선 ④ 중간 거리부 상단경계선
⑤ 중간 거리부 광학중심점

016 3중초점렌즈 설계시 이용되는 렌즈의 위치와 눈의 위치는?

① 근용부 상부경계선의 중앙점과 하안점
② 중간부분 자렌즈의 광학중심점과 하부동공연
③ 근용부분 자렌즈의 하부경계선의 중앙점과 하부동공연
④ 중간부분 자렌즈의 상부경계선의 중앙점과 하부동공연
⑤ 근용부분 자렌즈의 상부경계선의 중앙점과 하부동공연

017 조제가공시 융착형 3중초점렌즈의 가상적 광학중심점과 설계시 광학적 중심점 높이는 테의 하부림에서 어느 곳까지의 높이인가?

① 원용부 광학중심점, 상안검
② 원용부 광학중심점, 동공연 아래
③ 중간거리용 부분의 기하중심점, 동공중앙
④ 근용상부경계선의 중앙점, 하안검
⑤ 중간거리용 부분과 상부경계선 중앙, 하부 동공연

018 3중초점렌즈에 대한 설명으로 맞는 것은?

① 교사에게 적합하다.
② 근용부, 중간부 시야가 넓다.
③ 상의 도약이 2중초점렌즈보다 작다.
④ 보통 중간부 가입도는 근용부 가입도의 1/3배이다.
⑤ 중간거리부는 70 cm ~ 1 m의 거리를 기준으로 한다.

정답 | 14. ② 15. ④ 16. ④ 17. ⑤ 18. ⑤

019 3중초점렌즈의 설계에서 조제 및 가공 PD의 설명이 옳은 것은?

① 기본적으로 2중초점렌즈와 전혀 다르다.
② PD의 설계간격은 근용부 상부 경계선이 원칙
③ 중간용 상부경계선 중앙점을 원용조제가공 PD와 일치한다.
④ 중간용 부분의 상부 경계선의 2등분선상에 실제 기준점을 잡는다.
⑤ 동공 중심에서 4~6 mm 하부에 중간거리용의 상부경계선이 위치하도록 한다.

020 S+2.00D Add 4.00D에서 3중초점에서 중간거리용 굴절력은 얼마로 조제해야 하는가?

① +0.75 ② +2.00 ③ +2.50
④ +4.00 ⑤ +3.00

021 S+3.00D Add 4.00D에서 3중초점에서 중간거리용 굴절력은 얼마로 조제해야 하는가?

① +2.00 ② +2.00 ③ +5.00
④ +6.00 ⑤ +4.00

022 S+2.00D Add 2.50D에서 3중초점에서 중간거리용 굴절력은 얼마인가?

① +2.00 ② +2.50 ③ +3.25
④ +4.25 ⑤ +5.25

023 다음 3중초점렌즈의 중간거리부 가입도 크기는?

For Dist S−1.50 ⌔ C−1.50 Ax 90°
For Read S+3.00 ⌔ C+1.50 Ax 180°

① 1.00 ② 1.50 ③ 2.00
④ 3.00 ⑤ 4.00

024 S+3.00D Add 2.50D에서 3중초점에서 중간거리부 굴절력은?

① +1.50 ② +2.50 ③ +3.25
④ +4.25 ⑤ +5.00

정답 | 19. ④ 20. ④ 21. ③ 22. ③ 23. ④ 24. ④

025 다음 3중초점렌즈의 중간거리부 가입도 크기는?

For Dist S−3.25 = C−0.50 Ax 60°
For Read S−2.25 = C+0.50 Ax 150°

① 0.75 ② 1.25 ③ 1.50
④ 2.25 ⑤ 3.25

026 원용이 S+1.50D ⊂ C−2.00D Ax 35°이고, 중간거리부도수가 C+2.00D Ax 125°의 3중초점렌즈의 근용부 도수는?

① S+3.50D ⊂ C−2.00D Ax 125° ② S+3.50D ⊂ C+2.00D Ax 125°
③ S+2.50D ⊂ C−2.00D Ax 35° ④ S+2.50D ⊂ C+2.00D Ax 35°
⑤ S+2.50D ⊂ C−2.00D Ax 125°

027 처방. 원용 : C+0.50D Ax 135° ⊂ C−2.00D, Ax 45°이고 Add가 2.00D일 때 삼중초점렌즈에서 근용 처방은?

① C+2.50D, Ax 45° ② C+2.50D, Ax 135°
③ S+2.50D ⊂ C−2.00D, Ax 45° ④ S−2.50D ⊂ C+2.50D, Ax 45°
⑤ C−2.50D, Ax 45° ⊂ C+0.50D, Ax 135°

028 다음 3중초점렌즈의 중간거리부 가입도 크기는?

For Dist S−2.50 = C−1.50 Ax 20°
For Read S−1.50 = C+1.50 Ax 110°

① 0.50 ② 1.25 ③ 2.00
④ 2.50 ⑤ 4.00

029 삼중초점렌즈를 Lens meter로 측정한 결과 원용부 굴절력은 C+1.00D Ax 30° ⊂ C−1.00D Ax 120°근용부 굴절력은 S+2.00 = C+2.00D Ax 30°로 측정되었다. 중간부 굴절력으로 맞는 것은?

① S+2.50D = C+2.0D Ax 30° ② S+0.50D = C+2.00D Ax 30°
③ S+0.50D = C−2.00D Ax 30° ④ S+2.50D = C−2.00D Ax 30°
⑤ S+2.50D = C+2.00 Ax 120°

정답 | 25. ① 26. ③ 27. ② 28. ② 29. ②

030 원용이 S+3.50D ⊂ C−4.50D Ax 10°이고, 중간거리부도수가 S+2.00D C+4.50D Ax 100°의 3중초점렌즈의 근용부 도수는?

① S+3.50D ⊂ C−4.50D Ax 10°
② S+5.00D ⊂ C+4.50D Ax 100°
③ S+3.50D ⊂ C−4.50D Ax 100°
④ S+4.00D ⊂ C−4.50D Ax 100°
⑤ S+9.50D ⊂ C−4.00D Ax 100°

031 다음 3중초점렌즈의 중간 거리부 가입도 크기는?

For Dist S−4.00D = C+1.50D Ax 180°
For Read S−0.50D = C−1.50D Ax 90°

① 1.00
② 1.50
③ 2.00
④ 3.00
⑤ 2.50

032 원용도수가 S−2.25D = C+3.50D Ax 90°이고 중간거리부 도수가 S+4.50D = C−3.50D Ax 180°의 삼중초점렌즈의 근용부 도수는?

① S+4.75D = C−3.50D Ax 90°
② S+4.25D = C+3.50D Ax 90°
③ S+3.00D = C+3.50D Ax 90°
④ S+1.25D = C+3.50D Ax 180°
⑤ S+3.00D = C+1.25D Ax 180°

033 처방서가 For Dist : Cyl −2.00D Ax 45° = Cyl +5.0D Ax 135°, Add 2.0D일 때 삼중초점렌즈의 중간부분의 처방은?

① S−0.00D = C+2.50D Ax 45°
② S+0.50D = C−2.50D Ax 45°
③ S−2.00D = C+2.50D Ax 135°
④ S−1.00D = C+2.50D Ax 135°
⑤ S−1.00D = C+7.00D Ax 135°

034 원용이 S+2.25D = C−3.50D, Ax 15°이고, 중간거리부도수가 C+3.50D, Ax 105°의 3중초점렌즈의 근용부 도수는?

① S+4.75D = C−2.00D, Ax 105°
② S+4.75D = C+1.00D, Ax 105°
③ S+1.00D = C+2.00D, Ax 105°
④ S+1.25D = C+3.50D, Ax 105°
⑤ S+1.25D = C−2.00D, Ax 105°

정답 | 30. ② 31. ① 32. ② 33. ⑤ 34. ④

035 삼중초점렌즈를 렌즈미터(Lens Meter)로 측정한 결과 원용부 굴절력은 'C+0.25D, Ax 60° ⊃ C−0.75D, Ax 150°', 근용부 굴절력은 'S+3.75D ⊃ C+1.00D, Ax 60°로 측정되었다. 중간부 굴절력으로 맞는 것은? (단, 중간부 가입도는 근용 가입도의 1/2이다)

가. S+2.50D ⊃ C−1.00D, Ax 60°
나. S+1.50D ⊃ C+1.00D, Ax 150°
다. S+2.50D ⊃ C+1.00D, Ax 150°
라. C+2.50D, Ax 60° ⊃ C+1.50D, Ax 150°

정답 | 35. 라

제 34 강 누진굴절력렌즈의 구조

〔1-3. 다음 그림에 대한 물음에 답하라〕

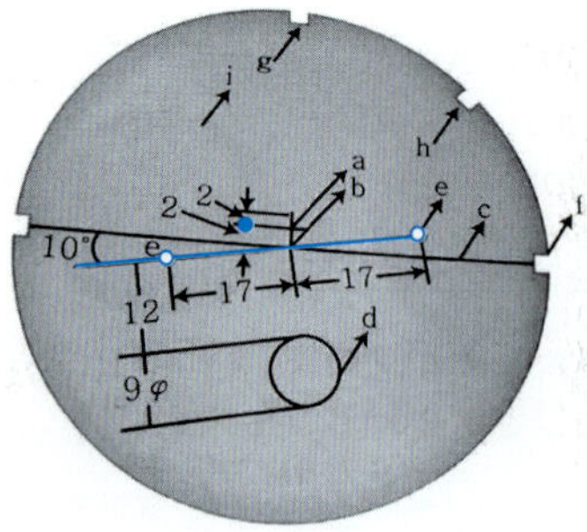

001 e의 명칭으로 옳은 것은?

① 숨김 마크 ② 기하중심점 ③ 수평기준선
④ 원용참조원 ⑤ 근용참조원

002 c의 명칭으로 옳은 것은?

① 숨김 마크 ② 기하중심점 ③ 수평기준선
④ 원용참조원 ⑤ 근용참조원

003 b의 명칭으로 옳은 것은?

① 숨김 마크 ② 기하중심점 ③ 수평기준선
④ 원용참조원 ⑤ 근용참조원

004 누진굴절력 렌즈에서 인점, 조제시 수평을 유지시키기 위한 선은?

① 숨긴마크 ② 광학중심점 ③ 아이포인트선
④ 수평기준선 ⑤ 렌즈표시 절입부

005 누진렌즈에서 표시가 지워진 경우 먼저 확인하는 것은?

① 숨긴마크 ② 기하학 중심 ③ 수평기준선
④ 근용 참조원 ⑤ 원용 참조 + 자선

정답 | 1. ① 2. ③ 3. ② 4. ④ 5. ①

제 35 강 누진굴절력렌즈의 기본설계

001 누진렌즈 비대칭설계에 대한 설명으로 옳은 것은?

① 사교축 설계이다.
② 직교축설계이다.
③ 중심시야가 좁다.
④ 10도 코방향으로 회전되었다.
⑤ 원근광학 중심위치선과 증가선이 서로 수직으로 이루어진 구조이다.

002 누진렌즈 대칭설계에 대한 설명으로 옳은 것은?

① 사교축 설계이다.
② 직교축설계이다.
③ 중심시야가 넓다.
④ 원근 광학중심간 수평거리가 2.5 mm 차이이다.
⑤ 원근광학 중심위치선과 증가선이 서로 수직으로 이루어진 구조가 아니다.

003 누진렌즈의 하드설계의 설명으로 옳은 것은?

① 근용부가 넓다.
② 누진대폭 넓다.
③ 적응기간이 짧다.
④ 주변부의 난시도가 적다.
⑤ 직선이 휘어져 보임이 심하지 않다.

004 누진렌즈의 설계에서 소프트형의 특징으로 옳은 것은?

① 적응기간 길다.
② 누진폭이 좁다.
③ 주변부 난시도가 크다.
④ 직선이 휘어져 보임이 심하다.
⑤ 처음 노안교정자에게 적합하다.

005 누진굴절력렌즈 설계에 대한 설명으로 옳은 것은?

① 하드설계는 누진대폭이 넓다.
② 가입도가 많으면 근용시야가 좁아진다.
③ 대칭형 누진굴절력렌즈는 사교축 설계이다.
④ 대칭형 누진굴절력렌즈는 중심시야가 넓다.
⑤ 처음으로 교정하는 사람은 하드형에 익숙해지기 쉽다.

정답 | 1. ① 2. ② 3. ① 4. ⑤ 5. ②

006 이 그림의 렌즈는?

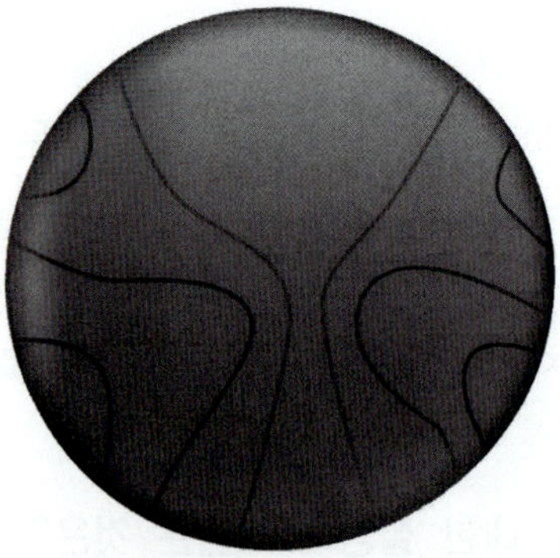

① Ex형 렌즈
② 단초점렌즈
③ 누진 하드렌즈
④ 누진 소프트렌즈
⑤ 융착형 이중초점렌즈

007 가입도에 따라 설계를 다르게 하여 가입도가 적을 때 누진대 폭과 길이가 넓고 근용부를 넓게 한 디자인은?

① 멀티디자인
② 모노디자인
③ 하드디자인
④ 소프트디자인
⑤ 따로 없다.

정답 | 6. ④ 7. ②

제 36 강 누진굴절력렌즈의 특징

001 **누진굴절력렌즈의 설명으로 옳은 것은?**

① 수차몰림부을 왜곡수차부라 한다.
② 프리즘측정은 아이포인터에서 한다.
③ 가입도가 작을수록 비점수차 커진다.
④ 경계가 있고 중간거리는 이용할 수 없다.
⑤ 원용부, 누진부, 근용부는 실용시야 부분이다.

002 **누진굴절력렌즈가 적합한 사람은?**

① 부등시안
② 민감하고 신경질적인 사람
③ 조절력이 풍부한 사람
④ 청소년 중 근용가입도가 필요한 자
⑤ 가입도가 2.50D 이상인 처음 착용하는 사람

003 **누진굴절렌즈의 특성으로 옳은 것은?**

① 기저상방프리즘 효과가 나타난다.
② 주시거리가 길수록 내편심량은 많아진다.
③ 측방시를 하기 위해서는 시선을 돌려본다.
④ 원용PD와 정점거리가 길수록 내편심량은 적어진다.
⑤ 적응 실패율이 적은 사람은 1.00D 이하인 노안 초기의 사람이다.

004 **누진굴절력렌즈에서 프리즘 측정지점으로 옳은 것은?**

① 아이포인트
② 비점수차부
③ 기하중심점
④ 원용부 굴절력 측정위치
⑤ 근용부 굴절력 측정위치

005 **누진굴절력렌즈에서 원용부 위쪽 두께를 줄이기 위해 하는 프리즘 기저방향은?**

① BI
② BO
③ BU
④ BD
⑤ BASE 45

정답 | 1. ⑤ 2. ④ 3. ⑤ 4. ③ 5. ④

006 **누진굴절력렌즈 조제가공시 주의할 점으로 옳은 것은?**

① 우세안을 우선으로 교정한다.
② 경사각이 작으면 시야는 넓어진다.
③ 폭주기능이 비정상이면 누진렌즈가 적합하다.
④ 사시 강한 부등시는 비대칭 설계렌즈를 사용한다.
⑤ 한눈이 실명되어 한 쪽 눈만 사용하여 폭주가 많다면 비대칭 설계렌즈를 사용한다.

007 **상의 도약이 없이 원거리와 근거리를 모두 명시할 수 있는 렌즈는?**

① 조광렌즈 ② A형 렌즈 ③ 이중초점렌즈
④ 3중초점렌즈 ⑤ 누진다초점렌즈

008 **누진다초점렌즈 특성 중 옳은 것은?**

① 상도약이 있다. ② 불명시역이 없다.
③ 고분산율을 가진다. ④ 근용부 시야가 넓다.
⑤ 누진대 측방에 왜곡수차 및 구면수차 발생

009 **일반적인 누진다초점렌즈의 장용에 대한 설명으로 옳은 것은?**

① Add 도수가 강할수록 누진대가 짧아진다.
② 노안초기에는 원근양용보다 누진렌즈가 좋다.
③ Add 도수가 강할수록 비점수차량이 작아진다.
④ 누진다초점렌즈를 처음 장용하는 사람은 적응이 필요하다.
⑤ 원용부가 토릭이면 안경사가 기준 주경선의 위치를 잡아야 한다.

010 **다음은 누진렌즈에 대한 설명으로 옳은 것은?**

① Add가 강할수록 비점수차량은 작다.
② 렌즈의 프리즘량은 원용굴절력 측정부에서 측정한다.
③ 프리즘 박형화 가공을 하면 원용부 두께가 두꺼워진다.
④ 사무실 전용 렌즈는 누진부 길이가 길고, 누진폭이 좁다.
⑤ 대칭 설계식 렌즈는 동방향 측방 시 Add굴절력이 양안에 차이가 난다.

정답 | 6. ① 7. ⑤ 8. ② 9. ④ 10. ⑤

011 누진다초점렌즈에 관한 설명으로 옳은 것은?

① Add가 증가할수록 비저수차량은 작다.
② 가입도가 증가할수록 누진대 폭은 넓어진다.
③ 가입도가 증가할수록 근용부 시야는 좁아진다.
④ 굴절이상 미교정시 시력은 저하되나 명시 시야는 넓어진다.
⑤ 가입도가 증가할수록 중간거리부의 선명한 시야는 넓어진다.

012 누진다초점 Lens를 추천할 대상이 맞는 것은?

① 조절이 과다한 사람
② 근거리 사시 현상이 없는 사람
③ 주변시야를 원하지 않는 사람
④ 인공수정체를 삽입하지 않은 사람
⑤ 청소년 중 근용부 가입도가 필요한 사람

013 누진다초점렌즈를 이용하는 고객은 주로 노안시기능을 가지고 있는 사람들이 대상이 되므로 안경 사용전 관찰(문진)이 특히 필요하다. 다음 중 문진이라고 할 수 있는 항은?

① 노안의 진행정도는 상관없다.
② 안경테의 크기가 적당한가를 '아이포인트 게이지'나 '싸이즈가드' 등을 사용하여 판단한다.
③ 사용자의 자세 특히 자연스러운 두경부의 자세(습관) 등을 관측하여 조제시 고려할 필요없다.
④ 지금까지 사용했던 안경의 종류 등을 알아보고 누진다초점렌즈의 적응을 쉽게 할 수 있는가 진단할 수 없다.
⑤ 사용자의 직업 또는 사용목적 등을 파악하여 근용과 원용 중 어느 부분의 설계에 더 비중을 두어야 할지 결정한다.

014 누진다초점렌즈 착용시 시선이 누진대 측방으로 이동할 때 느끼는 자각 증상(현상)은 다음 중 어느 것인가?

① 색수차 ② 구면수차 ③ 상의 도약
④ 명시역 단절 ⑤ 상의 왜곡과 비점수차

정답 | 11. ③ 12. ② 13. ⑤ 14. ⑤

제 37 강 누진굴절력렌즈의 안경조제를 위한 설계와 가공

001 누진다초점렌즈 설계에서 렌즈의 아이 포인트와 일치해야 할 부분은 어느 곳인가?

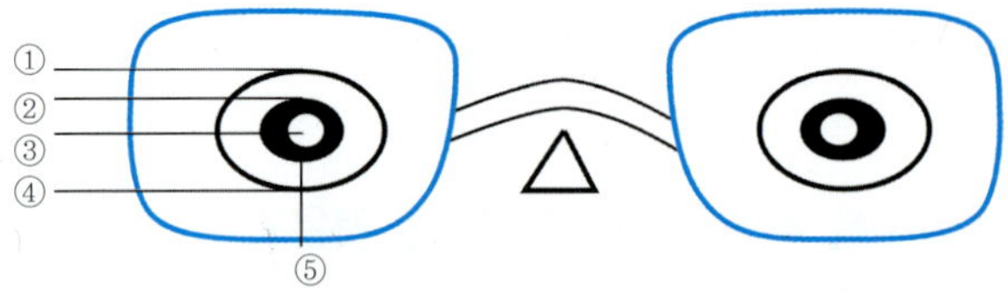

① ①　　② ②　　③ ③
④ ④　　⑤ ⑤

002 누진다초점렌즈의 안경테 가운데 가장 안정적인 크기를 가진 것은?

① 동공중심에서 위로 13 mm, 아래로 22 mm
② 동공중심에서 위로 10 mm, 아래로 15 mm
③ 동공중심에서 위로 10 mm, 아래로 20 mm
④ 동공중심에서 위로 15 mm, 아래로 15 mm
⑤ 동공중심에서 위로 22 mm, 아래로 13 mm

003 누진다초점렌즈에 대한 설명으로 옳은 것은?

① 명시역의 단절이 있다.
② 주변시 할 때 비정수차가 없다.
③ 원용부 굴절력과 축방향을 확인하고 인점은 행하지 않는다.
④ 근용부 굴절력은 물측정정굴절력을 렌즈 받침부에 대고 측정한다.
⑤ 동공중심선에서 수직방향으로 22 mm, 아래로 13 mm 이상의 여유가 있는 렌즈삽입부를 선택하는 것이 좋다.

정답 | 1. ③ 2. ① 3. ③

004 누진다초점렌즈에 대한 설명으로 옳은 것?

① 주변시 구면수차 존재한다.
② 원용부의 타켓트상을 스크린 중앙에 반드시 위치시켜 인점한다.
③ 가입도 값은 원피스형식이지만 (−)면을 렌즈 받침부에 대고 측정한다.
④ 타겟트상은 스크린중앙부에 위치하지 않고 상하로 떨어져 위치하는 경우가 많다.
⑤ 동공중심선에서 수직방향으로 22 mm, 아래로 13 mm 이상의 여유가 있는 옥형을 선택하는 것이 좋다.

005 다음 누진다초점렌즈에 관한 설명 중 옳은 것은?

① 상도약이 있다.
② 대칭형 설계의 경우 측방시가 좋다.
③ 누진대의 길이는 보통 12~19 mm로 한다.
④ 중·근용 중시 설계는 누진대의 길이를 길게 한다.
⑤ 누진대의 비점수차는 가입도의 크기에 반비례한다.

006 누진다초점렌즈로 안경을 만들기 전 확인할 사항과 맞는 것은?

① 비점수차
② 중간부 굴절력
③ segment 길이
④ 프리즘 굴절력
⑤ 근용광학중심점의 인셋(편심)량

007 누진렌즈의 감춤 표시인 것은?

① Add
② 근용부
③ 수평기준선
④ 아이포인트선
⑤ 원용아이포인트

008 누진다초점렌즈(progresive lens)의 조제 가공의 설계에서 옳은 설명은?

① 기하중심에 원용 P.D를 맞춘다.
② 렌즈 근용부 중심에 근용 P.D를 맞춘다.
③ 렌즈 원용 '아이 포인트'에 근용 P.D로 맞춘다.
④ 렌즈 원용 '아이 포인트'에 원용 P.D를 기준한다.
⑤ 렌즈 원용 '아이 포인트'에 원·근용 P.D의 평균값을 맞춘다.

정답 | 4. ④ 5. ⑤ 6. ④ 7. ③ 8. ④

009 누진다초점렌즈의 설계에 대한 설명 중 맞는 것은?

① 기하중심에 근용 P.D를 맞춘다.
② 동공 높이를 수평기준점에 맞춘다.
③ 동공 높이를 프리즘 측정위치에 맞춘다.
④ 렌즈의 기하학적 중심에 원용 PD를 맞춘다.
⑤ 아이 포인트(eye point)를 원용 PD에 맞춘다.

010 누진다초점렌즈의 설계점 높이의 설정방법으로 옳은 것은?

① 하부림에서 상부 동공연까지 거리
② 안경테의 하부림에서 하안검까지의 수직거리
③ 안경테의 하부림에서 동공중심까지의 수직거리
④ 안경테의 하부림에서 하부 동공연까지의 수직거리
⑤ 안경테의 하부림에서 원용광학중심까지의 수직거리

011 누진다초점렌즈의 설계에 대한 설명 중 맞는 것은?

① Oh는 하부림에서 동공연 하부까지 거리이다.
② 폭주 이상이 있는 경우 원용 우선의 설계를 한다.
③ 원용 eye point의 수평 위치를 동공선보다 올리면 시야 협착을 주로 호소한다.
④ 원용 eye point의 수평 위치를 동공선보다 아래로 내리면 근용부 사용이 불편하다.
⑤ 수직 설계점은 안경테 하부림에서 원용 eye point와 하안점 위치를 일치시킨 지점까지의 수직거리로 한다.

012 대칭형 누진다초점 안경의 조제가공에 관한 설명이다. 옳은 것은?

① 전경각은 10도를 유지하게 한다.
② 수직 길이가 30 mm 이하인 안경테
③ 원용의 광학중심과 형판의 설계점을 일치시킨다.
④ 코받침이 있는 오벌형 안경테는 적절한 안경테이다.
⑤ 시야각을 크게 하기 위해 정점간거리는 7~10 mm로 한다.

정답 | 9. ⑤ 10. ③ 11. ④ 12. ①

013 비대칭형 설계 누진다초점렌즈에 관한 설명으로 옳은 것은?

① 대칭형보다 기능면에서 떨어진다.
② 거울검사에 의한 근용 P.D 우선으로 미조정한다.
③ 하드 설계인 경우 원용부는 넓지만 근용부는 좁다.
④ 비대칭 설계가 대칭 설계 보다 양안시에 좋지 않다.
⑤ 안경 조제를 위한 일반적인 설계점 설정은 장용자의 근용시점에 맞춘다.

014 누진다초점렌즈의 조제에 맞는 안경테는?

① 코받침이 없는 테
② 수직 길이가 30 mm 이하인 안경테
③ 림(rim)의 두께가 굵은 플라스틱테
④ 렌즈 삽입부 크기의 수직거리가 되도록 짧은 테
⑤ 광학적 중심 높이가 23 mm 이상 확보될 수 있는 금속테

015 누진렌즈 조제시 옳은 것은?

① 테의 경사각은 15° 유지
② 정점간거리는 7~10 mm 유지
③ 양안시 기능을 유지시켜야 한다.
④ 림 길이 20 mm 이하여야 한다.
⑤ 누진대가 짧은 것을 택해 상의 도약을 줄인다.

016 누진다초점렌즈에 의한 다음 안경조제 중 가장 신중을 가해야 할 용도는?

① 상용　② 운전용　③ 독서용
④ 강의용　⑤ 손작업용

017 누진다초점렌즈 조제가공에서 보는 법 중 가장 마지막 단계훈련은?

① 근용부 활용　② 주변시 활용　③ 누진대 활용
④ 중심부 활용　⑤ 원용부 활용

정답 | 13. ③ 14. ⑤ 15. ③ 16. ② 17. ②

018 누진다초점렌즈를 이용한 안경 조제의 설명으로 바르게 설명된 항은?

① 림 수직길이는 30 mm 이하가 좋다.
② 광학적 중심높이가 기본적으로 30 mm 이상이 확보되는 안경테를 선택하고 원용이나 근용의 사용빈도에 따라서 그 위치를 고려해서 선택한다.
③ 조제가공이 끝난 후에 거울검사법으로 검사했을 때 좌우 동공이 똑같이 근용부 아이포인트 중심보다 코방향으로 밀려가 있을 때는 정간거리를 약간 크게 해주거나 경사각을 작게 한다.
④ 테의 선택에서는 렌즈림이 가는테를 선정하고 코받침지지(clings arm)가 있는 안경테를 사용하는 것이 좋으며 안경테 다리부의 조정률을 확실하게 행할 수 있는 길이의 안경테를 선택할 것.
⑤ 누진다초점렌즈 중에서 좌우 대칭형설계의 누진다초점렌즈는 원피스형으로 플라스틱소재를 많이 사용하고 있기 때문에 자동옥습기 사용할 때 약간 작은 크기로 가공한다는 느낌으로 처리한다.

019 누진다초점 안경의 제작상 설계에 관한 설명이다. 옳은 것은?

① 하드설계방식은 누진대폭이 넓다.
② 소프트 설계방식은 주변부 난시도가 크다.
③ 하드설계방식은 주변부의 난시도가 작다.
④ 소프트 설계는 원용부측방식 장애요인이 없다.
⑤ 소프트 설계방식은 원·근 시선이동시 비점수차 폭이 커져 부담이 적다.

020 누진다초점렌즈 안경의 조제가공에 관한 설명으로 옳은 것은?

① 메텔테는 안된다.
② prism thinning 가공으로 두께를 늘인다.
③ 코받침 지지가 없는 안경테를 선택한다.
④ 광학적 중심높이가 22 mm 이상인 rim이 두꺼운 안경테를 선택한다.
⑤ 대칭형 설계의 렌즈를 자동 옥습기로 가공할 경우 무게 조정추를 가볍게 조정한다.

정답 | 18. ④ 19. ③ 20. ⑤

021 누진다초점렌즈의 조제가공설계의 설명으로 옳은 것은?

① prism thinming 가공으로 두께를 늘인다.
② 유리렌즈 가장자리는 그 크기가 정확해야 한다.
③ 일반 단초점렌즈와 달리 특별한 설계를 해야 한다.
④ 원용부가 토릭이면 안경사가 기준 주경선의 위치를 잡아야 한다.
⑤ 유효렌즈면이 동공중심에 하방향으로 13 mm, 상방향으로 22 mm 이상인 안경테 확보

022 누진다초점렌즈의 조제가공설계의 설명으로 옳은 것은?

① 대칭형 설계의 렌즈를 권한다.
② 림 수직 길이는 30 mm 이하로 한다.
③ 거울검사에 의한 원용 P.D.를 우선하여 조제한다.
④ 일반 단초점렌즈와 달리 특별한 설계를 해야 한다.
⑤ 토릭렌즈일 때 기준주경선의 위치는 메이커에서 안경사가 주문한대로 제작한다.

023 누진다초점렌즈 안경의 조제가공에 관한 설명과 관계 있는 것은?

① 림 수직깊이는 30 mm 이하로 한다.
② CR-39렌즈는 옥형보다 약간 크게 가공한다.
③ 안경테의 선택시 광학중심높이가 최소 15 mm 이상 확보되는 테를 선택한다.
④ 대칭형 설계렌즈를 자동옥습기를 사용할 경우 무게 중심추는 약간 무겁게 한다.
⑤ Mirror test에서 좌우 동공의 위치가 같은 방향으로 평행 편위된 경우 정간거리 크게 한다.

024 누진다초점렌즈에서 그림과 같이 설계해야 할 경우로 옳은 것은?

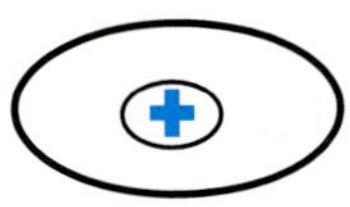

① 중간, 근용 빈도 같다.
② 중간거리를 사용할 경우
③ 원용, 근용 사용빈도가 같을 경우
④ 원용이 근용보다 사용빈도가 많을 경우
⑤ 근용이 원용보다 사용빈도가 많을 경우

정답 | 21. ② 22. ⑤ 23. ② 24. ③

025 누진다초점렌즈에서 그림과 같이 설계해야 할 경우로 옳은 것은?

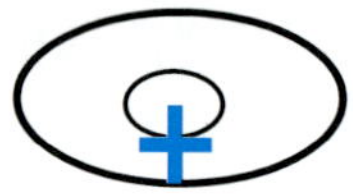

① 중간, 근용 빈도 같다.
② 중간거리를 사용할 경우
③ 원용, 근용 사용빈도가 같을 경우
④ 원용이 근용보다 사용빈도가 많을 경우
⑤ 근용이 원용보다 사용빈도가 많을 경우

026 누진다초점렌즈에서 그림과 같이 설계해야 할 경우로 옳은 것은?

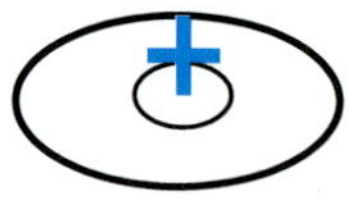

① 중간거리를 사용할 경우
② 중간, 근용 빈도 같다.
③ 원용, 근용 사용빈도가 같을 경우
④ 원용이 근용보다 사용빈도가 많을 경우
⑤ 근용이 원용보다 사용빈도가 많을 경우

027 누진다초점렌즈에서 근용 우선일 경우, 동공 중심과 일치시켜야 하는 것은?

① 십자선의 수평선 상단부
② 렌즈에 표시된 원용 참조 십자선의 중심
③ 렌즈에 표시된 원용 참조 십자선의 수직선 상단부
④ 렌즈에 표시된 원용 참조 십자선의 수평선 하단부
⑤ 렌즈에 표시된 원용 참조 십자선의 수직선 하단부

028 누진다초점렌즈에서 원용 우선일 경우, 동공 중심과 일치시켜야 하는 것은?

① 십자선의 수평선 상단부
② 렌즈에 표시된 원용 참조 십자선의 중심
③ 렌즈에 표시된 원용 참조 십자선의 수직선 상단부
④ 렌즈에 표시된 원용 참조 십자선의 수평선 하단부
⑤ 렌즈에 표시된 원용 참조 십자선의 수직선 하단부

정답 | 25. ④ 26. ⑤ 27. ⑤ 28. ③

029 **누진다초점렌즈에서 근용, 원용 사용빈도가 같을 경우, 동공 중심과 일치시켜야 하는 것은?**

① 십자선의 수평선 상단부
② 렌즈에 표시된 원용 참조 십자선의 중심
③ 렌즈에 표시된 원용 참조 십자선의 수직선 상단부
④ 렌즈에 표시된 원용 참조 십자선의 수평선 하단부
⑤ 렌즈에 표시된 원용 참조 십자선의 수직선 하단부

030 **누진다초점렌즈의 자르기와 다듬기(cutting and triming) 요령으로서 옳은 것은?**

① 설계점과 렌즈의 원용부 기하중심점을 일치시킨다.
② 형판의 설계점과 렌즈의 기하학적 중앙점을 일치시켜 외주선을 긋는다.
③ 형판의 설계점과 렌즈의 수평기준선의 중앙점을 일치시켜 외주선을 긋는다.
④ 형판의 설계점과 렌즈의 근용부 eye point 위치를 일치시켜 외주선을 긋는다.
⑤ 형판의 설계점과 렌즈의 원용부 eye point 위치를 일치시켜 외주선을 긋는다.

031 **누진다초점렌즈의 가장자리 갈기 및 산각세우기에서 주의할 사항과 관계있는 것은?**

① 약간 작게 가공한다.
② 수직기준선이 유지되도록 한다.
③ Eye point의 높이가 틀리지 않도록 한다.
④ 자동옥습기 작동시에는 렌즈 고정봉을 느슨하게 한다.
⑤ 자동옥습기 사용시 형판의 기준점과 렌즈의 원용 eye point를 일치시킨다.

032 **누진다초점렌즈의 가장자리갈기 및 산각세우기에서 주의할 사항과 관계있는 것은?**

① 약간 작게 가공한다.
② 수직기준선이 유지되도록 한다.
③ 안경테의 rim이 두꺼운 테를 선택한다.
④ eye point의 높이가 틀리지 않도록 한다.
⑤ 자동옥습기 작동시에는 렌즈 고정봉을 약간 느슨하게 한다.

정답 | 29. ② 30. ⑤ 31. ③ 32. ④

033 **누진다초점렌즈의 조제가공 과정에 대한 설명으로 옳은 것은?**

① 경사각은 관계없다.
② 조립이 끝날 때(마킹된 표시는) 지운다.
③ 렌즈 커팅 전에 좌, 우 확인 및 도수와 축을 재확인할 필요 없다.
④ 마킹 표시가 정확하게 패턴의 동공위치에 아래에 있는가 확인한다.
⑤ 렌즈의 수평축의 패턴의 수평축과 평행한가를 확인하고 흡착반을 붙인 후 렌즈를 커팅한다.

034 **누진렌즈 조제시 eye point gauge의 원용 eye point를 형판 설계점에 일치시켜 부착 후 하여야 할 일은?**

① 거울검사
② 형판 제작
③ 검사, 수정
④ 원용 P.D측정
⑤ eye point 사진

035 **사무직에 종사하는 50대 여성을 굴절검사한 결과 다음과 같다. 근용안경을 사용하려 한다. 가장 적당한 종류는? (단, 조절력이 +2.00이다) (S−4.00D = C−1.00D, Ax 180°Add 3.00)**

① Ex형
② ER형
③ 심리스형
④ 누진다초점
⑤ 원근용이 서로 다른 단초점렌즈

036 **다음은 누진다초점렌즈에 대한 특징을 설명한 내용 중 옳은 것은?**

① 색수차가 있다.
② 상의 도약현상이 있다.
③ 가입도가 클수록 비점수차량은 적다.
④ 누진대 측방부의 왜곡수차와 비점수차로 측방시에는 상의 흐림, 흔들림, 휘어짐이 없다.
⑤ 원용부에서 근용부까지 굴절력이 연속적으로 변하므로 원거리에서 근거리로 시선이 이동할 때 중간 중간 선명하게 볼 수 없는 갭이 있다.

정답 | 33. ⑤ 34. ① 35. ④ 36. ⑤

037 누진다초점렌즈의 안경테로서 적당한 것은?

가. 코받침이 있는 테
나. 보스톤형의 안경테
다. 림이 가는테
라. 계란형

038 누진다초점렌즈의 인점찍기와 관계있는 것은?

가. 원용부 광학중심점의 인점은 렌즈의 (−)면에 한다.
나. 토릭렌즈의 세인점선과 수평기준선이 평행한지를 확인한다.
다. 프리즘렌즈는 (+)면의 모렌즈에서 처방된 기저방향을 인점한다.
라. 근용부의 굴절력은 근용 참조원을 측정한다.

정답 | 37. 가, 다 38. 나, 라

제 38 강 누진굴절력렌즈의 미조정과 적응

001 누진다초점렌즈의 거울 검사에서 원용을 볼 때에는 원용 eye point와 일치하지만 근용을 볼 때는 좌, 우의 동공이 극단적으로 근용 중심부보다 어긋나 있을 때의 처치는?

① 코받침을 내린다. ② 경사각을 크게 한다.
③ 경사각을 작게 한다. ④ 안경테의 전면을 수평으로 재조정한다.
⑤ 정점간거리를 작게 하고 경사각은 크게 한다.

002 누진다초점렌즈를 조제하기 전 근용부 설계의 확인 과정에서 근용 아이포인트에서 동공이 좌, 우 똑같이 코방향으로 약간 벗어나 있을 때 미조정으로 fitting하려고 한다. 다음 중 가장 적당한 것은?

① 경사각을 작게 한다. ② 정간거리를 약간 줄인다.
③ 정간거리를 약간 크게 조정한다. ④ 안경테를 전체적으로 약간 올린다.
⑤ 안경테를 전체적으로 약간 내린다.

003 누진다초점렌즈 거울검사(Mirror Test)에서 좌우 동공이 똑같이 근용부 중심보다 코방향으로 밀려 있을 때의 처치는?

① 수평재조정 ② 코받침을 내린다.
③ 경사각을 작게 한다. ④ 정점간거리를 작게 한다.
⑤ 두경부 위치를 바르게 한다.

004 조제된 누진다초점렌즈를 넣은 안경을 피팅(fitting)하여 거울검사(mirror test)를 한 결과가 그림과 같다. 미조정 방법으로 옳은 것은? (단, ●은 동공중심 ◎은 렌즈근용부)

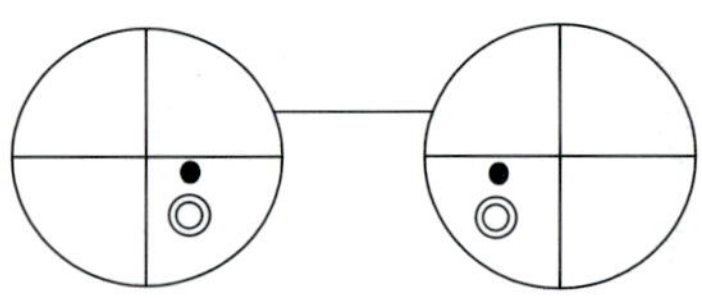

① 경사각 크게 한다. ② 경사각을 작게 한다.
③ 정점간거리를 작게 한다. ④ 안경테 다리 벌림각을 크게 한다.
⑤ 안경테의 코받침을 위로 올린다.

정답 | 1. ④ 2. ② 3. ④ 4. ②

005 조제된 누진다초점렌즈를 넣은 안경을 피팅(fitting)하여 거울검사(mirror test)를 한 결과가 그림과 같다. 미조정 방법으로 옳은 것은? (단, ●은 동공중심 ◎은 렌즈근용부)

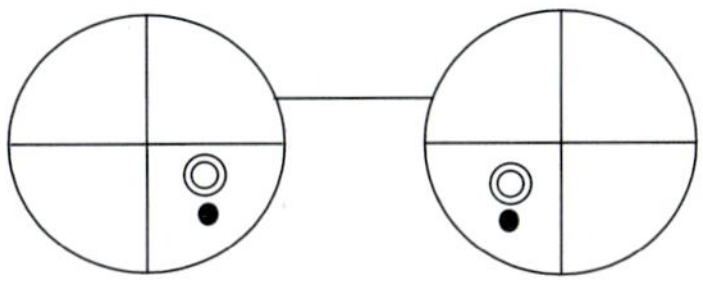

① 경사각을 작게 한다.
② 정간거리 크게 한다.
③ 정점간거리를 작게 한다.
④ 안경테 다리 벌림각을 크게 한다.
⑤ 안경테의 코받침을 밑으로 내린다.

006 조제된 누진다초점렌즈를 넣은 안경을 피팅(fitting)하여 거울검사(mirror test)를 한 결과가 그림과 같다. 미조정 방법으로 옳은 것은? (단, ●은 동공중심 ◎은 렌즈근용부)

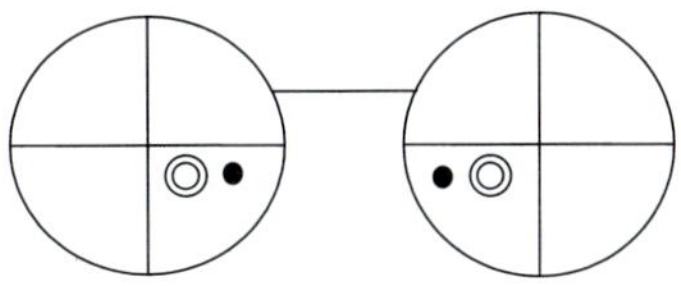

① 수평 재조정한다.
② 경사각을 작게 한다.
③ 정점간거리를 크게 한다.
④ 안경테 다리 벌림각을 크게 한다.
⑤ 경사각을 크게 하거나, 정간거리를 작게 한다.

007 조제된 누진다초점렌즈를 넣은 안경을 피팅(fitting)하여 거울검사(mirror test)를 한 결과가 그림과 같다. 미조정 방법으로 옳은 것은? (단, ●은 동공중심 ◎은 렌즈근용부)

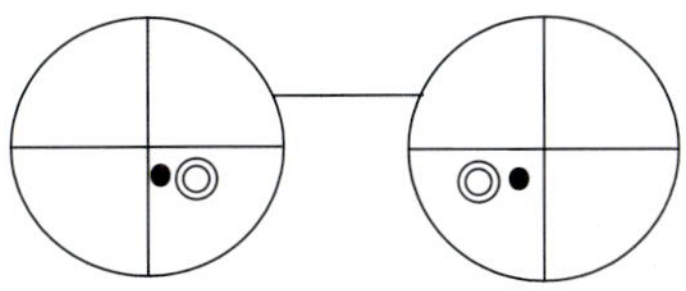

① 수평 재조정 한다.
② 경사각을 작게 한다.
③ 수정-경사각을 크게 한다.
④ 정점간거리를 작게 한다.
⑤ 안경테 다리 벌림각을 크게 한다.

정답 | 5. ① 6. ⑤ 7. ②

008 **조제된 누진다초점렌즈를 넣은 안경을 피팅(fitting)하여 거울검사(mirror test)를 한 결과가 그림과 같다. 미조정 방법으로 옳은 것은? (단, ●은 동공중심 ◎은 렌즈근용부)**

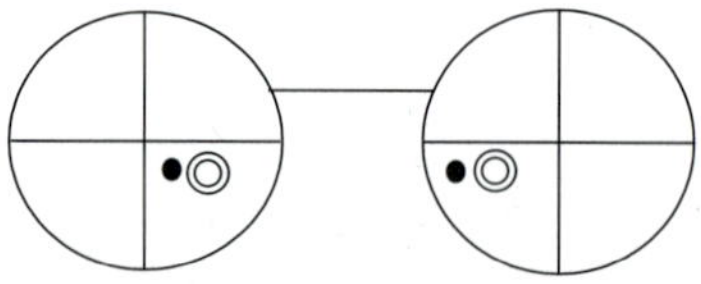

① 경사각 크게 한다.
② 경사각을 작게 한다.
③ 정점간거리를 작게 한다.
④ 안경테 다리 벌림각을 크게 한다.
⑤ 안경테 전면을 수평으로 재조정한다.

009 **누진다초점 Lens의 착용자에 대한 적응 훈련 내용이 옳은 것은?**

① 중간거리 훈련은 3 m 거리를 이용한다.
② 머리를 돌려 가며 주변시야 훈련을 한다.
③ 계단을 내려갈 때는 고개를 세우고 가도록 한다.
④ 원거리시에는 눈동자를 낮추고, 근거리시에는 높이도록 훈련한다.
⑤ 자연스런 상태로 근거리 시력표를 장용과 벗는 상태를 비교 실시한다.

010 **다음 사람들 중에서 누진렌즈에 가장 잘 적응할 수 있는 사람은?**

① 폭주기능이 비정상적인 사람
② 근시안중에서 Add가 많은 사람
③ 부동시이고 양안의 융합 능력이 큰 사람
④ 세밀한 근업시간이 많은 보다 사교적인 사람
⑤ 조절력이 보다 큰 50세 이하 초로(初老)의 사람

011 **누진굴절력 렌즈 적응 실패가 적은 사람은?**

① 폭주기능이 비정상적인 사람
② 가입도 2.5D 이상으로 처음 착용자
③ 멀미 이명등 균형감각에 민감한 사람
④ 안구수직회전각이 큰 초기 노안 사람
⑤ 목운동이 부족하거나 목길이가 짧은 사람

정답 | 8. ⑤ 9. ⑤ 10. ⑤ 11. ④

012 일반적인 누진다초점렌즈의 장용에 대한 설명 중 옳은 것은?

① Add가 강할수록 비저수차량은 작다.
② 누진대의 길이가 짧으면 Add의 도수가 강하다.
③ 주변부의 비점수차는 누진대의 길이에 반비례한다.
④ 누진다초점렌즈를 처음 장용한 사람은 적응이 빠르다.
⑤ 물체를 볼 때 눈을 이동해서 보기보다는 머리를 이동해서 보는 것이 적응하기 쉽다.

013 일반적인 누진다초점렌즈의 장용에 관한 설명으로 옳은 것은?

① Add가 약할수록 비저수차량은 커진다.
② 누진대의 길이가 길면 Add의 도수가 약하다.
③ 주변부의 비점수차는 누진대의 길이에 반비례한다.
④ 누진다초점렌즈를 처음 장용하는 사람은 적응이 빠르다.
⑤ 물체를 볼 때 눈을 이동해서 보기보다는 머리를 이동해서 보는 것이 적응하기 쉽다.

014 누진렌즈 적응 훈련으로 옳은 것은?

① 측방시 때는 시선을 움직인다.
② 100 cm 중간거리 보는 훈련은 하지 않는다.
③ 근거리시 때 눈동자를 높여 보는 훈련을 한다.
④ 원거리시 때 눈동자를 낮추어 보는 훈련을 한다.
⑤ 안경착용상태와 벗은 상태를 비교하여 훈련한다.

015 거울검사법(mirror test)에서 누진다초점렌즈 안경 장용자의 동공이 좌우 모두 근용 eye point의 중심에서 코방향으로 약간 벗어나 있을 때 미조정할 곳은?

가. V.D	나. 경사각
다. 코받침 부분	라. 안경다리의 벌림각

제39강 누진굴절력렌즈의 클레임 증상과 해결방법

001 근용부 독서범위가 좁다. 처치는?

① 코받침 간격 넓힌다.
② 경사각을 크게 한다.
③ 경사각을 작게 한다.
④ 다리벌림각을 넓힌다.
⑤ 정점간거리를 길게 한다.

002 주변부가 선명하고 중심부가 흐린 경우 원인은?

① 과교정
② 저교정
③ 완전교정
④ 난시의 미교정
⑤ 렌즈를 너무 좁게 삽입했다.

003 야간에 흐리게 느껴지는 이유로 옳은 것은?

① 아베수가 낮다.
② 가입도가 작다.
③ 색수차가 적다.
④ 난시축이 부정확하다.
⑤ 안경테 상하폭이 좁다.

004 누진렌즈착용시 주변부의 흔들림이 있다. 처치는?

① 경사각을 크게 한다.
② 렌즈를 넓게 삽입한다.
③ 정점간거리를 줄인다.
④ 정점간거리를 늘린다.
⑤ 안경테 프론트의 커브를 작게 한다.

005 누진대 및 근용부 시야가 좁은 경우 문제점은?

① 가입도가 너무 낮다.
② 정경각이 너무 작다.
③ 정점간거리가 너무 짧다.
④ 주시물의 위치가 너무 낮다.
⑤ 좌우 단안 혹은 양안PD가 맞다.

정답 | 1. ② 2. ② 3. ① 4. ③ 5. ②

006 누진렌즈에서 독서시 머리나 안경을 들어올린다. 처치는?

① 코받침 간격 넓힌다.
② 가입도수를 확인한다.
③ PD를 다시 확인한다.
④ 코받침의 위치를 올린다.
⑤ 코받침의 위치를 내린다.

007 누진렌즈 크레임의 원인이 옳은 것은?

① 보는법 설명부족
② 원용굴절력 정확성
③ Fitting point 정확
④ 테 수직폭 36 mm 이상
⑤ 렌즈미터로 가입도를 정확하게 측정

정답 | 6. ⑤ 7. ①

제 40 강 귀갑 안경테의 특성과 조제가공

001 귀갑테의 특징으로 옳은 것은?

① 온풍히타 사용
② 초음파 세척기 사용은 가능하다.
③ 코 → 상 → 귀 → 하방향 순서로 끼운다.
④ 아크릴 수지와 비슷하여 가소성과 탄력성이 좋다.
⑤ 렌즈 삽입부의 크기보다 약간 크게 가장자리를 간다.

002 귀갑테를 조제할 때에 주의 할 사항으로 옳은 것은?

① 온풍히타 사용
② 초음파 세척기 사용한다.
③ 아크릴 수지와 비슷하여 가소성과 탄력성이 좋다.
④ 렌즈 삽입부의 크기보다 약간 크게 가장자리를 간다.
⑤ 끼워 넣기를 위해 가열할 때는 수증기를 공급해야 한다.

003 귀갑테의 특징으로 옳은 것은?

① 저렴하다.
② 습도 및 자외선에 강하다.
③ Fitting할 때 모래히타를 사용한다.
④ 벌레가 끼기 쉽고 파손시 계란 흰자 사용한다.
⑤ 조제가공시 렌즈 삽입부의 크기보다 약간 크게 가장자리를 간다.

004 귀갑테의 특성으로 옳은 것은?

① 비중이 크다.
② 탄력성이 크다.
③ 재생이 불가능하다.
④ 안경테 변형이 많다.
⑤ 동물성이므로 체온과 피부에 잘 적응한다.

정답 | 1. ③ 2. ⑤ 3. ④ 4. ⑤

005 귀갑 안경테의 취급과 보관상의 주의사항으로 옳은 것은?

① 초음파세척기를 사용한다.
② 방충제를 사용하지 않는다.
③ 햇빛이 좋은 곳에 보관한다.
④ 조정시 열을 고르게 분배한다.
⑤ 겨울철에는 렌즈를 크게 가공한다.

006 귀갑안경테의 접착제는?

① 칼슘
② 칼륨
③ 아세톤
④ 계란 흰자
⑤ 본드 접착제

007 귀갑테의 렌즈 끼우기로 옳은 것은?

① 좌우 템플을 분해하지 않는다.
② 초음파세척기 사용이 가능하다.
③ 온풍기로 가열하는 것이 바람직하다.
④ 코→상부→귀→하부방향 순으로 렌즈를 끼운다.
⑤ 귀갑안경테가 건조되면 가는 금이나 귀열이 생기지 않는다.

008 귀갑테와 일반안경테를 구분하는 방법으로 옳은 것은?

① 테를 구부려 본다.
② 열을 가하여 본다.
③ 불빛을 비춰 본다.
④ 자외선을 비춰본다.
⑤ 뜨거운 물에 담궈 본다.

009 귀갑테의 설명으로 옳은 것은?

가. 건조하면 균열 일어난다.
나. 조정시에는 증기가열식을 이용한다.
다. 초음파 세척기로 세척할 경우 균열이 생기기 쉽다.
라. 해충이 끼기 쉽고 습도가 10% 이하이면 균열이 생기기 쉽다.

정답 | 5. ④ 6. ④ 7. ④ 8. ③ 9. 가, 나, 다, 라

010 귀갑테의 설명으로 옳은 것은?

가. 보통 7개 이상의 조각으로 구성되어 있다.
나. 렌즈를 끼워 넣을 때 정확성과 신속성이 필요하다.
다. 원칙적으로 렌즈 가장자리는 그 모양이 정확해야 한다.
라. 여름철에 가공시에는 렌즈 삽입부 크기를 약간 여유 있게 한다.

011 귀갑테의 설명으로 옳은 것은?

가. 적당한 습도유지가 중요
나. 자외선에 의한 변색이 쉽다.
다. 템플 분리 후 렌즈 끼우기를 한다.
라. 렌즈삽입부 크기와 동일하게 가공
마. 끼워 넣기를 위해 가열할 때는 수증기를 공급해야 한다.

012 다음은 귀갑테의 설명이다. 옳은 것은?

가. 벌레가 끼기 쉽다.
나. 모래히타 사용금지
다. 파손시 계란 흰자를 사용한다.
라. 습도 10% 이하에서 균열이 발생한다.

정답 | 10. 가, 나, 다, 라 11. 가, 나, 다, 라, 마 12. 가, 나, 다, 라

제41강 반무테(Nylon frame)의 조제가공

001 **반무테의 조제가공방법으로 옳은 것은?**

① 강도렌즈는 중앙에 홈을 만든다.
② 처음은 렌즈의 산각은 flat하게 한다.
③ 약도렌즈는 전면에 평행하게 홈을 만든다.
④ 홈 만들 때의 기준은 가장 두꺼운 곳을 기준으로 한다.
⑤ 밴드로 나일론 줄을 당길 때 5 mm 간격이면 렌즈 고정이 잘된 경우이다.

002 **반무테를 조제할 때 나일론을 홈에 1/2만 삽입하여 조제하는 이유로 옳은 것은?**

① 미적을 위해
② 파손방지를 위해
③ 왜곡을 없애기 위해
④ 잘못 조제한 것이다.
⑤ 렌즈 빠짐방지를 위해

003 **반무테를 조제할 때 밴드로 나일론줄을 당길 때 간격이 적당하고 렌즈고정이 잘된 경우로 옳은 것은?**

① 1.5 mm
② 2.5 mm
③ 3.5 mm
④ 4.5 mm
⑤ 5.5 mm

004 **강도렌즈와 약도렌즈의 홈 위치로 옳은 것은?**

① 강도렌즈 – 전면, 약도렌즈 – 하부
② 강도렌즈 – 후면, 약도렌즈 – 상부
③ 강도렌즈 – 전면, 약도렌즈 – 중앙
④ 강도렌즈 – 후면, 약도렌즈 – 중앙
⑤ 강도렌즈 – 전면, 약도렌즈 – 하부

005 **반무테의 홈깊이로 옳은 것은?**

① 0.1 mm
② 0.3 mm
③ 0.5 mm
④ 0.7 mm
⑤ 0.9 mm

정답 | 1. ② 2. ② 3. ① 4. ③ 5. ②

006 반무테 조제가공으로 옳은 것은?

① 산각은 고산각으로 한다.
② 역산각 홈깊이는 1 mm이다.
③ 나일론 줄의 직경은 1 mm이다.
④ 강도렌즈는 후면에 평행하게 홈을 만든다.
⑤ 홈 만들 때는 가장 얇은 곳을 기준으로 한다.

007 Nylon(나일론)테 가공시 유의할 내용으로 옳은 것은?

가. 홈 깊이는 줄직경 크기보다 작게 한다.
나. 나일론 줄의 직경은 0.5~0.6이 표준이다.
다. 홈(groove) 깊이는 균일성을 유지해야 한다.
라. 홈을 팔 때의 기준은 Lens의 가장 두꺼운 곳으로 한다.

정답 | 6. ⑤ 7. 가, 나, 다

제 42 강 무테(Point frame)의 조제가공

001 무테(point frame) 가공순서가 바른 것은?

① 형판제작 – 렌즈면 구멍의 위치 선정 – 렌즈가공 – 검사
② 형판제작 – 렌즈가공 – shoulder의 조정 – 렌즈면 구멍 위치선정 – 구멍뚫기 작업 – 검사
③ 형판제작 – 렌즈가공 – 렌즈면 구멍의 위치 선정 – 구멍뚫기 작업 – shoulder의 조정 – 검사
④ 형판제작 – 렌즈면 구멍의 위치 선정 – 렌즈가공 – 구멍뚫기 작업 – shoulder의 조정 – 검사
⑤ 렌즈가공 – 형판제작 – 렌즈면 구멍 위치 선정 – shoulder조정 – 구멍뚫기 작업 – shoulder의 조정 – 검사

002 무테 안경이 조제가공에 관한 설명으로 옳은 것은?

① 엔드피스 중심으로 전경각 조정
② strap는 조립 후 경사를 조정한다.
③ 일반적인 안경테의 조정은 렌즈 삽입 후에 행한다.
④ 나사 구멍은 렌즈의 (–)면에서 (+)면 쪽으로 뚫는다.
⑤ 원형 안경테에서는 귀쪽 구멍의 위치가 코쪽 구멍보다 높아야 한다.

003 일반안경테의 엔드피스로 해당하는 부분은?

① 측엽 ② 지엽 ③ 와셔
④ 브릿지 ⑤ 고정금대

004 라운드형 안경테의 구멍뚫는 위치로 옳은 것은?

① 수평기준선상 ② 광학중심연장선
③ 렌즈의 기하중심 ④ 가상광학중심점 연장선
⑤ 수평기준선 위 2~3 mm

정답 | 1. ③ 2. ④ 3. ⑤ 4. ②

005 **무테를 조제할 때 나사를 완전히 조인 후 반회전 푼 이유로 옳은 것은?**

① 미적을 위해
② 파손방지를 위해
③ 왜곡을 없애기 위해
④ 잘못 조제한 것이다
⑤ 렌즈 빠짐방지를 위해

006 **무테조제가공의 주의사항으로 옳은 것은?**

① packing을 사용하지 않는다.
② 렌즈와 금속부는 직접 닿도록 한다.
③ Bridge를 중심으로 전경각을 조정한다.
④ 테를 조정할 때에는 일반적으로 렌즈를 빼고 한다.
⑤ 귀쪽 먼저하고 코쪽으로 구멍을 선정하여 작업한다.

007 **무테조제가공의 주의사항으로 옳은 것은?**

① 나사를 완전히 조인상태가 좋다.
② 렌즈와 금속부는 직접 닿아도 된다.
③ 테를 조정할 때는 렌즈를 끼우고 한다.
④ 브릿지를 중심으로 전경각을 조정한다.
⑤ 브릿지를 중심으로 전경각을 조정한다.

정답 | 5. ② 6. ④ 7. ④

제 43 강 안경완성 후 왜곡검사

001 편광렌즈 2매를 사용하여 렌즈의 체결력을 판정하는 검사기기는?

① 포롭터 ② 케라토미터 ③ 토포그라피
④ 왜곡검사기기 ⑤ 세극등현미경

002 체결력 검사에서 백선상무늬가 나왔을 경우 옳은 것은?

① 강한체결 ④ 약한체결 ⑤ 예각체결
② 적당한체결 ③ 부분적체결

003 왜곡검사기기에서 2매 편광축의 각도로 옳은 것은?

① 45° ② 60° ③ 90°
④ 150° ⑤ 180°

004 왜곡검사기기 검사에서 제일 이상적인 체결무늬로 옳은 것은?

① 박백무늬 ② 약한체결 ③ 백선상무늬
④ 예각선상무늬 ⑤ 둔각선상무늬

005 광탄성을 이용한 안경검사 방법은?

① 광택검사 ② 왜곡측정 ③ Lens광반사
④ Lens광투과율 ⑤ 테의 표면검사

006 렌즈가 테에 무리없이 정확하게 삽입되어져 있는가를 검사하는 기기는?

① 세척기 ② 수정기 ③ 렌즈메저
④ 왜곡 검사기 ⑤ 다이얼 게이지

정답 | 1. ④ 2. ① 3. ③ 4. ① 5. ② 6. ④

007 **왜곡검사기로 검사결과 왜곡이 가장 많이 나타날 상태는?**

① 렌즈삽입부의 크기와 같게 갈아진 수지렌즈
② 렌즈삽입부의 크기와 작게 갈아진 수지렌즈
③ 렌즈삽입부의 크기보다 크게 갈아진 수지렌즈
④ 렌즈삽입부의 크기보다 크게 갈아진 유리렌즈
⑤ 렌즈삽입부의 크기보다 작게 갈아진 유리렌즈

008 **왜곡 검사기(Strainer)를 사용하여 안경의 렌즈 왜곡 검사시 왜곡이 발생하는 원인은?**

가. 형판의 모양과 렌즈의 형상이 같지 않다.
나. 렌즈의 크기가 테의 렌즈 삽입부에 비해 큰 경우
다. 림(Rim)의 커브와 렌즈의 커브가 일치하지 않는다.
라. 테의 홈의 각도와 렌즈 산각의 커브가 일치하지 않을 때

정답 | 7. ③ 8. 가, 나, 다, 라

제 44 강 안경 코디 디자인

001 전통적으로 둥근 얼굴형에 어울리는 안경테는?

① 원형 ② 타원형 ③ 보스톤형
④ 웰링톤형 ⑤ 역삼각형

002 눈을 동그랗게 뜬 느낌을 주어 놀람, 기분 상쾌함, 소박, 순진한 인상을 주는 안경테림 모양은?

① 원형 ② 타원형 ③ 폭스형
④ 네모난형 ⑤ 세모난형

003 폭스형 안경테의 효과로 옳은 것은?

① 엄한 인상 ② 냉정한 인상 ③ 소박한 인상
④ 부드러운 인상 ⑤ 역동적 용감한 인상

004 가로로 긴 얼굴의 안경테 선택으로 옳은 것은?

① 무테 ② 둥근테 ③ 네모테
④ 세로로 긴 안경테 ⑤ 가로로 긴 안경테

005 삼각형의 얼굴형에 가장 잘 어울리는 안경테는?

① 원형 ② 무테 ③ 각진형
④ 레이벤 형 ⑤ 색깔이 진한 것, 여성은 원형테

006 이마가 좁아 답답한 인상을 주므로 전체 얼굴 모양을 타원형으로 가꿀 수 있는 테를 선택해야 하는 얼굴형은?

① 계란형 ② 각진형 ③ 세모꼴
④ 동근형 ⑤ 역세모꼴

정답 | 1. ④ 2. ① 3. ⑤ 4. ④ 5. ⑤ 6. ③

007 **안경테로 얼굴의 전체적으로 느낌을 변화시키고자 할 때 얼굴이 비대한 느낌을 주는 사람에게 선택되어야 할 테의 특징은?**

① 둥근테
② 옆으로 긴 형태이며 세로의 무늬가 있는 테
③ 굵은 선의 테와 얼굴과 어울리는 둥근모양의 테
④ 얼굴 폭에 비하여 안경테의 좌우 길이가 약간 큰 테
⑤ 좁은 느낌의 가는 선의 테에 전면부가 위로 올라간 상태의 테

정답 | 7. ⑤

제 45 강 평면렌즈

001 평면렌즈의 광학중심점이 렌즈 한쪽 방향으로 너무나 많이 편심되었기 때문에 도저히 PD를 맞출 수 없는 상황이다. 다음 중 가장 바람직한 조제 상태는? (단, 원용안경이다)

① 우안 : 0.2Δ, B.O 좌안 : 0.25Δ, B.I
② 우안 : 0.2Δ, B.I 좌안 : 0.25Δ, B.O
③ 우안 : 0.2Δ, B.U 좌안 : 0.25Δ, B.D
④ 우안 : 0.2Δ, B.D 좌안 : 0.25Δ, B.U
⑤ 우안 : 0.5Δ, B.U 좌안 : 0.2Δ, B.D

002 평면 렌즈 조제가공시 가장 잘된 lens는?

① 2△ B.I
② 1△ B.U, 1△ B.D.
③ 1△ B.I, 1△ B.O.
④ 0.5△ B.I, 0.5△ B.O.
⑤ 0.5△ B.U, 0.5△ B.D

003 전후면 곡률반경이 같은 메니스커스형 렌즈의 상측정점굴절력의 크기는?

① +1.00D
② 0.00D의 렌즈
③ 아주 약한 (+)렌즈
④ 아주 약한 (−)렌즈
⑤ 굴절률에 따라 다르다.

004 평면렌즈 설명으로 옳은 것은?

① 동심원을 갖는다.
② 전면, 후면 면굴절력이 같다.
③ 0.00D이지만 광학중심점이 있다.
④ 평면이므로 양안시에 관계없이 조제가공하면 된다.
⑤ 반드시 광학중심점과 동공중심점을 일치시켜야 한다.

정답 | 1. ② 2. ④ 3. ③ 4. ③

005 평면 렌즈 또는 무초점렌즈의 설명으로 맞는 것은?

① 동심원을 갖는다.
② 광학중심점이 존재한다.
③ 광학중심점이 존재하지 않는다.
④ 평면이므로 어느 위치에도 프리즘 굴절력이 전혀 없다.
⑤ 설계점을 만들지 않고 형판의 모양대로 자르기만 하면 된다.

006 평면렌즈 조제가공의 설명을 옳게 설명하고 있는 것은?

① 동심원을 갖는다.
② 임의로 설계가공해도 된다.
③ 0.00D이므로 광학중심점이 없다.
④ ±0.1D 이내는 평면렌즈로 본다.
⑤ 가상광학중심점을 설정하고 운동성 융합량이 최소가 되게 설계한다.

007 평면렌즈 조제가공의 설명 중 옳게 설명하고 있는 것은?

① 동심원을 갖는다.
② 프리즘이 발생하지 않는다.
③ 임의의 설계가공해도 된다.
④ 반드시 광학중심점과 동공중심을 일치시켜야 한다.
⑤ 가상광학중심점을 설정하고 운동성 융합량이 최소가 되게 설계한다.

008 평면렌즈의 조제를 한 결과의 그림이다. 이 가운데 가장 좋게 된 것은? (단, ◉은 동공중심, ●는 광학적중심점)

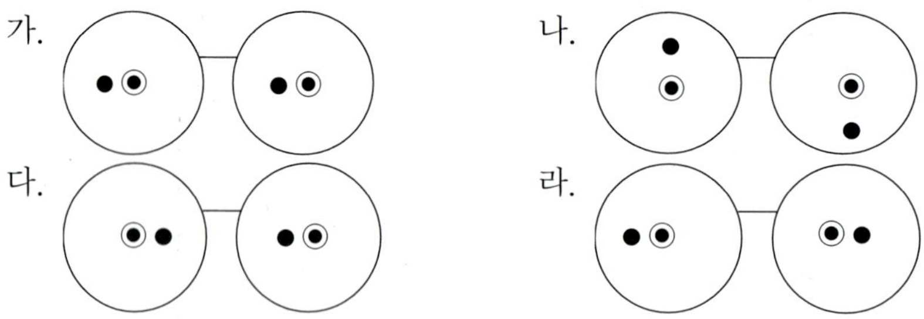

① 가 ② 나 ③ 다
④ 라 ⑤ 나, 라

정답 | 5. ② 6. ⑤ 7. ⑤ 8. ①

제 46 강 편광렌즈

001 편광렌즈의 조제 가공에 관한 설명 중 옳은 것은?

① 빛의 종파성을 이용
② 일반 단초점렌즈의 설계와 동일하다.
③ 수면 반사광선의 진동 방향은 수직이다.
④ 편광축은 반사광선을 생기는 방향으로 설정한다.
⑤ 편광렌즈의 수평방향표시와 렌즈의 인점선은 수직해야 한다.

002 편광렌즈에 관한 설명이다. 옳은 것은?

① 빛의 종파성을 이용
② 스포츠용으로는 사용되지 않는다.
③ 선글라스를 만들 때 축 방향은 수직으로 한다.
④ 편광필터는 양안시 기능검사에도 사용하지 않는다.
⑤ 편광렌즈는 배경의 밝기를 유지하면서 편광을 차단한다.

003 편광렌즈를 설계할 때 설계상 가장 중요하다고 생각되는 것 중 옳은 것은?

① 굴절력 ② 렌즈의 선택 ③ 편광축 설정
④ 광학중심점 설정 ⑤ 프리즘 기저방향

004 편광렌즈의 기능으로 옳은 것은?

① 낚시용은 편광축 180°이다.
② 편광축과 흡수축은 일치한다.
③ 빛을 통과시키는 면의 수직방향이 편광렌즈의 축방향이다.
④ 안경테에 편광렌즈를 삽입할 때 표시선이 수직으로 가도록 가공하는 것이 좋다.
⑤ 수면에서 반사되는 빛을 차단하기 위해서는 편광렌즈 축방향을 90°로 위치시킨다.

정답 | 1. ② 2. ⑤ 3. ③ 4. ⑤

005 편광 안경을 만들기 위한 설계에서 편광축을 90도로 설정해야 하는 것은?

가. 낚시용	나. 스키용
다. 해변용	라. 컴퓨터용

정답 | 5. 가, 나, 다

제 47 강 Gradient lens

001 하프톤으로 착색한 원용 안경 착용시 렌즈의 하프 라인 위치는?

① 광학중심점 아래 2~4 mm
② 광학중심점 위 2~4 mm
③ 광학중심점 아래 8~10 mm
④ 광학중심점 위 8~10 mm
⑤ 광학중심점 아래 11~15 mm

002 Gradient lens에서 하프라인의 O.C. 아래로 몇 mm에 설정하는 것이 좋은가?

① 1~3 mm
② 4~7 mm
③ 8~11 mm
④ 10~15 mm
⑤ 15~20 mm

003 half toned 렌즈의 half line 위치는? (단위 : mm)

① 5~7
② 7~10
③ 10~14
④ 14~17
⑤ 17~20

정답 | 1. ③ 2. ③ 3. ②

제 48 강 방습렌즈 · 강화렌즈

001 **방습렌즈의 특징으로 옳은 것은?**

① 실용적이다.
② 침적법을 사용한다.
③ 투과율이 100%이다.
④ 크라운 유리보다 경도가 작다.
⑤ 반사방지코팅을 사용할 수 있다.

002 **방습렌즈를 코팅 성분으로 옳은 것은?**

① P.V.A
② 불화마그네슘
③ 이산화세륨
④ 산화알루미늄
⑤ 펠코트 AF 멜라닌 수지

003 **방습렌즈의 가공 시 유의사항으로 옳은 것은?**

① 초음파 세척기를 사용한다.
② 인점할 때 수성잉크를 사용한다.
③ 표면을 닦을 때 헝겊을 사용한다.
④ 렌즈 표면에 투명보호막 보호액을 사용한다.
⑤ 자동기기 사용시 보호막장치는 사용하지 않는다.

004 **방습렌즈의 표면은 (　　　　)에 따라 흡습, 탈습 작용을 반복한다. 옳은 것은?**

① 자외선
② 적외선
③ 수소량
④ 산소량
⑤ 수증기량

005 **방습렌즈 코팅법으로 옳은 것은?**

① 침적법
② 염색법
③ 선반절삭법
④ 진공증착법
⑤ 용융착색법

정답 | 1. ② 2. ⑤ 3. ④ 4. ⑤ 5. ①

006 방습렌즈와 귀갑테의 공통점으로 옳은 것은?

① 방충제를 사용한다.
② 증기온풍기를 사용한다.
③ 초음파 세척기를 사용한다.
④ 진열시 직사광선을 피한다.
⑤ 자동기기 사용 시 보호막장치를 해야 한다.

007 강화법으로 600도에서 가열 후 급랭시키는 방법은?

① 열경화법 ② 이온교환법 ③ 화학적 방법
④ 라미네이트법 ⑤ 압출성형법

008 유리렌즈 강화 목적으로 옳은 것은?

① 긁힘 방지 ② 무게 감소 ③ 안상해 예방
④ 자외선 차단 ⑤ 적외선 흡수

009 다음 설명의 강화방법은?

- 400°C의 용융질산칼륨에 약 20시간 침지시켜 강화한다.
- 표면강화층의 두께는 0.05 mm이다.

① 열 강화법 ② 용융 강화법
③ 화학적 강화법 ④ 물리적 강화법
⑤ 라미네이티드 강화법

010 F.D.A 강화 시험방법으로 옳은 것은?

① 강구낙하높이는 127 cm이다.
② 쇠구슬의 무게는 20 g 이상으로 한다.
③ 렌즈의 후면이 전방을 향하도록 한다.
④ 렌즈가 금이 가도 양호하다고 판단한다.
⑤ 강구쇠구슬의 직경은 10 mm 이하로 한다.

정답 | 6. ⑤ 7. ① 8. ③ 9. ③ 10. ①

011 강화유리의 강구낙하시험방법으로 옳은 것은?

① 강구의 무게 6 g, 직경 6 mm, 강구낙하높이 167 cm
② 강구의 무게 7 g, 직경 7 mm, 강구낙하높이 137 cm
③ 강구의 무게 18 g,직경 18 mm, 강구낙하높이 147 cm
④ 강구의 무게 16 g, 직경 16 mm, 강구낙하높이 127 cm
⑤ 강구의 무게 16 g, 직경 16 mm, 강구낙하높이 157 cm

012 라미네이트법으로 만든 렌즈는?

① 방습렌즈 ② 편광렌즈 ③ 고굴절렌즈
④ 하프톤렌즈 ⑤ 이중초점렌즈

013 물리적 강화법 설명으로 옳은 것은?

① 이온교환법이라고도 한다.
② 코팅된 렌즈도 강화가 가능하다.
③ 최저 2 mm 이상의 중심두께가 필요하다.
④ 400도의 용융 질산칼륨에 약 20시간 침지시킨다.
⑤ 가장자리갈기와 산각 세우기 전에 강화를 시킨다.

014 광학유리에서 물리적 강화법으로 옳은 것은?

① 렌즈 양면을 접착하여 보강한다.
② 강화처리 전보다 4배 이상 강해진다.
③ 안상해 예방으로 무조건 딱딱해야 한다.
④ 칼륨과 나트륨이온이 교환되어 강화한다.
⑤ 600도 전기로에서 가열후 찬 공기로 급랭하여 강화한다.

정답 | 11. ④ 12. ② 13. ③ 14. ⑤

015 강화렌즈의 설명으로 적합한 것은?

① 라미네이티드법은 안된다.
② 열강화법은 강화처리 후 가장자리 가공을 해도 된다.
③ 열강화처리된 렌즈는 왜곡검사기 검사에서 잘 보이나 화학강화처리된 렌즈는 잘 보이지 않는다.
④ 화학강화 원리는 유리에 함유된 K이온과 이온반경이 큰 외부의 Na이온을 교환되기 때문이다.
⑤ FDA에 의한 강화실험은 1 m 90 cm 높이에서 규정된 강철구를 자유 낙하시켜 파손되지 않아야 한다.

016 방습렌즈의 특징으로 옳은 것은?

가. 표면의 경도가 crown glass보다 약간 크다.
나. CR-39렌즈보다 투과율이 낮은 87%이다.
다. 정전기를 거의 일으키지 않는다.
라. 렌즈미터 사용시 유성잉크를 사용한다.
마. 초음파 세척기를 사용하여 세척하지 않는다.
바. 렌즈 표면에 보호막 장치를 충분히 한다.

017 안경유리렌즈의 강화법에 해당되는 것은?

가. 열강화법
나. 이온교환법
다. 라미네이트법
라. 압축법

018 안경렌즈의 강화법에 관한 설명으로 옳은 것은?

가. 화학강학법 용융된 질산칼륨에 약 20시간 담근다.
나. 화학강학법 용융염액 온도는 약 400℃이다.
다. 열강화법 강화하기 전에 반드시 에징 또는 베블링을 해야 한다.
라. 안경렌즈는 주로 화학강화법을 이용한다.

정답 | 15. ③ 16. 가, 나, 다, 라, 마, 바 17. 가, 나, 다 18. 가, 다, 라

019 다음의 강화렌즈 취급시의 설명으로 옳은 것은?

가. 이온교환법에 의한 화학강화렌즈는 가장자리갈기가 끝난 상태에서 내부응력이 표면층에 밀집되어 있으므로 산각세우기를 끝낸 다음 재에징처리를 하여야 한다.
나. 열강화 처리된 렌즈인 경우는 급랭시켜 렌즈의 표면을 수축 경화시킨 경우가 되므로 가장자리 갈기 및 산각세우기를 끝내기 전에 강화처리를 먼저 시켜야 한다.
다. 반사방지처리된 렌즈(코팅처리)나 염색착색법에 의한 컬러렌즈 등은 열강화나 화학강화처리를 시킬 수 없으며 화학강화렌즈는 대량생산이 가능하나 열강화렌즈는 대량생산이 어렵다는 것을 염두에 두어야 한다.
라. 유리강화법으로 라미네이트공법이 있으나 이는 항공기나 자동차등 일반 판 유리의 용도에 쓰이는 유리의 강화처리법으로 안경렌즈의 강화법으로 사용되고 있지 않는 방법이다.

020 화학강화 렌즈의 가장자리 갈기에 대한 설명으로 옳은 것은?

가. 귀열(micro rock)제거
나. 재 edging시 연삭액을 많이 사용한다.
다. 재에징시 다이아몬드 휠을 사용한다.
라. 힘의 분산

정답 | 19. 가, 다, 라 20. 가, 나 라

제49강 강도렌즈

001 강도렌즈를 자동 형식으로 산각 가공(edging)할 때 기준점과 설계점을 일치시키는 형판을 무엇이라 하는가?

① 기준형판 ② 표준형판 ③ 편위형판
④ 설계형판 ⑤ 일반형판

002 편위형판을 사용하여야 할 때는?

① 약도렌즈 가공시
② 약도렌즈를 자동옥습기에서 가장자리 갈 때
③ 약도렌즈를 자동옥습기에서 중산각 세울 때
④ 강도렌즈를 자동옥습기에서 가장자리를 갈 때
⑤ 강도렌즈를 자동옥습기에서 면 다듬기를 할 때

003 강도의 (+)렌즈에서 중량이 많아지는 것을 방지하기 위하여 필요렌즈의 직경을 구해서 주문하는 방법은?

① slab off 가동 ② knife edging ③ lenticular 가공
④ aspherical lens ⑤ afocal lens

004 강도의 굴절력을 가진 렌즈의 중량을 줄이기 위해 시선이 거의 닿지 않은 가장자리 부분을 깎아 얇게 한 렌즈의 이름은?

① 편심렌즈 ② 사이즈렌즈 ③ 랜티큘러렌즈
④ 슬래브 업 가공렌즈 ⑤ 어포칼렌즈

005 강도렌즈 가공시 P.D 결정과정에서 맞는 것은?

① P.D는 중요하지 않다.
② 양안 P.D를 측정한다.
③ 쾌적한 안경보다 정확한 안경에 초점을 맞춘다.
④ 안경 장용자는 반드시 구 안경의 도수를 측정한다.
⑤ 구 안경과 신 안경의 P.D 차가 있을 때 신 안경의 P.D를 우선으로 한다.

정답 | 1. ③ 2. ④ 3. ② 4. ③ 5. ④

006 중등도 이상의 근시안에서 안경 장용시 눈이 작아 보이고 얼굴의 측면이 들어가 보인다. 미적 감각을 좋게 하기 위한 방법은?

① ES 큰 테를 선택
② 경사각을 크게 한다.
③ 정점간거리를 길게 한다.
④ 안경테의 크기가 작고 end piece가 긴 안경테를 선택한다.
⑤ 안경테의 크기가 작고 bridge size가 큰 안경테를 선택한다.

007 총굴절력이 −8.00D 이상일 경우 적당한 안경테의 렌즈삽입부 크기는?

① 48 mm　② 52 mm　③ 56 mm
④ 60 mm　⑤ 64 mm

008 강도렌즈 가공시 테의 선택에서 총굴절력(S+C)이 −4.50D 이하일 때 가장 적당한 안경테의 삽입부 크기는?

① 45　② 56　③ 58
④ 62　⑤ 50

009 강도렌즈 가공시 테의 선택에서 총굴절력(S+C)이 −4.50D보다 크고 −8.00D보다 작을 때 가장 적당한 안경테의 삽입부 크기는?

① 45　② 54　③ 58
④ 62　⑤ 50

010 power ring의 나타남을 적게 하려면?

① 평산각이 좋다.
② high type 산각이 좋다.
③ 중굴절률 렌즈를 선택한다.
④ 렌즈의 코팅은 큰 영향을 미치지 않는다.
⑤ 같은 크기의 안경테일 겨우 oval형 보다는 wellington형이 더 좋다.

정답 | 6. ④ 7. ② 8. ② 9. ② 10. ②

011 가장자리가 두꺼운 강도의 마이너스 렌즈의 산각 세우기와 그 위치 설명이 옳은 것은?

① (-)면 커브와 평행
② (+)면의 커브와 평행하게 산줄기를 세우고 위치는 중앙이 좋다.
③ (-)면의 커브와 평행하게 산줄기를 세우고 위치는 중앙이 좋다.
④ (+)면의 커브와 평행하게 산줄기를 세우고 위치는 (-)면 쪽이 좋다.
⑤ (+)면의 커브와 평행하게 산줄기를 세우고 위치는 (+)면 쪽이 좋다.

012 가장자리가 두꺼운 강도의 내면 토릭으로 된 (-)렌즈의 산각세우기와 그 위치 설명이 옳은 것은?

① (-)면의 커브와 평행
② (+)면의 커브와 평행하게 산각줄기를 세우고 위치는 중앙이 좋다.
③ (-)면의 커브와 평행하게 산각줄기를 세우고 위치는 중앙이 좋다.
④ (-)면의 커브와 평행하게 산각줄기를 세우고 위치는 (-)면 쪽이 좋다.
⑤ (+)면의 커브와 평행하게 산각줄기를 세우고 위치는 (+)면 쪽이 좋다.

013 자동옥습기를 이용한 강도렌즈의 가공 시 편위형판을 사용하는 이유인 것은?

가. 산각위치가 귀방향과 코방향이 불규칙하게 어긋나는 것을 방지하기 위해서
나. 강도렌즈의 중량을 줄이기 위해서
다. 기준점과 설계점을 일치시키기 위해서
라. 정확한 설계와 가공을 위해서

014 자동옥습기 사용에서 편위형판에 대한 설명으로 옳은 것은?

가. 기준점과 설계점을 일치시킨 형판
나. 강도의 (-)렌즈를 가공할 때 이용한다.
다. 렌즈가 앞쪽으로 돌출되지 않아 외관상 보기 좋다.
라. 렌즈의 고정봉과 렌즈의 광학중심점이 불일치하여 회전한다.

정답 | 11. ⑤ 12. ⑤ 13. 가, 다, 라 14. 가, 나, 다

015 자동옥습기 사용에서 편위형판에 대한 설명으로 옳은 것은?

가. 형판의 중심이 설계점이 된다.
나. 강도의 (+)(−)렌즈를 가공할 때 이용한다.
다. 렌즈가 앞쪽으로 돌출되어 외관상 보기 좋지 않다.
라. 렌즈의 봉과 렌즈의 광학중심점이 동일한 축상에서 회전한다.

016 다음에서 편위형판에 대한 설명으로 옳은 것은?

가. 자동옥습기에 의한 렌즈의 가장자리 갈기와 산각세우기를 할 때 산각위치가 코방향과 귀방향이 불규칙하게 어긋나는 것을 방지하기 위하여 기준점과 설계점이 일치하는 형판이 편위형판이다.
나. 편위 형판은 F.P.D에서 P.D를 뺀 편위량을 계산한 설계점과 자동형판의 기준점(자동옥습기에서 형판고정의 중심위치)이 일치되도록 하여 렌즈의 광학중심점에 고무흡입판을 부착되도록 한 형판이다.
다. 편위형판의 용도는 (+)렌즈보다 (−)렌즈 사용할 때 더 필요하며 특히 굴절력이 약한 렌즈보다 강한 렌즈에 사용된다.
라. 편위형판이 아닌 일반형판을 사용하여 (−)렌즈를 가공했을 때 광학중심에서 가장자리까지 거리가 먼 귀방향 쪽은 산줄기 위치가 렌즈의 (+)면에 치우치게 되어 테에 넣었을 경우 돌출되어 보이게 된다.

017 편위형판에 관한 설명으로 옳은 것은?

가. 자동옥습기를 사용하여 강도렌즈의 '가장자리 갈기 및 산각세우기'를 할 때 사용한다.
나. 강도의 (+)렌즈보다는 (−)렌즈의 가공에서 더 유용하다.
다. 형판의 설계점과 렌즈의 기준점이 일치되도록 한 것이다.
라. 산각 위치를 일정하게 유지하기 위한 목적으로 사용된다.

018 굴절력이 큰 렌즈의 '조제 및 가공'에서 옳은 설명은?

가. (−)렌즈이면 안경테 전면부의 림(Rim)을 두꺼운 테로 선택한다.
나. 고굴절률의 코팅렌즈를 사용한다.
다. 연한색이 있는 렌즈로 한다.
라. (+)렌즈이면 필요 최소직경으로 제작하는 소위 '나이프 에징(Knife Edging)' 주문을 한다.

정답 | 15. 가, 나, 라 16. 가, 나, 다 17. 가, 나, 라 18. 가, 나, 다, 라

019 강도렌즈의 조제 및 가공에 관한 설명으로 옳은 것은?

가. 고굴절률의 코팅렌즈 사용
나. (+)렌즈의 경우 knife deging으로 두께를 줄일 수 있다.
다. 연한 색이 들어있는 렌즈를 사용으로 색수차 감소
라. 금속테가 수지류의 테보다 더 적합하다.

020 강도렌즈 가공시 설명으로 맞는 것은?

가. 단안 P.D를 측정한다.
나. 면컷팅을 통해 반사줄기와 중량을 줄인다.
다. 쾌적한 안경보다 정확한 안경에 초점을 맞춘다.
라. 안경상용자는 반드시 구안경도수를 측정한다.

021 강도렌즈 가공시 면 cutting을 하는 이유로 옳은 것은?

가. 두께가 줄어든다.
나. 중량이 줄어든다.
다. 반사줄기가 줄어든다.
라. 굴절력이 감소된다.

022 Power ring의 나타남을 적게 하려고 한다. 옳은 것은?

가. 고굴절률이 맞는 렌즈를 선택한다.
나. 렌즈삽입부가 큰 테가 좋다.
다. Hide type 산각이 좋다.
라. 코팅렌즈가 좋다.

정답 | 19. 가, 나, 다 20. 가, 라 21. 가, 나, 다 22. 가, 다, 라

제 50 강 안경 착용 정점간거리에 따른 안경렌즈 굴절력

001 안경렌즈의 정점간거리(정간거리)와 교정된 상측정점굴절력과의 관계를 설명하고 있는 것으로 옳은 것은?

① 정점간거리와 교정렌즈의 굴절력과는 전혀 관계가 없다.
② (−)렌즈 경우 정한 거리가 길어지면 굴절력이 약한 렌즈가 필요하다.
③ (+)나 (−)렌즈 모두 정간거리가 길어지게 되면 조절력이 강한 렌즈를 필요로 한다.
④ (−)렌즈인 경우 정간거리가 길어지면 굴절력이 강한 렌즈가 필요하게 되고 (+)렌즈인 경우 그 반대이다.
⑤ (+)렌즈인 경우 정간거리가 짧아지면 굴절력이 약한 렌즈가 필요하게 되고 (−)렌즈인 경우 그 반대이다.

002 정간거리(Vertex Distance)의 변화에 따른 교정 효과이다. 정간거리가 12 mm보다 짧아진 근시에서는 어떠한 효과가 발생하는가?

① 프리즘 발생 ② 난시가 발생한다.
③ 저교정 효과가 발생한다. ④ 과교정 효과가 발생한다.
⑤ 교정 효과가 변화지 않는다.

003 정간거리(Vertex Distance)의 변화에 따른 교정효과이다. 정간거리가 12 mm보다 길어진 근시에서는 어떠한 효과가 발생하는가?

① 프리즘 발생 ② 난시가 발생한다.
③ 저교정 효과가 발생한다. ④ 과교정 효과가 발생한다.
⑤ 교정 효과가 변화지 않는다.

004 정간거리(Vertex Distance)의 변화에 따른 교정효과이다. 정간거리가 12 mm보다 길어진 원시에서는 어떠한 효과가 발생하는가?

① 프리즘 발생 ② 난시가 발생한다.
③ 과교정 효과가 발생한다. ④ 저교정 효과가 발생한다.
⑤ 교정 효과가 변화지 않는다.

정답 | 1. ④ 2. ④ 3. ③ 4. ③

005 정간거리(Vertex Distance)의 변화에 따른 교정 효과이다. 정간거리가 12 mm보다 짧아진 원시에서는 어떠한 효과가 발생하는가?

① 프리즘 발생
② 난시가 발생한다.
③ 과교정 효과가 발생한다.
④ 저교정 효과가 발생한다.
⑤ 교정 효과가 변화지 않는다.

006 정간거리(Vertex Distance)가 변하면 교정 효과도 변화한다. 정간거리가 12 mm보다 짧아진 근시에서 정간거리가 변하기 전과 동일한 효과를 얻으려면 어떤 렌즈가 필요한가?

① 프리즘 교정용 렌즈 필요
② 난시교정용 렌즈가 필요하다.
③ 보다 약도의 렌즈가 필요하다.
④ 보다 강도의 렌즈가 필요하다.
⑤ 동일한 도수의 렌즈가 필요하다.

007 정간거리(Vertex Distance)가 변하면 교정 효과도 변화한다. 정간거리가 12 mm보다 길어진 근시에서 정간거리가 변하기 전과 동일한 효과를 얻으려면 어떤 렌즈가 필요한가?

① 프리즘 교정용 렌즈 필요
② 난시교정용 렌즈가 필요하다.
③ 보다 강도의 렌즈가 필요하다.
④ 보다 약도의 렌즈가 필요하다.
⑤ 동일한 도수의 렌즈가 필요하다.

008 정간거리(Vertex Distance)가 변하면 교정 효과도 변화한다. 정간거리가 12 mm보다 길어진 원시에서 정간거리가 변하기 전과 동일한 효과를 얻으려면 어떤 렌즈가 필요한가?

① 프리즘 교정용 렌즈 필요
② 난시교정용 렌즈가 필요하다.
③ 보다 강도의 렌즈가 필요하다.
④ 보다 약도의 렌즈가 필요하다.
⑤ 동일한 도수의 렌즈가 필요하다.

009 정간거리(Vertex Distance)가 변하면 교정 효과도 변화한다. 정간거리가 12 mm보다 짧아진 원시에서 정간거리가 변하기 전과 동일한 효과를 얻으려면 어떤 렌즈가 필요한가?

① 프리즘 교정용 렌즈 필요
② 난시교정용 렌즈가 필요하다.
③ 보다 약도의 렌즈가 필요하다.
④ 보다 강도의 렌즈가 필요하다.
⑤ 동일한 도수의 렌즈가 필요하다.

정답 | 5. ④ 6. ③ 7. ③ 8. ④ 9. ④

010 S−3.50D = C−0.25D Ax 90으로 교정되는 안경의 조제가공 후 확인해 본 결과 정점간거리가 길어졌다. 이 때 발생한 오차에 대한 설명으로 옳은 것은?

① 약시 교정이 필요
② 눈에 과교정 효과를 발생한다.
③ (−)굴절력이 더 강한 렌즈가 필요한 상태
④ (−)굴절력이 더 약한 렌즈가 필요한 상태
⑤ 정점간거리 변화와 관계없는 굴절력의 범위이다.

011 S+3.50D = C+0.25D Ax 90으로 교정되는 안경의 조제가공 후 확인해 본 결과 정점간거리가 짧아졌다. 이 때 발생한 오차에 대한 설명으로 옳은 것은?

① 약시 교정이 필요
② 눈에 과교정 효과를 발생한다.
③ (+)굴절력이 더 강한 렌즈가 필요한 상태
④ (+)굴절력이 더 약한 렌즈가 필요한 상태
⑤ 정점간거리 변화와 관계없는 굴절력의 범위이다.

012 S−9.00D의 안경을 착용하던 사람이 콘택트렌즈로 바꾸어 쓰려고 한다. 이 때 굴절력을 얼마로 해주는 것이 좋은가?

① −8.03D ② −8.75D ③ −9.50D
④ −9.97D ⑤ −8.50D

013 S+9.00D의 안경을 착용하던 사람이 콘택트렌즈로 바꾸어 착용하고자 할 때 콘택트렌즈의 도수를 얼마로 해주어야 좋을까?

① +8.03D ② +8.75D ③ +9.50D
④ +9.97D ⑤ +8.50D

014 S+9.00D의 콘택트렌즈를 착용하던 사람이 안경으로 바꾸어 착용하고자 할 때 콘택트렌즈의 도수를 얼마로 해주어야 좋을까?

① +8.03D ② +8.75D ③ +9.50D
④ +9.97D ⑤ +8.50D

정답 | 10. ③ 11. ③ 12. ① 13. ④ 14. ①

015 S+9.00D = C+2.00D Ax 90의 안경을 착용하던 사람이 콘택트렌즈로 바꾸어 착용하고자 할 때 콘택트렌즈의 도수를 얼마로 해주어야 좋을까?

① S+8.03D = C+1.52D Ax 90　② S+9.57D = C+2.68D Ax 90
③ S+9.07D = C+2.28D Ax 180　④ S+9.97D = C+2.48D Ax 90
⑤ S+9.55D = C+2.48D Ax 180

016 S+9.00D = C+2.00D Ax 90의 콘택트렌즈를 착용하던 사람이 안경으로 바꾸어 착용하고자 할 때 안경렌즈의 도수를 얼마로 해주어야 좋을까?

① S+8.03D = C+1.52D Ax 90　② S+9.07D = C+2.28D Ax 90
③ S+9.97D = C+2.48D Ax 90　④ S+9.57D = C+2.68D Ax 180
⑤ S+9.55D = C+2.48D Ax 180

017 S−9.00D = C−2.00D Ax 90의 안경을 착용하던 사람이 콘택트렌즈로 바꾸어 쓰려고 한다. 이 때 굴절력을 얼마로 해주는 것이 좋은가?

① S−8.03D = C−1.52D Ax 90　② S−9.07D = C−2.28D Ax 90
③ S−9.57D = C−2.68D Ax 180　④ S−9.97D = C−2.48D Ax 90
⑤ S−9.55D = C−2.68D Ax 180

018 S−9.00D = C−2.00D Ax 90의 콘택트렌즈를 착용하던 사람이 안경으로 바꾸어 쓰려고 한다. 이 때 굴절력을 얼마로 해주는 것이 좋은가?

① S−8.03D = C−1.52D Ax 90　② S−9.97D = C−2.48D Ax 90
③ S−9.57D = C−2.68D Ax 90　④ S−9.07D = C−2.28D Ax 180
⑤ S−9.55D = C−2.68D Ax 180

019 S−7.00D = C−5.00D Ax 15의 안경을 착용하던 사람이 콘택트렌즈로 바꾸어 착용하고자 할 때 콘택트렌즈의 도수를 얼마로 해주어야 좋을까?

① S−13.73D = C+6.14D Ax 105　② S−9.07D = C−2.28D Ax 105
③ S−9.57D = C−2.68D Ax 15　④ S−6.41D = C−3.86D Ax 15
⑤ S−9.55D = C−2.68D Ax 105

정답 | 15. ④ 16. ① 17. ① 18. ② 19. ④

020 S−7.00D = C−5.00D Ax 15의 콘택트렌즈를 착용하던 사람이 안경으로 바꾸어 착용하고자 할 때 안경렌즈의 도수를 얼마로 해주어야 좋을까?

① S−13.73D = C+6.14D Ax 105
② S−9.07D = C−2.28D Ax 105
③ S−9.57D = C−2.68D Ax 15
④ S−6.41D = C−3.86D Ax 15
⑤ S−9.55D = C−2.68D Ax 105

021 S+7.00D = C+5.00D Ax 15의 안경을 착용하던 사람이 콘택트렌즈로 바꾸어 착용하고자 할 때 콘택트렌즈의 도수를 얼마로 해주어야 좋을까?

① S+13.73D = C−6.14D Ax 105
② S+9.07D = C+2.28D Ax 105
③ S+9.57D = C+2.68D Ax 15
④ S−6.41D = C−3.86D Ax 15
⑤ S−9.55D = C−2.68D Ax 105

022 S+7.00D = C+5.00D Ax 15의 콘택트렌즈를 착용하던 사람이 안경으로 바꾸어 착용하고자 할 때 안경렌즈의 도수를 얼마로 해주어야 좋을까?

① S−13.73D = C+6.14D Ax 105
② S+9.07D = C+2.28D Ax 105
③ S+9.57D = C+2.68D Ax 15
④ S+6.41D = C+86D Ax 15
⑤ S+9.55D = C+2.68D Ax 105

023 정점간거리에 대한 설명으로 옳은 것은?

가. 안경렌즈의 물측정점에서 각막정점까지의 거리를 mm단위로 나타낸다.
나. (−)렌즈에서는 정점간거리를 기준치보다 짧게 하면 근시는 과교정 상태이다.
다. (+)렌즈에서는 정점간거리를 기준치보다 짧게 하면 원시는 저교정 상태이다.
라. (−)렌즈에서는 정점간거리를 기준치보다 짧게 하면 근시는 저교정 상태이다.
마. (+)렌즈에서는 정점간거리를 기준치보다 짧게 하면 원시는 과교정 상태이다.

정답 | 20. ① 21. ① 22. ④ 23. 나, 다

024 정점간거리에 대한 설명으로 옳은 것은?

가. 근시교정용 (−)렌즈에서 정점간거리를 기준치보다 길게 장용하면 근시는 과교정 상태이다.
나. 정점간거리는 안경렌즈의 상측정점에서 각막정점까지의 거리를 mm단위로 나타낸다.
다. 원시교정용 (+)렌즈에서 정점간거리를 기준치보다 짧게 장용하면 과교정 상태이다.
라. 근시교정용 (−)렌즈에서 정점간거리를 기준치보다 짧게 장용하면 과교정 상태이다.

025 S−3.50D = C−0.25D Ax 90으로 교정되는 안경을 조제가공 후 확인해 본 결과 정점간거리가 짧아졌다. 이 때 발생한 오차에 대한 설명으로 옳은 것은?

가. 눈에 과교정 효과를 발생한다.
나. (−)굴절력이 더 강한 렌즈가 필요한 상태
다. (−)굴절력이 더 약한 렌즈가 필요한 상태
라. 정점간거리 변화와 관계없는 굴절력의 범위이다.

026 S+3.50D = C+0.25D Ax 90으로 교정되는 안경의 조제가공 후 확인해 본 결과 정점간거리가 길어졌다. 이 때 발생한 오차에 대한 설명으로 옳은 것은?

가. 눈에 과교정 효과를 발생한다.
나. (+)굴절력이 더 강한 렌즈가 필요한 상태
다. (+)굴절력이 더 약한 렌즈가 필요한 상태
라. 정점간거리 변화와 관계없는 굴절력의 범위이다.

정답 | 24. 나, 라 .25 가, 다 .26 가, 다

제 51 강 안경렌즈의 착색

001 금속물질로 착색하는 방법은?

① 용융 착색법 ② 진공 증착법 ③ 침투 착색법
④ 융착 착색법 ⑤ 염색 착색법

002 유색유리와 무색유리 접합으로 착색하는 방법은?

① 용융 착색법 ② 진공 증착법 ③ 침투 착색법
④ 융착 착색법 ⑤ 염색 착색법

003 착색농도를 표면에 균일하게 착색하는 방법은?

① 진공 증착법 ② 용융 착색법 ③ 침투 착색법
④ 융착 착색법 ⑤ 염색 착색법

004 CR-39 렌즈를 염색할 때 가장 적당한 염색액의 온도는?

① 30~40° ② 180~200° ③ 80~90°
④ 160~170° ⑤ temple의 외측면

005 플라스틱 렌즈의 염색에서 갈색 + 파랑의 혼합색은?

① red계 ② pink계 ③ smoke계
④ brown계 ⑤ amber계

006 CR-39렌즈를 회색의 혼합으로 염색하려고 할 때 파랑색의 염색액과 무슨 색의 염색액을 혼합하여 만들면 좋을까?

① 갈색 ② 빨강 ③ 초록
④ 보라 ⑤ 주황색

정답 | 1. ① 2. ④ 3. ① 4. ③ 5. ③ 6. ①

007 플라스틱 컬러렌즈의 혼합색을 만들 때는 적, 황, 청색을 이용하여 색을 혼합할수록 명도와 채도가 낮아지는 감산혼합의 원리로 색상을 만든다. 다음 중 녹색으로 염색하려면 어떤 색상을 혼합하면 되겠는가?

① 적색 + 청색　② 황색 + 청색　③ 적색 + 황색
④ 주황색 + 보라색　⑤ 적색 + 주황색

008 CR-39 렌즈 가공에서 주의할 사항은?

가. 가공 전후에 반드시 흐르는 물에 씻는다.
나. 각 모서리 부분을 약간 덜 갈아서 테에 넣는다.
다. Inserting 과정에서 80℃ 이상의 열이 가해지지 않도록 한다.
라. 알콜과 에텔의 혼합액으로 렌즈를 닦아 렌즈의 흠의 유무를 확인한다.

009 CR-39렌즈의 착색법 설명으로 옳은 것은?

가. 염색온도 80~90℃이다.
나. 적색과 황색을 혼합하면 보라색이 된다.
다. 색조의 농도는 온도, 시간, 염색순서에 따라 다르다.
라. 분자 침투율이 보통 0.03~0.1 mm이고, 농도가 짙은 경우 0.3 mm까지이다.

010 플라스틱 렌즈의 염색에 대한 다음의 설명 중 맞는 항은?

가. 혼합색을 염색할 경우 염색 속도가 빠른 색부터 염색한다.
나. 두꺼운 렌즈는 뜨거운 물에 미리 예열한 후 염색하면 염색시간을 단축시킬 수 있다.
다. 강한 굴절력의 (−)렌즈는 가공 후 염색하는 편이 반사줄기를 막을 수 있으나, 가장자리가 약간 진하게 된다.
라. 하프 톤(Half-Tone)으로 염색시 토릭렌즈를 제외한 구면렌즈와 프리즘 렌즈는 기준축의 인점과 평행하게 고정하지 않아도 된다.

정답 | 7. ② 8. 가, 다, 라 9. 가, 다, 라 10. 나, 다

011 플라스틱 렌즈의 염색에서 다음의 설명 중 맞는 것은?

가. 염색되는 방법은 주로 침투착색법이다.
나. 염색에 필요한 공구는 세척용기, 알콜, 타이머, 온도계이다.
다. 일반적으로 염색액의 온도는 80~90°가 좋다.
라. 염색의 소요되는 시간은 염색액의 농도에 관계하며 온도에는 무관하다.

012 플라스틱 렌즈의 염색에 대한 설명으로 옳은 것은?

가. 염색되는 방법은 주로 침투착색법이다.
나. 일반적으로 염색액의 온도는 80~90℃가 좋다.
다. 염색시 염색기의 뚜껑을 열어 놓으면 농도가 변한다.
라. 염색의 소요되는 시간은 염색액의 농도에 관계하며 온도와는 관계없다.

013 다음의 일반적인 렌즈의 염색(염색착색법)에 대한 설명으로 바르게 설명으로 옳은 것은?

가. 일반적으로 렌즈 전면의 염색시간에 비해 하프 염색기에 의한 하프염색시간이 렌즈걸개의 진동이 있기 때문에 염색시간을 단축시킨다.
나. 약간 농도가 진하게 되었을 때는 알코올로 전면을 골고루 닦아주고, 너무 진하게 되었을 때는 탈색제(표백제)를 사용하여 원하는 농도보다 낮을 때까지 탈색시킨 후 재염색을 한다.
다. 혼합색을 발현시키고자 할 경우에는 염색되어진 기본렌즈들을 겹쳐서 혼합색을 결정한 후에 색상에 따른 표준시간에 맞추어 1차염색, 2차염색 등 순서대로 행하면서 희망색상을 염색한다.
라. 두께가 두꺼운 렌즈는 뜨거운 물에 넣어 미리 예열시켜서 염색하면 염색시간을 단축시킬 수 있으며 가장자리가 두꺼운 (−)렌즈인 경우 조제가공 후 염색한 것이 산줄기 전체 면을 염색하므로 바람직하나 가장자리 부분들이 약간 진하게 염색됨을 고려해야 한다.

정답 | 11. 가, 나, 다 12. 가, 나, 다 13. 나, 다, 라

Ⅱ 안경총론

제 52 강 금속안경테 제조

001 안경테 각 부분의 기능을 옳게 설명한 항은?

① Hinge : 악세사리 가능
② eye rim : 렌즈를 잡아주고 보호하는 역할
③ Nose pad arm : oh나 PD를 조정하는 기능
④ Endpiece : 안경을 흘러내리지 않도록 하는 기능
⑤ Bridge : 좌우측 옥형을 연결하고 전경각을 조정하는 기능

002 안경테의 표면처리에서 크롬도금되어 있다는 상품표시 기호는?

① SPM ② WD ③ WR
④ WM ⑤ SMP

003 금속테가 부러져서 용접하려 할 때 사용하는 용제는?

① 붕사 ② 금강사 ③ 산화세륨
④ 카보런덤 ⑤ 염화나트륨

004 다음 중 융제로 이용되는 것은?

① 붕산 ② 칼슘 ③ 나트륨
④ 포타슘 ⑤ 염화나트륨

정답 | 1. ② 2. ④ 3. ① 4. ①

005 **융제와 관련이 있는 것은?**

① 인산
② 염화나트륨
③ 금속피막생성
④ 땜납의 유동성 향상시킴
⑤ 작업온도를 높여주는 효과

006 **금속테의 땜질에 사용되는 융제에 대한 설명으로 옳은 것은?**

① 금납은 금장테의 땜질에 사용된다.
② 금납은 은, 구리, 아연의 합금이다.
③ 은납은 은과 알루미늄의 합금이다.
④ 금납과 은납은 혼용되어 사용된다.
⑤ 은납은 모넬, 하이니켈, 양백 등의 땜질에 사용 안된다.

007 **땜납에서 사용되는 flux를 사용하는 이유로 옳은 것은?**

① 미적 외관 증대
② 산화피막 형성
③ 작업온도 높여주다.
④ solder의 결합력 향상
⑤ 땜납의 확산성, 유동성 감소

008 **안경테에 부품을 땜질할 때 이용하는 융제에 대한 설명 중 옳은 것은?**

① 작업온도 높여준다.
② 경납의 유동성을 억제시킨다.
③ 모재표면에 산화물을 생성한다.
④ 모재표면에 산화물 생성을 촉진한다.
⑤ 땜질하기 전에 모재의 표면에 유제의 포화용액을 묻힌다.

009 **융착형 이중초점렌즈의 접착제로 사용되는 천연수지제품은?**

① 키시롤
② 아세톤
③ 캐나다 발삼
④ 아랄다이트
⑤ 에폭시 수지

정답 | 5. ④ 6. ① 7. ④ 8. ⑤ 9. ③

010 고주파 유도가열 장치의 구성요소가 맞는 것은 어느 것인가?

① 옥습기 ② 취형기 ③ 축출기
④ 유도코일 ⑤ 막대전극

011 안경테의 부품에 속하는 것은?

① Temple ② Brass ③ ADD
④ Segment ⑤ Bronze

012 금속테에서 endpiece와 땜질되는 부품은 어느 것인가?

① pad ② Tip ③ bridge
④ eye rim ⑤ pad arm

013 금속안경테에서 pad arm에 연결되는 부분의 이름은?

① bridge ② stud ③ hinge
④ eye rim ⑤ closing block

014 근업용으로 사용하기 위한 안경테에서 전정각에 변화를 주고자 한다. 테의 어느 부분을 조정하는 것이 좋은가?

① hinge ② endpiece ③ pad arm
④ bridge ⑤ Temple의 외측면

015 금속안경테를 장용하였을 때 마모와 부식이 가장 잘 일어날 부분은?

① bridge ② nose pad arm
③ temple의 내측면 ④ eye rim의 하단부
⑤ temple의 외측면

정답 | 10. ④ 11. ① 12. ④ 13. ② 14. ④ 15. ③

제53강 금속안경테 도금

001 후금도금테(heavy gold plated frame)의 합금 도금층은 18~22K로 도금한다. 다음 중 도금층의 두께는 몇 μ 정도로 하면 가장 적당한가?

① 0.1 μ ② 2 μ ③ 5~35 μ
④ 20~30 μ ⑤ 30~35 μ

002 후금도금테(heavy gold plated frame) 광택니켈 도금층의 두께는 몇 μ 정도로 하면 가장 적당한가?

① 0.1 μ ② 2 μ ③ 5~7 μ
④ 20~30 μ ⑤ 0.5 μ

003 다음과 같은 순도 표시에서 1/20이 뜻하는 것은?

"1/20 12K G.F"

① 순도를 나타낸다. ② 순도 20기준이다.
③ 1/20만큼 금장을 한 것이다. ④ 전체 무게의 1/20을 나타낸다.
⑤ 금속부 중량의 1/20이 금합금의 중량이다.

004 1/20, 12K G F로 표기된 금속안경테가 있다. 이 테에 있는 순금의 무게는? (단, 안경테의 총 무게는 50 g이고 금속부 무게는 40 g이다)

① 1.0 g ② 1.25 g ③ 1.75 g
④ 2.0 g ⑤ 3 g

005 안경테의 품질표시인 TAG에 표시해야 되는 항은?

① 크기 ② 재질 ③ 다리길이
④ 브릿지 길이 ⑤ 주민등록번호

정답 | 1. ③ 2. ③ 3. ⑤ 4. ① 5. ①

006 금속안경테의 도금에서 도금 단가를 낮추기 위해 금도금의 후금도금층 대신으로 사용되는 금속은?

① 은　　② 크롬　　③ 니켈
④ 주석 – 니켈　　⑤ 팔라디움 – 니켈

007 금합금은 순도의 표시로 '캐럿(Karat)'을 사용한다. 다음 중 '캐럿'의 설명으로 옳은 것은?

① 12k란 순금의 함유율이 40%이다.
② 18K란 순금의 함유율이 100%이다.
③ 캐럿은 금합금의 중량을 12로 했을 때 순금의 양이다.
④ 금의 평량 즉, 금의 무게를 나타낼 때도 사용되는 단위이다.
⑤ 금의 캐럿과 보석의 무게를 나타내는 캐럿은 그 값이 똑같다.

008 안경테에 사용되는 구리합금으로서 구리, 주석, 니켈, 아연의 4금속합금은?

① 모넬(monell)　　② 청동(bronze)　　③ 하이니켈
④ 브라스(brass)　　⑤ 블랜카 Z(blanka z)

009 은백색, 탄력성, 내식성이 우수하며, eye-rim제작에 적합한 금속재질은?

① 양은　　② 청동　　③ 브라스
④ 니켈합금　　⑤ 블랜카 Z

010 하이니켈의 특성 중 옳은 것은?

① 구리, 주석 합금이다.
② eyerim제작에 좋다.
③ 구리, 아연 합금이다.
④ 탄력성과 가공성이 좋으나 땜질이 좋지 않다.
⑤ 하이니켈이란 Ni – 10% Cr – 80% 이상인 합금이다.

정답 | 6. ⑤ 7. ④ 8. ⑤ 9. ④ 10. ②

011 안경테에 쓰이는 합금 중에서 니켈과 크롬이 주원료로 사용되며 은백색의 색상과 내식성이 양호하고 광택이 좋으며 탄력성이 우수해 널리 쓰이는 소재는?

① 황동 ② 모넬(monell) 합금
③ 스테인레스(stainless) ④ 하이니켈(hi-nickel) 합금
⑤ 듀랄루민(duralumine) 합금

012 안경테에 쓰이는 동합금으로서 니켈과 구리가 주된 금속이며 소량의 철과 망간의 합금은?

① 블랑카 ② 모넬합금 ③ 청동합금
④ 브라스합금 ⑤ 양백합금

013 금속안경테의 부품 중 전경각과 밀접한 관계가 있는 것은?

① Bridge ② Hinge(힌지)
③ Temple(템플) ④ Endpiece(엔드피스)
⑤ Closing Block(클로싱 블록)

014 활동이 많은 어린이용 안경테 다리로 가장 적합한 형태는?

① 걸개식 ② 반 걸개식 ③ 케이블식
④ 곧은 다리식 ⑤ 알바이트 테

015 휴대하기에 편리하도록 접을 수 있고 PD를 조정할 수 있게 고안된 특수형상의 테 이름은?

① 걸림테 ② rim Ion ③ 알바이트테
④ 나일론 테 ⑤ 슬림폴드(slim fold)

016 안경테 용도별 분류에서 특수 안경테로 분류되는 테는?

① 귀갑테 ② 셀몸트브로우테 ③ 오토브로우테
④ 서몬트브로우테 ⑤ 콤비브로우테

정답 | 11. ④ 12. ② 13. ④ 14. ③ 15. ⑤ 16. ①

017 다음 안경테 중에서 역산각으로 안경 렌즈를 가공해야할 테는?

① 접는테 ② 포인트테 ③ 약시용테
④ 나일론테 ⑤ 투포인트테

018 다음 안경테 중 F.P.D.를 조정할 수 있으며, 접어서 부피를 작게 할 수 있는 것은?

① Nylon테 ② Binocular테 ③ Slim Fold테
④ Two point테 ⑤ 알바이트테

019 다음에서 특수 안경테에 속하는 것은?

① Sirmont테 ② Binocular테 ③ 콤비브라우테
④ 셀몬트브라우테 ⑤ 오토브라우테

020 고순도 티타니움 안경테의 부품을 땜질할 때 이용되는 기체는 다음 중 어느 것인가?

① 수소 ② 산소 ③ 알곤
④ 질소 ⑤ 헬리움

021 다음 중 안경테의 소재로 이용되는 형상기억 합금은?

① 니켈, 철의 합금 ② 구리, 니켈 합금
③ 니켈, 티탄의 합금 ④ 철, 백금의 합금
⑤ 니켈, 철, 크롬의 합금

022 다음 티탄의 설명 중 옳은 것은 어느 것인가?

① 가공선이 좋다.
② 생체 적합성이 우수하다.
③ 강도는 알루미늄보다 크다.
④ 구리, 니켈의 2배의 중량이다.
⑤ 철의 절반 정도의 영률을 가지고 있다.

정답 | 17. ④ 18. ③ 19. ② 20. ③ 21. ③ 22. ②

023 다음 금속안경테의 소재에서 비중이 가장 작은 소재는?

① 청동 ② 모넬 ③ 티타늄
④ 듀랄류민 ⑤ 하이니켈

024 100% 티탄테의 올바른 표기방법은?

① Ti-F ② Ti-P ③ Ti-IP
④ Ti-C ⑤ 95% 티탄

025 형상기억 안경테인 Nitinol의 Ni과 Ti의 합금 중량비(%)는 얼마인가?

① 50 : 50 ② 60 : 40 ③ 45 : 55
④ 55 : 45 ⑤ 70 : 30

026 인체의 적응도가 우수한 안경테의 소재가 맞는 것은?

① 모넬 ② 청동테 ③ 황동테
④ 하이니켈 ⑤ 셀루로이드테

027 안경테에 많이 이용되는 티탄금속에 대한 설명으로 옳은 것은?

① 가공성이 좋다.
② 탄력성이 풍부하다.
③ 생체적 적응력이 약하다.
④ 땀이나 해수 등에 대해서 내식성이 약하다.
⑤ 강도가 약하므로 다른 금속과 합금하면 좋다.

028 티탄금속이 안경테로 사용되는 특성이 옳은 항은?

① 비중이 크다. ② 강도가 좋다.
③ 땜질하기가 쉽다. ④ 내부식성이 약하다.
⑤ 인체의 적응력이 약하다.

정답 | 23. ④ 24. ② 25. ④ 26. ⑤ 27. ② 28. ②

029 다음의 도금 중 암회색 광택을 내는 도금은?

① 양백
② 금도금
③ 로듐도금
④ 주석 – 니켈도금
⑤ 팔라디움 – 니켈도금

030 안경테로 사용되는 형상기억합금은 다음 중 어느 것인가?

① 니켈 – 크롬합금
② 니켈 – 구리합금
③ 니켈 – 티탄합금
④ 니켈 – 백금합금
⑤ 구리 – 니켈합금

031 다음 티탄의 설명 중 옳은 것은 어느 것인가?

① 가공성이 좋다.
② 생체 친화성이다.
③ 강도는 알루미늄의 $\frac{1}{2}$배이다.
④ 구리, 니켈의 2배 정도의 중량이다.
⑤ 철의 2배 정도의 탄성을 가지고 있다.

032 다음 중 형상 기억 플라스틱의 특징이 옳은 것은?

① 잘 부러진다.
② 주입성형이 좋다.
③ 파손에 대한 저항이 작다.
④ 색상이 퇴색되지 않는다.
⑤ 가열해도 늘어나거나 줄어든다.

033 다음은 형상기억 합금인 nitinol에 대한 특징으로 옳은 것은?

가. 니켈과 티타늄의 합금이다.
나. 중량비로 Ni조성이 약 45%이다.
다. 외부의 충격에 안전성이 높다.
라. 원자수비로 니켈과 티타늄은 50 : 50이다.

정답 | 29. ④ 30. ③ 31. ② 32. ④ 33. 다

제 54 강 금속안경테

001 금속테의 땜질에 관한 설명이다. 옳은 것은?

① 융제는 산화피막을 형성한다.
② 일반적으로 땜질온도는 약 850℃ 정도이다.
③ 땜질할 때 주로 중납(hard solder)을 사용한다.
④ 융제는 붕사와 붕산으로 된 묽은 용액을 사용한다.
⑤ 땜질할 부품의 간격은 가능한 한 좁혔을 때 접합강도가 작다.

002 안경테의 재료 중 비금속 재료가 갖추어야 할 조건은 어느 것인가?

① 비중이 커야 한다.
② 도금성이 좋을 것
③ 내식성과 내마모성이 우수할 것
④ 다리부분 재료는 탄력성이 좋을 것
⑤ 착색이 가능하고 독성이 없어야 한다.

003 금속안경테 제조공정의 순서로 맞는 것은?

① 부품제작 – 땜질 – 도금 – 팁 및 패드달기 – 조정
② 부품제작 – 도금 – 땜질 – 팁 및 패드달기 – 조정
③ 부품제작 – 땜질 – 팁 및 패드달기 – 도금 – 조정
④ 부품제작 – 땜질 – 조정 – 도금 – 팁 및 패드달기
⑤ 부품제작 – 도금 – 팁 및 패드달기 – 땜질 – 조정

004 안경테에 쓰이는 재질 중 전성과 연성이 가장 좋은 것은?

① 금 ② 은 ③ 동
④ 니켈 ⑤ 구리

005 금속 안경테의 피복 재료로 많이 사용되는 합성수지는?

① 나이론 ② 에폭시 ③ 폴리에칠렌
④ 셀룰로이드 ⑤ 아세테이트

정답 | 1. ② 2. ⑤ 3. ① 4. ① 5. ②

006 다음 플라스틱안경테의 소재에서 절삭가공법으로 안경테 제조가 이루어지는 소재는?

① 나이론
② 에폭시 수지
③ 우레탄 수지
④ 셀루로즈 아세테이트
⑤ 셀루로즈 프로피오네이트

007 금속테가 아닌 재질에서 최근 물리학적으로 내성이 강하며, 비중은 1.17로 가벼워 주목을 받는 소재는?

① 옵틸
② PMMA
③ 탄화규소
④ 아세테이트
⑤ 폴리카보네이트

정답 | 6. ④ 7. ①

제 55 강 플라스틱 안경테

001 옵틸테의 연화 온도는 어느 정도인가?

① 60~70 ② 70~80 ③ 100~110
④ 120~130 ⑤ 140~160

002 Optyl테의 특징 중 맞는 내용은?

① 내열성이 낮다.
② 착색이 어렵다.
③ 뒤틀림, 테의 넓어짐 등 변형이 크다.
④ 자외선에 의해서도 변색되지 않는다.
⑤ cellulose acetate, celluloid 보다 20 % 정도 가볍다.

003 옵틸테의 특징으로 옳은 것은?

① 비중이 무겁다.
② 사출성형법으로 제조한다.
③ 탄력성이 우수하고 변형이 있다.
④ 체적의 변화가 없고 수축성이 거의 없다.
⑤ 다양한 염색이 어려우니 가공상 주의해야한다.

004 다음 중 옵틸의 특징이 옳은 것은?

① 비중이 크다. ② 약품성이 약하다.
③ 디자인이 다양하다. ④ 치수의 안정성이 매우 작다.
⑤ 탄력성이 우수하고 변형이 크다.

005 옵틸테의 특징 중 옳은 것은?

① 수축성이 크다. ② 불에 타기 쉽다.
③ 가볍고 탄력적이다. ④ 알콜 등의 약품에 약하다.
⑤ 형의 변형이 비교적 크다.

정답 | 1. ② 2. ⑤ 3. ④ 4. ③ 5. ③

006 에폭시 수지의 화학구조에 따른 특성이 맞는 것은?

① 접착성
② 열 전도성
③ 수축성이 크다.
④ 전기 절연성이 작다.
⑤ 내약품성이 약하다.

007 탄소섬유 안경테의 특성이 옳은 것은?

① 내약품성이 약하다.
② 내열성 전도성이 우수하다.
③ 경량이며 가볍고, 강도가 작다.
④ 열팽창 계수가 크고 치수의 안정성이 낮다.
⑤ 파산 신도가 크므로 가공시 주의하여야 한다.

008 다음의 탄소섬유에 대한 설명 중 옳은 것은?

① 무겁다.
② 열팽창계수가 크다.
③ 생체 친화성이 약하다.
④ 내열, 내방사선성이 약하다.
⑤ 탄력성의 부족으로 가공시 주의해야 한다.

009 안경테의 소재 중 결정이 수염모양으로 되어 있어 일명 Whisker로도 불리는 것은?

① 탄소섬유
② 탄화규소
③ 아세테이트
④ 셀룰로이드
⑤ 프로피오나트

010 안경렌즈를 제조하는 경우 고려할 사항이 옳은 것은?

① 코팅
② 비중
③ 굴절률
④ 반사율
⑤ 가입도

011 다음 안경테 중 발화점이 낮아서 화재를 일으킬 수 있기 때문에 주의를 요하는 것은?

① 금속테
② 옵틸테
③ 아세테이트테
④ 셀룰로이드테
⑤ 프로피오네미트

정답 | 6. ① 7. ② 8. ⑤ 9. ② 10. ② 11. ④

012 셀루로우즈아세테이트테를 피팅하기 위해 가온할 때 옳은 방법은?

① 에어콘 ② 끓는 물 ③ 선풍기
④ 쇠구슬가온 ⑤ 정제염가온

013 플라스틱 계통의 안경테의 부품 중 다리의 중심부분에 삽입되는 금속선은?

① 너트 ② 힌지(hinge) ③ 스템(stem)
④ 코받침(pad) ⑤ 나사(screw)

014 CR-39렌즈 제조방법으로 옳은 것은?

① 회전성형법 ② 주형중합법 ③ 사출성형법
④ 가압성형법 ⑤ 주입성형법

015 플라스틱 렌즈의 소재 중 hard contact lens 및 선글라스용 유색렌즈, 안내렌즈에 많이 사용되는 것은?

① 청동 ② CR-39
③ PC(Poly-carbonate) ④ PS(Poly-styrene)
⑤ PMMA(Poly Methyl Meta Acrylate)

016 플라스틱 렌즈의 소재 중 hard contact lens 및 선글라스용 유색렌즈, 안내렌즈에 사용되는 것은?

① 황동 ② PMMA ③ 폴리우레탄
④ 폴리스틸렌 ⑤ Poly-carbonate

정답 | 12. ⑤ 13. ③ 14. ② 15. ⑤ 16. ②

제56강 안경렌즈 제조공정

001 "CR-39"의 상품명을 갖는 플라스틱 유리의 소재는?

① PC ② P.M.M.A
③ polycarbonate ④ Allyldiglycolcarbonate
⑤ polymethylmetacrylate

002 다음은 CR-39렌즈의 제조공정이다. 렌즈 내부의 불순물을 제거하는 해당 공정은 어느 것인가?

① 검사 ② 여과 ③ 어닐링
④ 원료배합 ⑤ 중합반응

003 다음은 CR-39렌즈의 제조공정이다. 렌즈 내부의 잔류응력을 제거하는 해당 공정은 어느 것인가?

① 검사 ② 여과 ③ 어닐링
④ 원료배합 ⑤ 중합반응

004 Allydiglycolcarbonate렌즈를 제조할 때 어떤 공정에서 경화가 일어나는가?

① 검사 ② 연마할 때
③ 중합반응이 끝날 때 ④ 어닐링(Annealing) 공정
⑤ 유동성 모노마와 촉매를 혼합할 때

005 CR-39렌즈에 관한 설명이다. 옳은 것은 어느 것인가?

① 회전성형법 제조
② 열가소성 수지이다.
③ 분자구조는 선형구조를 이루고 있다.
④ 비중은 1.32 g/cm^3, 굴절률 nd = 1.498, 아베수 vd = 30이다.
⑤ 유동성의 모노마가 중합체로 될 때 체적의 변화가 일어난다.

정답 | 1. ④ 2. ② 3. ③ 4. ③ 5. ⑤

006 CR-39렌즈에 관한 설명이다. 옳은 것은 어느 것인가?

① 주입성형 이용
② 금형사출로 만든다.
③ 비정시 교정용에 주로 사용된다.
④ 분자구조는 선형구조를 이루고 있다.
⑤ 비중은 1.32g/cm^3, 굴절률 nd = 1.62, 아베수 vd = 58이다.

007 CR-39렌즈 제조방법으로 옳은 것은?

① 회전성형법 ② 주형중합법 ③ 사출성형법
④ 가압성형법 ⑤ 선반절삭법

008 안경렌즈를 제조하는 경우 고려할 사항이 옳은 것은?

① 크기 ② 색상 ③ 아베수
④ 굴절력 ⑤ 반사율

009 CR-39렌즈의 중합반응온도와 시간이다. 옳은 것은?

① 250℃, 2시간 ② 200℃, 15시간
③ 120℃, 1시간 ④ 150℃, 2시간
⑤ 80℃, 20~36시간

010 다음 렌즈 중 Polycarbonate lens에 해당하는 것은?

① nd = 1.62, vd = 52, sp.gr = 2.50 g/cm^3
② nd = 1.498, vd = 58, sp.gr = 1.32 g/cm^3
③ nd = 1.701, vd = 35, sp.gr = 2.99 g/cm^3
④ nd = 1.586, vd = 31, sp.gr = 1.20 g/cm^3
⑤ nd = 1.523, vd = 58.9, sp.gr = 2.52 g/cm^3

정답 | 6. ③ 7. ② 8. ③ 9. ④ 10. ④

제 57 강 안경렌즈 굴절률

001 안경렌즈 소재의 굴절률이 옳게 짝지어진 것은?

① 프린트 유리 – 1.523
② 고굴절 유리 – 1.6
③ 고굴절 플라스틱 – 1.7
④ 중굴절 유리 – 1.6
⑤ 중굴절 플라스틱 – 1.7

002 다음 플라스틱렌즈 중 내충격이 가장 큰 렌즈는 어느 것인가?

① CR–39
② Polycarbonate lens
③ Allydiglycolcarbonate lens
④ Polymethylmetacrylate lens
⑤ Methylmetacrylae lens

003 습기의 휠에서 연마가 어려워 선반가공으로 하며, 강도가 높아 산업용 보안경의 렌즈로 많이 사용되는 재질은?

① P.C
② CR–39
③ P.M.M.A
④ P.V.C
⑤ A.D.C

004 다음 중 플라스틱 초고굴절률렌즈에 해당하는 것은?

① nd = 1.498
② nd = 1.560
③ nd = 1.6
④ nd = 1.71
⑤ nd = 1.67

005 현재 생산되어 판매되고 있는 가장 높은 유리렌즈와 플라스틱렌즈의 굴절률로 짝지어진 항은?

① 1.91 – 1.74
② 1.74 – 1.86
③ 1.80 – 1.66
④ 1.74 – 1.66
⑤ 1.50 – 1.65

006 안경렌즈의 소재를 연필경도 및 모스 경도와 비교한 것이다. 옳게 된 것은?

① P.C – 연필경도 4B
② CR–39 – 연필경도 B
③ PMMA – 모스경도 6
④ Flint glass – 연필경도 2H
⑤ Crown glass – 연필경도 9H

정답 | 1. ④ 2. ② 3. ① 4. ④ 5. ① 6. ⑤

007 다음 렌즈 중에서 경도가 가능 낮은 렌즈는?

① P.C ② CR-39 ③ PMMA
④ Flint 유리 ⑤ 크라운 유리

008 다음 소재 중 내충격 강도가 커서 무테용이나 누진렌즈로 적합한 소재는?

① P.S ② P.C ③ MMA
④ CR-39 ⑤ PMMA

009 다음 플라스틱 안경테 종류 중 망목구조를 이루고 있는 소재는?

① 나이론 ② 에폭시 ③ 열가소성
④ 셀루로이드 ⑤ 셀루로오스 아세테이트

010 다음 렌즈 소재 중 열경화성 수지인 것은?

① P.C ② CR-39 ③ P.M.M.A.
④ polyyester ⑤ 셀룰로이스

011 플라스틱 소재의 광학적 성질이 옳은 것은?

① 자외선 차단은 안된다.
② P.M.M.A.을 Acryl이라 한다.
③ polystyrene은 열경화성 수지이다.
④ CR-39의 굴절률이 1.49로 비교적 크다.
⑤ 폴리카보네이트의 색분산이 비교적 작다.

012 다음 플라스틱렌즈 중 색분산이 가장 큰 렌즈는 어느 것인가?

① CR-39 ② Polycarbonate lens
③ Methylmetacrylate lens ④ Allydiglycolcarbonate lens
⑤ Polymethylmetacrylate lens

정답 | 7. ① 8. ② 9. ② 10. ② 11. ② 12. ②

013 안경렌즈의 소재로 가장 좋은 것은?

① 굴절률이 크고, 아베수도 큰 물질
② 굴절률이 작고, 아베수도 작은 물질
③ 굴절률은 작고, 아베수는 큰 물질
④ 굴절률은 크고, 아베수는 작은 물질
⑤ 굴절률은 크고, 아베수는 중간 물질

014 다음 중 안경 렌즈재질의 구비조건으로 옳은 어느 것인가?

① 색분산이 클 것
② 아베수가 작을 것
③ 맥리, 왜곡현상이 있을 것
④ 물리적, 화학적으로 균질할 것
⑤ 공기나 습기로 렌즈 표면에 변화가 있는 것

015 다음 중 안경렌즈가 갖추어야 할 조건이 옳은 것은?

① 비중이 커야 한다.
② 반사율이 커야 한다.
③ 투과율이 좋아야 한다.
④ 아베수가 작아야 한다.
⑤ 굴절률이 작아야 한다.

016 안경렌즈 소재로 적합한 것은?

① 투과율이 높아야 한다.
② 아베수가 낮아야 한다.
③ 색수차가 커야 한다.
④ 분산율이 높아야 한다.
⑤ 반사율이 커야 한다.

017 유리로 만든 이중초점렌즈의 모렌즈와 자렌즈 접착하는 경우 접착제는 무엇인가?

① 마젠타
② 아세톤
③ 계란 흰자위
④ 캐나다 발삼
⑤ 계란 노른자위

정답 | 13. ① 14. ④ 15. ③ 16. ① 17. ④

018 **다음은 유리렌즈의 강화와 그 특성에 설명으로 옳은 것은?**

① 경도는 낮다.
② 렌즈의 표면층이 약화된다.
③ 강화렌즈는 파손되면 그 파편은 예각이다.
④ 강화렌즈는 인장응력이 압축응력보다 커진다.
⑤ 안경렌즈는 이온교환 강화법을 많이 이용한다.

019 **일반 안경유리 소재로 크라운 유리가 보편적으로 사용된다. 다음에서 크라운 유리의 기호는?**

① K ② F ③ BK
④ LF ⑤ GF

020 **안경렌즈의 면가공에 있어 소정의 커브, 도수, 두께를 갖게 하는 공정은 무엇인가?**

① lapping ② 미세연마 ③ Blocking
④ Generating ⑤ Polishing

정답 | 18. ⑤ 19. ① 20. ④

제 58 강 반사방지코팅

001 반사방지 코팅처리법과 가장 관계가 깊은 항은?

① 용융착색법 ② 진공착색법 ③ 침투착색법
④ 융착착색법 ⑤ 염색착색법

002 광학유리에 색상을 넣기 위한 가장 많이 사용되는 착색법은?

① 축지법 ② 염색착색법 ③ 용융착색법
④ 진공착색법 ⑤ 침투착색법

003 칼라렌즈 착색법 중 색 농도를 균일하게 유지시키는 착색법으로 가장 이상적인 착색법은?

① 관심법 ② 진공착색법 ③ 융착착색법
④ 침투착색법 ⑤ 염색착색법

004 유리렌즈의 착색에 있어 금속 산화물 중 회색을 띄게 하는 성분은?

① Co ② Ni ③ Cr
④ Mn ⑤ Au

005 유리렌즈의 착색에 있어 금속 산화물 중 청색을 띄게 하는 성분은?

① Co ② Ni ③ Cr
④ Mn ⑤ Ag

006 반사방지코팅 재료가 구비해야 할 조건으로 옳은 것은?

① 투명도가 낮아야 한다.
② 접착력이 작아야 한다.
③ 투과성이 낮아야 한다.
④ 내마모성이 우수해야 한다.
⑤ 렌즈 소재의 굴절률과 같아야 한다.

정답 | 1. ② 2. ③ 3. ② 4. ② 5. ① 6. ④

007 무코팅 상태에서 에징이 끝난 CR-39렌즈와 아크릴 렌즈를 간단히 구별할 수 있는 방법으로 옳은 것은?

① 촉감으로 구별한다. ② 투명도로 구별한다.
③ 육안검사로 구별한다. ④ 투과성이 낮아야 한다.
⑤ 렌즈표면에 매직펜으로 그었을 때 잉크의 퍼짐상태로 구별한다.

008 안경렌즈의 멀티코팅 효과와 관계가 있는 것은?

① 반사율 상승 ② 유령의 상이 제거된다.
③ 유해광선을 더 차단할 수 있다. ④ 광선의 투과량을 늘릴 수 있다.
⑤ 색수차를 제거할 수 있어 밝은 상을 얻는다.

009 안경렌즈의 표면처리에서 일반적인 순서는?

① 하드코팅 – 염색 – AR코팅 – 수막 Coating
② AR-Multi Coating – 수막 Coating – Hard coating
③ 수막 Coating – Hard coating – AR-Multi Coating
④ AR-Multi Coating – Hard coating – 수막 Coating
⑤ Hard coating – AR-Multi Coating – 수막 Coating

010 반사억제막 처리를 한 코팅 렌즈의 특징이라고 볼 수 있는 것은?

① 반사율 증가
② 유해광선의 투과를 늘여준다.
③ 가시광선영역의 투과가 감소한다.
④ 어느 정도 미용효과를 기대할 수 있다.
⑤ 경질피막을 함께 코팅시키므로 렌즈표면의 내마모성을 향상시킨다.

011 다음은 반사방지막 coating에 대한 설명이다. 맞는 것은?

① 유령상 생성
② 코팅막의 두께는 대략(광선의 파장 ÷ 4)이다.
③ 코팅막은 유리보다 굴절률이 큰 물질을 진공 증착한다.
④ 코팅으로 반사광선을 줄일 수 있음은 빛의 편광현상으로 설명이 가능하다.
⑤ 적외선과 가시광선의 투과량을 증가시키고 자외선을 차단하기 위해 코팅을 한다.

정답 | 7. ⑤ 8. ③ 9. ⑤ 10. ④ 11. ②

012 안경 렌즈의 반사 방지막 코팅 목적과 관계있는 것은?

① 투과율 증가
② 반사율 증가
③ 렌즈두께 증가
④ Contrast저하 생성
⑤ Ghost image생성

013 다음 중 적외선 흡수유리에 사용되는 물질은 어느 것인가?

① FeO_2
② CeO_2
③ S
④ PbO_3
⑤ ZnO

014 자외선 차단을 목적으로 렌즈에 첨가되는 물질은?

① Al_2O_3
② TiO_3
③ CeO_2
④ FeO_2
⑤ CrO_2

015 다음 산화물 중에서 CR-39의 자외선 흡수제로 사용되는 것은?

① ZnO
② FeO_2
③ AgCl
④ CeO_2
⑤ CrO_2

016 자외선을 가장 잘 차단시키는 렌즈는?

① UV렌즈
② IR렌즈
③ 조광렌즈
④ 편광렌즈
⑤ 누진다초점렌즈

017 자외선을 받으면 특정색의 농도가 짙어지는 렌즈를 무엇이라고 하는가?

① 편광렌즈
② 멀티코팅렌즈
③ 누진다초점렌즈
④ 감광 또는 조광렌즈
⑤ 자외선 차단코팅렌즈

정답 | 12. ① 13. ① 14. ③ 15. ① 16. ① 17. ④

제 59 강 조광렌즈

001 조광렌즈(photochromic lens)에 관한 설명이다. 옳은 것은?

① 온도와 관련 없다.
② 여름철보다 겨울철에 농도가 연하다.
③ 자외선이 많을수록 darkening이 빠르다.
④ 자외선 분포가 많으면 농도가 연해진다.
⑤ 단파장 가시광선의 분포가 많으면 농도가 연해진다.

002 감광렌즈(또는 조광렌즈)에 관한 설명이다. 옳은 것은?

① 온도와 무관
② 자외선에 의해서 은이온이 유리되기 때문에 발색된다.
③ 염화은 및 브롬화은의 양이 많을수록 농도가 연해진다.
④ 유리렌즈에 감광성물질인 염화은, 브롬화은의 결정이 포함되어 있다.
⑤ 자외선의 조사(照射)에 의해서 염소 및 브롬가스 등이 발생하는데 대기 중으로 비산된다.

003 조광렌즈(Photochromic Lens)는 다음 어느 화합물을 포함하고 있는가?

① 구리 ② 산화아연 ③ 산화크롬
④ 요오드화은 ⑤ 이산화티타늄

004 조광렌즈(Photochromic Lens)에서 갈색을 띠는 감광 물질은?

① 금 ② 염화은 ③ 브롬화은
④ 산화세륨 ⑤ 산화티타니움렌즈

005 조광렌즈(Photochromic Lens)에서 회색을 띠는 감광 물질은?

① 구리 ② 염화은 ③ 산화세륨
④ 요오드화은 ⑤ 산화티타니움

정답 | 1. ③ 2. ④ 3. ④ 4. ③ 5. ②

006 감광렌즈는 어느 광선에 의해서 가장 잘 변색되는가?

① 자외선 ② 적외선 ③ 청색광선
④ 적색광선 ⑤ 녹색광선

007 감광렌즈(Photochromic Lens)는 다음 어느 화합물을 포함하고 있는가?

① 구리 ② 네오지움 ③ 브롬화은
④ 산화 세륨 ⑤ 산화 제일철

008 감광렌즈를 착용하고 1시간 이상 다음 장소에서 체류했을 때 렌즈의 착색이 가장 진하게 되는 환경은?

① 여름 산 ② 여름의 도심지 ③ 여름의 해수욕장
④ 겨울철 스키장 ⑤ 안개 낀 도심지

009 다음은 감광렌즈에 대한 설명이다. 옳은 것은?

① 온도와 무관
② 렌즈가 두꺼울 때 착색속도가 느리다.
③ 주위온도가 높을 때 착색속도가 빠르다.
④ 빛의 조사량이 많을 때 착색속도 빠르다.
⑤ 멀티 코팅 조광렌즈의 경우 무코팅에 비해 농도가 높다.

010 조광렌즈에 대한 설명으로 옳은 것은?

① 온도와 무관
② 탈색은 빠르고 착색은 느리다.
③ 겨울보다 여름이 색조가 짙다.
④ 적외선에 의하여 착색이 이루어진다.
⑤ 사용시간이 오래된 렌즈는 한쪽렌즈만 교환할 경우 주의를 요한다.

011 감광 유리렌즈의 색상이 갈색이다. 렌즈에 분포된 감광물질은?

① AgI ② CeO_2 ③ FeO
④ AgCl ⑤ FeO_3

정답 | 6. ① 7. ③ 8. ④ 9. ④ 10. ⑤ 11. ①

012 **다음 조광렌즈에서 회색을 띠는 감광물질은?**

① AgCl ② AgBr ③ AgI
④ CeO_2 ⑤ MgF_2

정답 | 12. ①

제 60강 편광렌즈

001 낚시 및 요트를 할 때 수면반사에 의한 눈부심을 방지하기 위해서 사용되는 렌즈는 어느 종류가 가장 적합한가?

① 조광렌즈
② 편광렌즈
③ 이중 초점렌즈
④ 누진다초점렌즈
⑤ 프레넬(Fresnel) 렌즈

002 다음은 편광렌즈에 대한 설명이다. 옳은 항은?

① 편광축이 조제가공축이다.
② 편광판의 재료는 쇄상구조인 금이다.
③ 요오드를 처리하여 전도성을 띠도록 하였다.
④ 쇄상방향과 편광렌즈의 축 수직방향은 같은 방향이다.
⑤ 편광판에 횡파를 입사시키면 출사광은 편광 렌즈의 축방향과 직각인 편광이다.

003 편광렌즈에 전도성을 부여하기 위해 PVA필름판에 처리하는 물질은?

① 은
② 구리
③ 칼륨
④ 니켈
⑤ 요오드

004 다음 중 편광렌즈를 사용하기에 가장 적당한 경우는?

① 낚시
② 골프
③ 운전
④ 등산
⑤ 독서

정답 | 1. ② 2. ③ 3. ⑤ 4. ①

제 61강 비구면렌즈

001 **비구면렌즈의 특징으로 맞는 것은 어느 것인가?**

① 구면렌즈다.
② 비점수차가 줄어든다.
③ 상의 왜곡현상을 억제할 수 없다.
④ 렌즈 주변부를 구면으로 하여 시야가 좁아진다.
⑤ 고굴절 소재 사용시 두께가 얇아지고 무거워진다.

002 **비구면렌즈의 관한 설명이다. 옳은 것은?**

① 무거워진다.
② 유효시야가 구면렌즈보다 좁다.
③ 렌즈의 중앙부는 구면설계 한다.
④ 렌즈 두께가 두꺼워지고 가벼워진다.
⑤ 상의 왜곡현상과 구면수차가 크게 늘어든다.

정답 | 1. ② 2. ③

제 62 강 약시렌즈

001 약시용 렌즈의 처방을 하는데 중요한 요소로 짝지워진 것은?

① 배율 – 시야
② 배율 – 구면굴절력
③ 시야 – 구면굴절력
④ 시야 – 원주굴절력
⑤ 구면굴절력 – 원주굴절력

002 약시인 사람이 써야 할 특수렌즈는?

① 돋보기
② 편광렌즈
③ 후로스티드 차페렌즈
④ 갈릴레오식 망원경렌즈
⑤ 프레넬(FRESNEL)막 렌즈

003 안내렌즈(인공수정체, I.O.L)는 다음 어느 경우에 사용 하는가?

① 백내장 수술 후 원용으로
② 백내장 수술 후 근용으로
③ 백내장 수술 전 근용으로
④ 백내장 수술 후 원근 양용으로
⑤ 백내장 수술 전 진행방지용으로 원용으로

004 어포컬 사이즈 렌즈(Afocal size lens)의 사용 용도는?

① 차폐렌즈
② 누진다초점렌즈
③ 슬래브 업 가공렌즈
④ 부등상이 교정용 렌즈
⑤ 심한 사시 교정용 렌즈

005 부등상시를 교정할 목적의 렌즈는?

① 조광렌즈
② 착색렌즈
③ 싸이즈 렌즈
④ 슬래브 업 가공렌즈
⑤ 프레넬막 프리즘 렌즈

정답 | 1. ① 2. ④ 3. ① 4. ④ 5. ③

006 노인성 백내장 수술후 시력보정렌즈로 가장 좋게 짝지워진 것은?

① 누진다초점렌즈
② 콘택트렌즈에 돋보기안경
③ 안내렌즈에 누진다초점렌즈
④ 렌티큘러형 백내장용 2중초점렌즈
⑤ 비구면 풀비전(Full vison) 백내장용 돋보기

007 렌티큘라렌즈의 평균적인 유효경은?

① 70 mm ② 75 mm ③ 30~40 mm
④ 40~50 mm ⑤ 60~70 mm

008 무수정체안에 대한 설명이다. 옳은 것은?

① 안내렌즈 굴절력은 10D이다.
② 20D 정도의 캐터렉터렌즈를 사용한다.
③ 700 nm 이상의 장파장을 흡수 못해 적시증이 생길 수 있다.
④ 안내렌즈 착용 후 캐러랙트렌즈를 사용하는 것이 가장 이상적이다.
⑤ 한쪽 눈만 무수정체안이 된 경우 부동시가 되어 양안시의 장애가 생길 수도 있다.

정답 | 6. ③ 7. ③ 8. ⑤

제 63 강 프리즘렌즈

001 프레넬막 프리즘렌즈에 대한 설명이다. 옳은 것은?

① 색수차 발생
② 긁히거나 때가 타기 쉽다.
③ 안위편위량이 클 때 사용된다.
④ 프레넬막 프리즘렌즈 교환이 어렵다.
⑤ 투명도가 저하되고 하얀무늬가 보인다.

002 근업용으로 사용되는 약시 안경은 통상 단안에만 사용한다. 그 이유는?

① 조정이 어려움으로
② 양안시가 어려우므로
③ 양안에 사용하면 무거우므로
④ 근거리를 우위안으로 보려고
⑤ 보다 큰 배율로 보기 위해서

003 Prism THINING 가공 목적은?

① 조광렌즈, 착색하려고
② 약시렌즈, 시야를 넓히려고
③ 단순프리즘렌즈, 가볍게 하려고
④ 프레넬막렌즈, 선명하게 하려고
⑤ 누진다초점렌즈, 원용부 두께를 줄이려고

004 Fresnel press-on Prism Lens에 대한 설명으로 것은?

가. 소재는 P.V.C.이다.
나. 사용시 때가 타기 쉽다.
다. 두께가 얇고 교체하기가 쉽다.
라. Fresnel Lens 사용으로 인한 시력의 저하는 없다.

정답 | 1. ② 2. ② 3. ⑤ 4. 가

제 64 강 착색렌즈

001 다음 착색렌즈 중에서 콘트라스트 효과가 좋고 방현효과가 없는 렌즈는?

① 핑크색 ② 황색렌즈 ③ 회색렌즈
④ 갈색렌즈 ⑤ 녹색렌즈

002 다음 착색렌즈 중에서 피로를 동반하므로 판매시 주의를 요하는 렌즈는?

① 핑크색 ② 황색렌즈 ③ 회색렌즈
④ 갈색렌즈 ⑤ 투명렌즈

003 다음 착색렌즈 중에서 콘트라스트 효과가 좋고 헤즈커트 효과가 있으며 따뜻한 인상을 주는 렌즈는?

① 핑크색 ② 황색렌즈 ③ 회색렌즈
④ 갈색렌즈 ⑤ 투명렌즈

004 다음 중 렌즈 주변주에서 색수차가 가장 심한 렌즈와 그 원인으로 맞게 짝지워진 항목은?

① A.D.C렌즈 – 분산 ② 중굴절렌즈 – 반사
③ 고굴절렌즈 – 반사 ④ 고굴절렌즈 – 분산
⑤ 중굴절렌즈 – 분산

005 여름철 맑은날 85% 멸광률 갈색 칼라렌즈를 착용하고 용접작업을 하였다. 유해광선방지 효과로 옳은 설명은?

① 단파장 투과 ② 자외선 방지 효과가 없다.
③ 적외선 방지 효과가 있다. ④ 모든 유해광선이 렌즈에 흡수된다.
⑤ 과다량의 가시광선 방지효과가 없다.

006 안경렌즈의 분광투과율 곡선으로 알 수 있는 것은?

① 크기 ② 굴절력 ③ 굴절률
④ 아베수 ⑤ 대략의 색조

정답 | 1. ② 2. ① 3. ④ 4. ④ 5. ③ 6. ⑤

007 안경렌즈의 분광투과율 곡선으로 알 수 있는 것은?

① 크기 ② 굴절력 ③ 굴절률
④ 아베수 ⑤ 필터렌즈의 콘트라스트

008 공기 중의 파란색을 여과시켜 파란 하늘을 선명하게 보려 한다. 적합한 유색안경의 색조는?

① 투명 계열 ② 청색 계열 ③ 녹색 계열
④ 회색 계열 ⑤ 브라운 계열

정답 | 7. ⑤ 8. ⑤

제 65 강 콘택트렌즈

001 렌즈 소재의 굴절률이 1.523일 때 6.00 diopter curve의 곡률반경은 얼마인가?

① 65.7 mm ② 75.5 mm ③ 80.4 mm
④ 87.2 mm ⑤ 92.3 mm

002 다음 중 가스투과성 재질이 옳은 것은?

① PC ② CR-39
③ MMA ④ Siloxanyl/methacrylate
⑤ polymethyl methacrylate

003 실리콘 콘택트렌즈의 특성 중 옳은 것은?

① CAB이다.
② 가스투과성이 없다.
③ 견고하고 강인하며 수명이 짧다.
④ 착용, 제거 그리고 취급이 보다 편리하다.
⑤ 친수성 재질이므로 세균에 대한 오염이 많다.

004 소프트콘택트렌즈가 가파른(steep) 피팅 상태에 있을 때의 특징이 옳은 것은?

① Sag값이 작다.
② 착용감이 좋다.
③ 눈 깜박임 운동시 움직임이 크다.
④ 눈 깜박임 운동 직후 흐렸다가 다시 선명해진다.
⑤ 각막곡률계(Keratometer)의 가늠자(Mire)상이 왜곡되어 보이지 않는다.

005 피팅 상태가 편평할 때 바른 상태로 고치기 위한 방법은?

① 직경은 상관없다. ② 새그(Sag)값을 감소시킨다.
③ 곡률반경을 더 크게 한다. ④ 직경이 작은 렌즈를 선택한다.
⑤ 곡률반경을 더 짧게 하고 렌즈 직경은 크게 한다.

정답 | 1. ④ 2. ④ 3. ④ 4. ② 5. ⑤

006 콘택트렌즈 취급시에 DK값이 나와 있다. 이 DK값의 의미는 무엇인가?

① 직경 ② 확산계수 ③ 굴절률
④ 산소투과계수 ⑤ 용해도 계수

007 각막 표면의 산소량을 대기 중 산소 %로 표시한 값은?

① 함수율 ② 팽운율 ③ 산소투과율
④ 산소전달률 ⑤ 당량산소백분율

008 콘택트렌즈 재질의 특성 중 산소를 통과시킬 수 있는 능력을 나타내는 것은?

① EOP ② 팽운율
③ 산소요구량 ④ Oxygen permeability
⑤ Oxygen transmisability

009 콘택트렌즈의 물리적 특성이 맞는 것은?

① PH ② 구면 ③ 굴절력
④ 비구면 ⑤ 산소투과성

010 다음 중 소프트콘택트렌즈의 함수율을 높이기 위해 사용되는 모노머는?

① MMA ② BMA ③ 스티렌
④ 실리콘 ⑤ PMMA

011 일회용렌즈의 장점이 맞는 것은?

① 굴절률이 크다.
② 감염의 위험성이 크다.
③ 거대유두결막염의 발생빈도가 크다.
④ 항상 여분의 렌즈를 이용할 수 있다.
⑤ 피팅 변수가 제한적이므로 피팅하기가 어렵다.

정답 | 6. ④ 7. ⑤ 8. ④ 9. ④ 10. ④ 11. ④

012 일회용렌즈의 장점이 맞는 것은?

① 굴절률이 크다.
② 감염의 위험성이 크다.
③ 어린이들에게 부적합하다.
④ 거대유두결막염의 발생빈도가 높다.
⑤ 항상 여분의 렌즈를 이용할 수 있다.

013 장기간 콘택트렌즈를 연속 착용한 결과를 설명한 것이다. 옳은 것은?

① 부종은 없다.
② 각막의 두께가 얇아진다.
③ 혈관이 각막으로 침범하지 않는다.
④ 각막내피세포 크기가 규칙적인 상태가 된다.
⑤ 상피에 공급되는 산소량이 감소하여 세포분열이 활발하다.

014 RGP렌즈를 약주경선의 각막곡률값(K)보다 가파르게(Steep) 휫팅했을 때 누액렌즈는?

① 알 수 없다.
② (−)구면굴절력을 갖는다.
③ (+)구면굴절력을 갖는다.
④ (−)실린더굴절력을 갖는다.
⑤ (+)실린더굴절력을 갖는다.

015 콘택트렌즈의 관리에 대한 다음 설명 중 옳은 것은?

① 열소독과 화학소독은 병행한다.
② RGP 렌즈는 열소독을 해야 한다.
③ RGP 렌즈는 음용수돗물로 헹굴 수 없다.
④ 함수율이 낮은 소프트렌즈는 열소독을 해서는 안된다.
⑤ 효소 세척제는 렌즈표면의 단백질을 유화하는데 사용된다.

016 콘택트렌즈 착용에 따른 각막염의 발생에 관한 설명으로 옳은 것은?

① 상관없다.
② 감염성 각막염은 저절로 낫는 수도 있다.
③ 진균각막염은 치료목적의 소프트콘택트렌즈 착용자에게 흔하다.
④ 아칸트아메바 각막염은 소프트콘택트렌즈 착용자에게 발생하지 않는다.
⑤ 수돗물로 RGP 렌즈를 보관하거나 씻게 되면 아칸트아메바에 감염되기 어렵다.

정답 | 12. ⑤ 13. ② 14. ③ 15. ⑤ 16. ③

017 RGP 렌즈 관리, 관리용품 등에 대한 설명 중 옳은 것은?

① 열소독, 화학소독 병행
② 렌즈 관리 체계는 환자마다 공통적으로 다루어야 한다.
③ 모든 렌즈의 관리체계는 세척, 소독의 기본적인 두 가지 단계가 있다.
④ 콘택트렌즈 세척제의 분류는 콘택트렌즈 종류에 따라 함수용세척제, RGP 렌즈용 세척제, PMMA용 세척체 등이 있다.
⑤ 일반적 렌즈 세척방법은 손바닥에 렌즈를 놓고 적절한 세척제를 사용하여 non-circular pattern으로 양면을 각각 약 5초씩 손가락으로 문지른다.

018 콘택트렌즈 사용에 관한 설명 중 옳은 것은?

① 화장은 지우기전 렌즈를 뺀다.
② 렌즈를 눈에 장착하기 전에 화장을 한다.
③ 콘택트렌즈 세척시 손을 깨끗이 씻지 않고 렌즈를 세정한다.
④ 렌즈를 땅바닥에 떨어뜨린 경우 엄지와 검지 손가락으로 집어 올려 세정한다.
⑤ 렌즈와 각막 사이에 이물질이 들어가면 눈에서 렌즈를 빼고 다시 세정 후 넣는다.

019 소프트 콘택트렌즈의 직경이 14.50 mm 곡률반경이 8.40 mm 렌즈를 곡률반경이 8.10 mm으로 바꾸었을 때 적당한 렌즈직경은?

① 13.50 mm ② 14.00 mm ③ 14.50 mm
④ 15.00 mm ⑤ 13.00 mm

020 다음은 물 속에서 사용되는 수경에 대한 설명이다. 맞게 설명한 항은?

① 수경은 볼록렌즈이다.
② 수경의 렌즈 형태는 메니스커스형이다.
③ 비정시 눈에서 안경처방을 수경처방으로 한다.
④ 비정시 눈에서 콘택트렌즈처방을 수경처방으로 한다.
⑤ 수경의 렌즈는 전면이 평면으로 0.00D 굴절력이다.

021 콘택트렌즈에 의한 노안 교정방법으로 옳은 것은?

① 단안시 ② CAB ③ 역기하렌즈
④ 소프트펌렌즈 ⑤ 하이드로겔렌즈

정답 | 17. ④ 18. ⑤ 19. ② 20. ⑤ 21. ①

022 소프트콘택트렌즈의 특성에 해당되는 것은?

① 시력교정이 잘 된다.
② 하드콘택트렌즈보다 각막부종의 발생빈도가 높다.
③ 하드콘택트렌즈보다 각막손상의 발생빈도가 높다.
④ 하드콘택트렌즈보다 더 작은 직경의 렌즈로 교정할 수 있다.
⑤ 하드콘택트렌즈보다 먼지나 이물이 렌즈와 각막 사이에 들어가기 어렵다.

023 다음의 운동선수들 중 소프트콘택트렌즈보다 RGP 콘택트렌즈가 유리한 경우는?

① 축구선수 ② 씨름선수 ③ 농구선수
④ 사격선수 ⑤ 야구선수

024 열소독의 장점에 대한 설명이다. 옳은 것은?

① 비용이 비싸다.
② 알러지 반응이 있다.
③ 렌즈수명을 단축시키지 않는다.
④ 확실한 소독효과를 얻을 수 있다.
⑤ 방부제가 있는 식염수 사용시 알레르기 반응이 없다.

025 다음 중 산소투과성 콘택트렌즈 소재로 이용되는 합성수지는?

가. Cellulose acetate butyrate 나. Silicone acrylate
다. Hydroxy methyl methacrylate 라. Fluoropolymers

026 RGP 콘택트렌즈가 소프트콘택트렌즈에 비하여 좋은 점은?

가. 각막에 산소공급이 더 용이하다.
나. 불규칙 각막난시의 교정이 더 잘된다.
다. 처방이 약간 부정확하여도 별 문제가 없다.
라. 소독 및 취급이 간단하여 관리비용이 더 적게 든다.

정답 | 22. ⑤ 23. ④ 24. ④ 25. 가, 나, 다, 라 26. 가, 나, 라

027 콘택트렌즈의 소독법 중 열소독의 장점은?

가. 알러지 반응이 유발되지 않는다.
나. 콘택트렌즈의 수명을 오래도록 유지할 수 있다.
다. 비교적 짧은 시간에 세균의 종류에 관계없이 소독된다.
라. 세척과 소독을 함께 해결되므로 별도로 세척할 필요가 없다.

정답 | 27. 가, 다

제 66 강 예비검사

001 차폐·비차폐법에 대한 설명이다. 옳은 설명은?

① 순수사위의 정량검사이다.
② 차폐되었던 눈의 움직임을 관찰한다.
③ 차폐판을 제거시킬 때 눈이 귀방향으로 움직이면 외사위이다.
④ 차폐판을 제거시킬 때 눈이 코방향으로 움직이면 내사위이다.
⑤ 검사 중에는 긴장된 상태로 5 m 전방의 시표를 주시하도록 주의시킨다.

002 예비 검사시 행하는 우위안 검사와 관계 있는 것은?

① 관심법
② 본그라페법
③ Rosen Bach법
④ 왼손잡이는 모두 왼쪽 눈이 우위안이다.
⑤ 이 때는 정적 물체 추적시의 우위안이다.

003 예비검사에서 원·근거리 나안시력이 1.5로 좋고 눈이 피로하다고 한다. 이 눈의 종류와 다음 검사동작은?

① 근시
② 상대성원시, 운무시킨다.
③ 수의성 원시, (+)렌즈검사
④ 정시, 다음 동작 필요 없다.
⑤ 절대성원시, 양안시기능검사 준비

004 예비검사의 나안시력이 시력이 좋다 이로써 유추할 수 있는 이 눈의 종류와 다음 검사동작은?

① 근시
② 원시 운무시킨다.
③ 정시, 양안시기능검사 준비
④ 정시, 다음 동작 필요 없다.
⑤ 정시이거나 원시로 (+)렌즈 검사

005 자각식 굴절검사에서 핀홀은 어느 검사에 이용하는가?

① 사위검사
② 난시검사
③ 가입도검사
④ 사시검사
⑤ 시력증진의 유무검사

정답 | 1. ② 2. ③ 3. ③ 4. ⑤ 5. ⑤

006 예비검사의 종류들로 PD 측정, 나안시력 측정, 이전 안경의 검사(Old Rx), 우위안 검사, 폭주근점의 측정, 가림검사 등이 있다. 여기에 사용되는 관련 기기는?

가. 동공거리계	나. 투영식 시력표
다. 렌즈메터	라. 슬릿 램프

007 다음 중 사위의 정성, 정량 검사방법인 것은?

가. 대 약시경(synotolphore)법	나. Von Graefe법
다. 편광법(pola test)	라. Gradient법

008 다음 기구 중 자각굴절검사기기는?

가. 시험렌즈세트	나. 자동굴절검사기
다. 비전테스트	라. 선조검영기

정답 | 6. 가, 나, 다 7. 가, 나, 다 8. 가, 다

제67강 Trial lens set

001 시험렌즈에 비해 Refracting unit(Phoropter)의 단점은?

① PD조정이 용이하다.
② 원주렌즈축이 정확하다.
③ 신속한 검사를 할 수 있다.
④ 렌즈를 깨끗이 유지할 수 있다.
⑤ 검사 중 피검자의 얼굴이 기울어지면 원주렌즈축의 정확성이 떨어질 수 있다.

002 (+)렌즈 테스트에 관한 설명 중 옳은 것은?

① (+)렌즈 삽입시 조절자극 된다.
② (+)렌즈를 장입시켜 정시와 근시를 구분하는 것을 말한다.
③ 정시인 사람에게 (+)렌즈를 장입하면 약한 근시상태로 이행된다.
④ 피검자의 원거리 나안시력이 양호한 경우는 정시이거나 근시이다.
⑤ 원시의 눈에 (+)렌즈를 장입시키면 그만큼 조절력을 줄일 수도 있다.

003 Trial Frame의 이상적 조건과 관계가 먼 것은?

① 원주렌즈 축 설정이 가능
② 시험렌즈의 회전의 불가능할 것
③ 시험렌즈를 좌우로 이동시킬 수 있을 것
④ 시험렌즈의 경사각을 조정할 수 있을 것
⑤ 축각도 또는 프리즘 기저의 방향을 측정할 수 있을 것

004 시험렌즈에 대한 설명 중 옳은 것은?

① 검사가 신속
② 굴절이상측정에 필요한 유효경은 2~38 mm 정도이다.
③ 장용감 테스트를 위한 시험렌즈는 메니스커스 형상이 좋다.
④ 굴절이상측정에 필요한 렌즈의 유효경 계산시 회선점이 기준이 된다.
⑤ 장용감 테스트에 필요한 렌즈는 굴절이상 측정에 필요한 렌즈보다 직경이 커야 한다.

정답 | 1. ⑤ 2. ⑤ 3. ② 4. ③

005 **열공판은 무엇인가?**

① 사시검사 ② 사위검사에 쓰인다.
③ 난시검사에 쓰인다. ④ 차폐판과 같은 것이다.
⑤ 핀홀과 같은 것으로 안질환의 유무를 가린다.

006 **난시 유무를 판단하는데 사용되는 기기는?**

① 차폐판 ② 핀홀판 ③ 열공판
④ 마독스간 ⑤ 적록필터

007 **난시검사에 사용되는 것과 관계가 깊은 것은?**

① 차폐판 ② 시야계 ③ 적록필터
④ 핀홀(Pinhole)판 ⑤ 열공(stenopaic)판

08 **난시축을 찾는데 이용되는 보조렌즈는?**

① Prism ② Pin hole ③ Maddox rod
④ Stenopaic slit ⑤ Cross cylinder

009 **핀홀판의 주 용도는?**

① 난시도수검사 ② 난시축 정밀검사
③ 검영법 예비검사 ④ 노안 근용가입도 검사
⑤ 시력저하의 원인이 굴절이상인지 확인검사

010 **열공판과 관련된 다음 설명 중 옳은 것은?**

① 감주경선 방향과 일치할 때 자장 선명하다.
② 열공선과 평행인 방향에 핀홀 효과를 준다.
③ 근시성 단성난시에서 가장 선명할 때의 열공선과 난시축은 직교한다.
④ 난시가 없으면 열공선을 임의의 방향으로 위치시켜도 선명도는 다르다.
⑤ 차폐판에 0.5 mm, 1.0 mm, 1.5 mm, 2.0 mm 등의 직선 세극을 뚫어 놓은 것이다.

정답 | 5. ③ 6. ③ 7. ⑤ 8. ⑤ 9. ⑤ 10. ⑤

011 핀홀과 관련된 설명 중 옳은 것은?

① 수차를 늘여준다.
② 조도가 증가한다.
③ 초점심도를 하강시킨다.
④ 산동안의 동공대용으로 이용할 수 있다.
⑤ 빛의 회절 현상으로 상의 선명도를 증가시킨다.

012 핀홀판(pinhole plate)의 구경에 대한 설명 중 옳은 것은?

① 왜곡수차에 비례한다.
② 왜곡수차에 대해서는 영향이 있다.
③ 비점수차에 대해서는 반경에 반비례한다.
④ 색수차에 대해서는 반경의 제곱에 비례한다.
⑤ 구면수차에 대해서는 반경의 세제곱에 비례한다.

013 Pinhole Plate를 눈에 착용했을 때 눈에 미치는 영향과 관계있는 것은?

① 색수차 증가한다.
② 코마수차가 감소한다.
③ 비점수차가 증가한다.
④ 왜곡수차가 감소한다.
⑤ 구면수차가 증가한다.

014 핀홀은 눈의 초점심도가 깊어져 상의 선명도를 향상시키는 기능을 가지고 있다. 다음은 핀홀의 초점심도(피사체 심도)가 커지는 경우에 대한 설명이다. 옳은 것은?

① 동공이 큰 경우
② 동공 배율이 작은 경우
③ 착란원의 크기가 작은 경우
④ 물체의 거리가 멀리 있는 경우
⑤ 눈의 전체 굴절력이 작은 경우

015 시험렌즈의 구성요소 중 보조렌즈에 해당하는 것은?

가. 원주렌즈	나. 등가교차원주렌즈
다. 열공판	라. 핀홀판

정답 | 11. ④ 12. ⑤ 13. ② 14. ④ 15. 나, 다, 라

016 열공판에 대한 설명으로 옳은 것은?

가. 난시 유무를 검사할 수 있다.
나. 열공판은 사위 검사에서 이용할 수 있다.
다. 난시 축 방향을 검사할 수 있다.
라. 운무상태에서 열공판의 방향과 눈의 강주경선의 방향이 일치할 때 가장 선명하다.

017 다음 기기 중 난시검사와 관계있는 것은?

가. 플래시드(placido) 각막계
나. 자동 안굴절계
다. 레티노스코프
라. 로타리프리즘

018 난시 검사에서 운무상태에서 검사하는 것은?

가. 방사선 시표를 이용한 난시검사
나. 라우비체크 시표를 이용한 난시검사
다. 크로스실린더를 이용한 난시검사
라. 열공판

019 각종 검사와 그 때 사용되는 시표가 잘 연결된 항은?

가. 난시 검사 – 방사선 시표
나. 가입도 검사 – 십자시표
다. 입체시 검사 – 점군시표
라. 사위검사 – 편광시표

020 다음 중 난시의 유무를 판단하는 것과 관계 있는 것은?

가. 크로스실린더 렌즈
나. 방사선 시표
다. 마독스간
라. 열공판(Stenopaic slit)

021 다음 기기 중에서 난시검사와 관계 있는 것은?

가. retinoscope
나. trial lens set & trial frame
다. slit lamp
라. phoropter

정답 | 16. 가, 다 17. 가, 나, 다 18. 가, 나, 라 19. 가, 나, 라 20. 가, 나, 라 21. 가, 나, 라

022 등가교차원주렌즈로 난시축과 도수를 교정하는 설명으로 옳은 것은?

가. 혼합성 난시상태를 유지하면서 축과 도수를 교정한다.
나. 기준 축을 중심으로 반전시키면 전후초선의 위치가 서로 바뀐다.
다. 최소착란원의 크기를 변화시킬 수 있다.
라. 시표는 방향성이 없어야 한다.

정답 | 22. 가, 나, 라

제 68 강 Refractormeter

001 타각검사기인 '자동굴절계(Auto-refractometer)'를 사용하여 일반적으로 측정하는 것은?

① 사시검사
② 단안의 대략적인 교정 굴절력 값
③ 노안의 가입도와 양안시 기능의 측정
④ 굴절 이상의 교정 굴절력과 노안의 가입도
⑤ 굴절 이상의 교정 굴절력과 양안시 기능 측정

002 타각적 굴절검사 기기인 자동굴절력계(Auto-refractometer)는 다음 중 어느 것을 측정하는 기기인가?

① 사위값 ② 각막 굴절력 ③ 안구의 길이
④ 수정체의 굴절력 ⑤ 굴절이상과 그 교정렌즈의 굴절력

003 안굴절계에 대한 설명 중 옳은 것은?

① 양안시기능을 검사한다.
② 합상형 안굴절계의 타게트 위치가 맞지 않으면 상이 흐려 보인다.
③ 결상형 안굴절계의 타게트 위치가 맞지 않으면 이중의 상이 보인다.
④ 가시광선을 사용하는 기기는 적외선을 사용하는 기기보다 조절을 적게 자극시킨다.
⑤ 타각식 굴절계는 망막으로 반사된 빛의 버전스를 측정하거나, 타게트의 상이 망막에 선명하게 결상되도록 눈에 입사하는 빛의 버전스를 측정한다.

004 상합치식 안굴절력계에서 다음 모양일 때 맞게 설명한 항은?

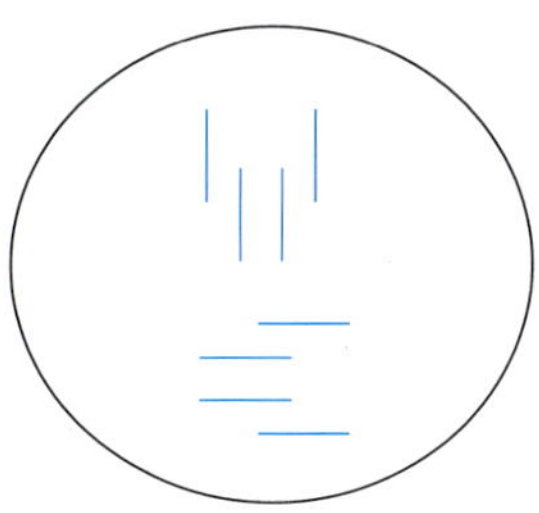

① 근시 눈이다.
② 검사종료한다.
③ 측정핸들을 돌려 수직선과 수평선을 맞춘다.
④ 회전핸들을 돌려 한 주경선 방향으로 맞춘다.
⑤ 측정핸들은 (+)굴절력에서 (−)굴절력 방향으로 돌린다.

정답 | 1. ② 2. ⑤ 3. ⑤ 4. ④

005 상합치형 굴절계에서 측정핸들로 교정치를 찾아갈 때에는 반드시 (+)편에서 (−)쪽으로 돌려서 조작해야 한다. 그 이유는?

① 편의상
② 신속한 측정을 위해
③ 조절력 배제를 위해
④ 난시 축을 찾기 위해
⑤ 피검사자의 안정을 위해

006 상합치식 안굴절계에서 회전핸들 각도 눈금 30°일 때 교정굴절력 +1.50D, 회전핸들 각도 눈금 120°일 때 교정굴절력 −3.50D이었다면 타각적 교정 굴절력은 어떻게 표현되어야 하는가?

① S−3.50D = C−1.50D, Ax 30°
② S+1.50D = C−5.00D, Ax 30°
③ S+3.50D = C+1.50D, Ax 120°
④ S+1.50D = C−3.50D, Ax 120°
⑤ S+1.50D = C−5.00D, Ax 120°

007 상합치식 안굴절계에서 회전핸들 각도눈금 45일 때 교정굴절력 +2.00D, 회전핸들 각도 눈금 135일 때 교정굴절력 −3.00D이었다면 타각적 교정굴절력은 어떻게 표현되어야 하는가?

① S+2.50D = C−1.00D, Ax 45°
② S+2.00D = C−5.00D, Ax 45°
③ S+2.00D = C−3.00D, Ax 135°
④ S−3.00D = C+2.00D, Ax 135°
⑤ S+2.00D = C−5.00D, Ax 135°

008 Refractometer모형안의 diopter scale을 −4.00D에 두고, Trial Lens holder에 C−2.00D Ax 180°로 두면 R.M의 Reading은?

① S−6.00D
② S−2.00D
③ S−1.00D
④ S−4.00D : C+2.00D Ax 180°
⑤ S−4.00D : C−2.00D Ax 180°

009 결상식 자동안굴절력계는 안저의 반사상이 (+)렌즈에 의해 초점을 맺은 후 일정거리에서 반사광의 폭을 광전소자로 검출하는 원리의 기기이다. 어떤 검출폭이 정시의 검출폭보다 클 경우 눈의 비정시 상태는?

① 근시
② 원시
③ 정시
④ 없음
⑤ 난시

정답 | 5. ③ 6. ⑤ 7. ② 8. ④ 9. ①

010 Refeactometer의 광학적 기초원리에 대한 설명으로 옳은 것은?

가. 정시의 망막광학적 공액점은 집광렌즈의 초점 상에 온다.
나. 근시의 망막광학적 공액점은 집광렌즈의 초점보다 눈에 가까운 점에 위치한다.
다. 원시의 망막광학적 공액점은 집광렌즈의 초점보다 눈에서 먼 점에 위치한다.
라. 원시성 복난시의 망막광학적 공액점은 집광렌즈의 초점보다 눈에 가까운 점에 위치한다.

정답 | 10. 가, 나, 다

제69강 방사선 시표

001 운무법검사에서 최적구면굴절력에서 예상 난시교정 실린더렌즈의 굴절력의 반 정도를 (+)방향으로 가하면?

① 원시성산성난시
② 혼합성난시를 기대한다.
③ 근시성단성난시를 기대한다.
④ 강한 근시성복성난시를 기대한다.
⑤ 강한 원시성복성난시를 기대한다.

002 근시성단성직난시(C−1.00D Ax 180°)인 눈에 S−1.00D렌즈를 장용하여 방사선 시표를 보면 어떻게 보이는가? (단, 조절은 없다)

① 사방이 진하게 보인다.
② 사선이 진하게 보인다.
③ 세로선이 진하게 보인다.
④ 가로선이 진하게 보인다.
⑤ 모두 다 같은 농도로 보인다.

003 'S−1.50D = C−3.00D, Ax 135°'로 교정되는 굴절이상 안이 방사선 시표를 봤을 때 가장 진하게 보이는 축은?

① 30°
② 45°
③ 60°
④ 135°
⑤ 120°

004 S−3.50D ⌔ C−0.50D Ax 45로 완전 교정되는 눈에 S−3.50D만 장용하고 5 m 전방의 방사선 시표를 보았다면 선명상의 방향은?

① 12시 선명
② 2시와 3시 사이가 선명하다.
③ 10시와 11시 사이가 선명하다.
④ 11시와 12시 사이가 선명하다.
⑤ 1시와 2시 사이가 선명하다.

005 근시성난시안 사람이 방사선시표를 봤을 때 2시 방향선이 선명하게 보였다. 이 사람의 강주경선 위치는?

① 30°
② 60°
③ 45°
④ 120°
⑤ 150°

정답 | 1. ③ 2. ④ 3. ④ 4. ⑤ 5. ⑤

006 S−1.00D ⊃ C−1.00D, Ax 45°로 표기되는 토릭렌즈 약주경선의 T.A.B.O.식 방향은?

① 0°　② 45°　③ 60°
④ 90°　⑤ 135°

007 S−1.00D = C−1.00D, Ax 30°로 교정되어야 하는 눈이 교정되지 않은 상태에서 부채살 방사선시표를 보면 가장 선명하게 보이는 선의 방향은?

① 1 ~ 7시 방향　② 2 ~ 8시 방향
③ 3 ~ 9시 방향　④ 4 ~ 10시 방향
⑤ 5 ~ 12시 방향

008 근시성 단성 직난시안(C−1.00D Ax 180°)인 눈에 S−0.50D렌즈를 장용하여 방사선시표를 보면 어떻게 보이는가? (단, 조절은 없다)

① 1시 선명　② 세로선이 진하게 보인다.
③ 가로선이 진하게 보인다.　④ 사방향이 진하게 보인다.
⑤ 모두 다 같은 농도로 보인다.

009 S−2.00D = C+1.00D, Ax 30°로 교정되어야 하는 눈이 나안으로 방사선 시표를 봤을 때 가장 선명하게 보이는 선의 방향은?

① 1시 방향　② 2시 방향　③ 3시 방향
④ 4시 방향　⑤ 6시 방향

010 S−2.00D = C+1.00D, Ax 90°인 눈을 S−0.50D로 교정했을 경우 방사선 시표는 어떻게 보이겠는가? (단, 조절은 없다)

① 1시 선명　② 세로선이 진하게 보인다.
③ 가로선이 진하게 보인다.　④ 대각선 방향이 진하게 보인다.
⑤ 모두 다 같은 농도로 보인다.

정답 | 6. ② 7. ① 8. ⑤ 9. ④ 10. ②

011 처방 'O.D : S+2.00D = C+2.00D, Ax 60°'로 교정 받을 눈이 5 m용 난시검사방사선 시표를 나안으로 봤을 때 어느 선이 제일 진하게 보이겠는가?

① 1시　② 2시　③ 3시
④ 5시　⑤ 4시

012 난시검사시 방사선시표를 바라보게 하니 145° 방향의 방사선만이 선명하게 보였다면 이 환자의 난시축은 타보각으로 몇 도인가?

① 55°　② 35°　③ 60°
④ 125°　⑤ 145°

013 운무상태에서 난시 검사용 방사선시표(astigmatic radial chart)를 보였더니 '1~7시', '2~8시', '3~9시' 방향의 방사선이 다른 방사선 보다 선명하다고 했다. 포롭터의 검사용 (−)실린더 렌즈의 축방향은?

① 30°　② 40°　③ 60°
④ 70°　⑤ 90°

014 S−2.00D = C−0.75D Ax 60°으로 교정되어야 하는 눈이 교정되지 않은 상태에서 부채상 방사선시표를 보면 가장 선명하게 보이는 선의 방향은?

① 12시　② 1~7시 방향　③ 2~8시 방향
④ 3~9시 방향　⑤ 4~10시 방향

015 S+3.00D = C−1.00D, Ax 30° 렌즈로 완전 교정될 사람이 S+3.00D렌즈만을 장용했을 때 방사선 시표에서 가장 선명하게 보이는 방향은?

① 5시　② 1시 방향　③ 2시 방향
④ 3시 방향　⑤ 4시 방향

016 S−3.00D = C+2.00D Ax 30으로 교정되는 눈에 S−1.00D의 시험렌즈를 착용하고 원거리 방사선 시표를 볼 때 선명하게 보이는 방향은?

① 30　② 45　③ 60
④ 120　⑤ 150

정답 | 11. ② 12. ④ 13. ③ 14. ③ 15. ② 16. ⑤

017 S−2.00D = C+1.00D, Ax 120°로 교정되어야 하는 눈이 교정되지 않은 상태에서 부채살 방사선시표를 보면 가장 선명하게 보이는 선의 방향은?

① 1~7시 방향 ② 2~8시 방향 ③ 3~9시 방향
④ 4~10시 방향 ⑤ 12시 방향

018 처방 'OD : S−2.00D ⌔ C−1.00D Ax 30°로 교정 받을 눈이 5 m용 난시검사 방사선 시표를 나안으로 봤을 때 어느 선이 제일 진하게 보이겠는가?

① 수직선 ② 수평선 ③ 45~225° 방향선
④ 시계침 1~7시 방향 ⑤ 시계침 5~11시 방향

019 처방 'O.D : S+3.00D = C−2.00D, Ax 60°'로 교정받을 눈이 5 m용 난시검사 방사선 시표를 나안으로 봤을 때 어느 선이 제일 진하게 보이겠는가?

① 1시 ② 2시 ③ 3시
④ 4시 ⑤ 5시

020 S−4,00D = C+0.50D Ax 135°로 완전교정되는 눈에 S−3.50D만 장용하고 5 m 전방의 방사선 시표를 보았다면 선명상의 방향은?

① 12시 선명 ② 1시와 2시 사이가 선명하다.
③ 2시와 3시 사이가 선명하다. ④ 10시와 11시 사이가 선명하다.
⑤ 11시와 12시 사이가 선명하다.

021 토릭렌즈 S−0.75D = C+1.00D Ax 150로 교정되어 정시로 될 사람이 나안으로 5 m 전방의 방사선 난시시표를 봤을 때 가장 선명하게 보일 선의 방향각은?

① 30° ② 45° ③ 60°
④ 120° ⑤ 150°

022 근시성 난시인 사람이 나안으로 방사선 시표를 봤을 때 2시 방향이 선명하게 보였다. 이 난시안의 약주경선의 TABO 방향각은?

① 30도 ② 45도 ③ 60도
④ 120도 ⑤ 150도

정답 | 17. ① 18. ④ 19. ⑤ 20. ② 21. ① 22. ③

023 S+0.50D ⊃ C+0.50D, Ax 150°으로 교정되는 난시안이 나안으로 방사선 시표를 주시하면 시표의 어느 방향이 선명하게 보이나?

① 30도 ② 60도 ③ 120도
④ 150도 ⑤ 180도

024 S+2.00D = C−1.00D, Ax 120°로 교정받을 사람이 S+2.00D의 구면렌즈만 장입한 상태에서 방사선 시표를 보았을 때 가장 진하게 보이는 선 방향과 이 사람의 약주경선의 위치는?

① ↗, 120° ② ↖, 120° ③ ↗, 30°
④ ↖, 30° ⑤ 180°

025 다음은 라우비체크의 시표상이다. 올바른 것은?

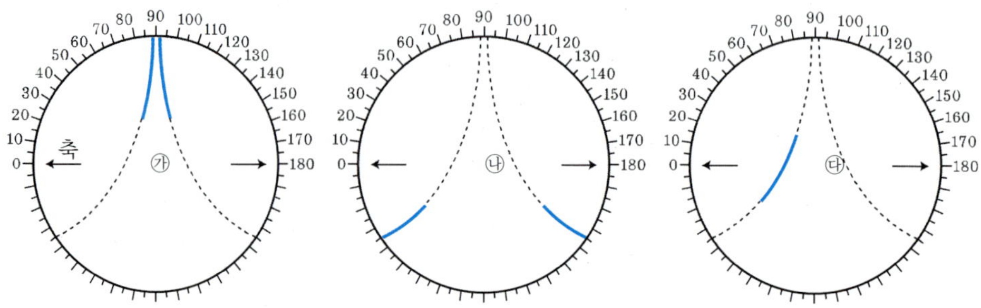

① ㉮ 직난시, ㉯ 도난시, ㉰ 사난시 ② ㉮ 도난시, ㉯ 직난시, ㉰ 사난시
③ ㉮ 직난시, ㉯ 사난시, ㉰ 도난시 ④ ㉮ 사난시, ㉯ 직난시, ㉰ 도난시
⑤ ㉮ 도난시, ㉯ 사난시, ㉰ 직난시

026 난시검사에서 라우비체크 시표가 그림처럼 나타났다면 이 상태의 설명으로 바른 항은?

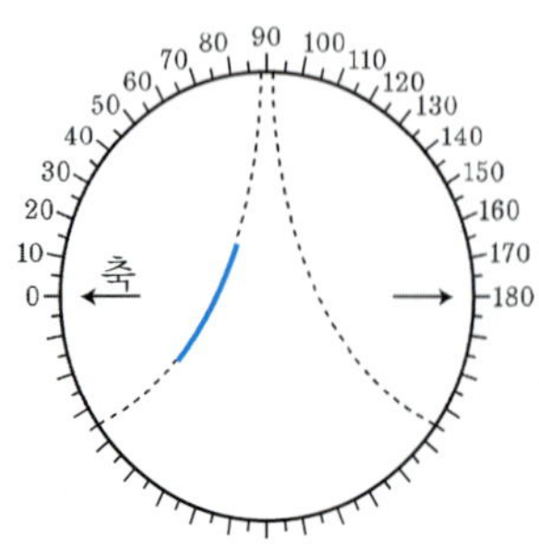

① 근시다.
② 난시가 없는 눈이다.
③ 난시가 있으며 우측으로 시표를 돌려 정렬시킨다.
④ 난시가 있으므로 좌측으로 시표를 돌려 정렬시킨다.
⑤ 난시가 있으나 시표한 부분만 진하게 보이므로 부정난시이다.

정답 | 23. ③ 24. ② 25. ① 26. ③

027 "라우비체크 포물선 시표"의 설명으로 바른 것은?

① 사위 검사용 시표이다.
② 사시 검사용 시표이다.
③ 근시 교정굴절력의 정밀측정을 위한 검사이다.
④ 원시 교정굴절력의 정밀측정을 위한 검사이다.
⑤ 난시 교정용 (−)실린더 렌즈의 축방향과 굴절력을 측정할 수 있는 시표이다.

028 자각식 원용안경처방검사에서 운무법은?

① 사위검사이다.
② 모든 피검사자의 초기 검사렌즈를 0.00D로 하는 검사
③ 원시성상태로 만들어 약한 근시성으로 이동시키는 검사
④ 주경선 균형상태의 혼합성 난시상태로 검사를 하는 방법
⑤ 강한 근시성 상태로 만들어 검사렌즈의 교환은 (−)방향으로 하여 정적굴절상태를 유지하는 검사

029 운무법으로 렌즈교환 검사 중 합성 안광학계가 어느 상태에 있을 때 난시 유무와 양 주경선의 방향등을 검사하는 것이 가장 이상적인가?

① 혼합난시
② 원시성 단성 난시
③ 근시성 복성 난시
④ 근시성 단성 난시
⑤ 원시성 복성 난시

030 방사선 시표가 관련된 설명으로 옳은 것은?

가. 난시의 정도가 약할수록 진한 선은 여러 개가 될 수 있다.
나. (−)원주렌즈 축과 같은 방향이 선명하면 난시도수가 부족하다.
다. (−)원주렌즈 축과 사교되는 방향이 선명하면 축의 수정이 요구된다.
라. 시표 전체가 동일한 선명도가 되면 전후초선은 그 위치가 서로 바뀐다.

정답 | 27. ⑤ 28. ⑤ 29. ④ 30. 가, 나, 다

031 라우비체크(Raubitschek) 포물선 시표와 관련된 설명으로 옳은 것은?

가. 원 중앙을 중심으로 서로 대칭인 포물선으로 되어 있다.
나. 포물선의 각 점에서의 점선은 연속적인 기울기로 된다.
다. 포물선은 회전하게 장치되어 있다.
라. 교정되지 않은 난시인 환자가 보면 위에서 아래까지 모두 같은 선명도로 보인다.

032 운무법에 관한 사항으로 옳은 것은?

가. 자각적 굴절검사법이다.
나. 안광학계는 정적굴절상태를 유지해야 한다.
다. 인위적으로 심한 근시상태로 만든다.
라. 측정중 조절이 개입되면 측정값은 (+)방향으로 강하게 측정된다.

정답 | 31. 가, 나, 다 32. 가, 나, 다

제 70 강 Karatometer

001 다음의 안광학기기들 중에서 타각적 굴절검사 기기들로 짝지워진 항은?

① 안압계(tonometer), 검영경(retinoscope)
② 포롭터(phoropter), 검안경(opthalmoscope)
③ 각막곡률계(keratometer), 포롭터(phoropter)
④ 검안경(opthalmoscope), 검영경(retinoscope)
⑤ 검영경(retinoscope), 각막곡률계(keratometer)

002 Ophthalmometer광학계에서 Doubling prism을 사용한 목적은?

① 사위교정
② 시도조정을 하기 위해서
③ 고시미동을 중화하기 위해서
④ mire상을 확대시키기 위해서
⑤ 검자의 굴절이상을 보정하기 위해서

003 Ophthalmometer로 피검자의 각막을 관측했을 때 Target상이 기울어져 있었다. 이 사람의 각막은 어떤 상태로 예측할 수 있는가?

① 근시 ② 직난시 ③ 사난시
④ 도난시 ⑤ 부정난시

004 다음 기기 중 측정원리가 퍼킨스 상 또는 마이어 상을 이용한 것은?

① 포롭터 ② 케라토미터 ③ 핀홀판
④ 레티노스코프 ⑤ 자동 굴절계

정답 | 1. ⑤ 2. ③ 3. ③ 4. ②

005 **각막곡률계(Keratometer)를 사용하여 각막 표면을 관측했을 때 다음 그림과 같이 mire상에 보였다면 이 상태의 설명으로 바른 항은?**

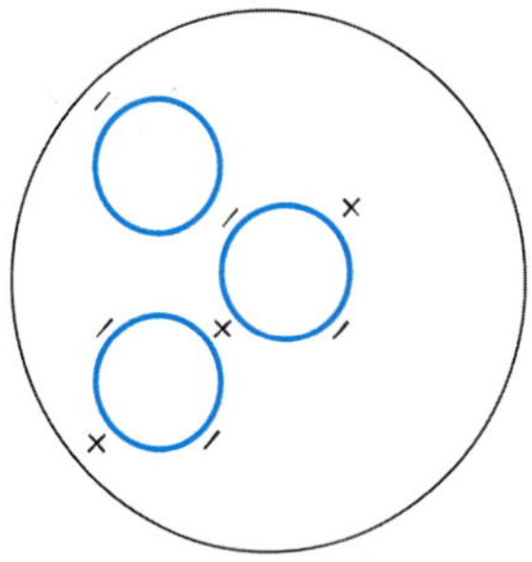

① 원추각막
② 피검사자의 위치가 바르지 못한다.
③ 부정난시 상태이므로 측정이 어려운 처지이다.
④ 몸체를 회전시켜 수직선방향으로 위치시켜야 한다.
⑤ 각막 전면의 주경선 방향으로 바르게 조정되어 있다.

006 **정점간 거리를 측정할 때 케라토메타에 의한 방법은?**

① 굴절력과 상관이 있다.
② 측정자는 측면에서 고시창을 통해 측정한다.
③ 각막정점에서 렌즈 후면 가장자리간 거리측정
④ 측정값은 각막 정점에서 렌즈전면 정점간거리이다.
⑤ 피측정자는 안경착용 상태에서 3 m 전방을 주시한다.

007 **각막곡률계의 측정 원리로 옳은 것은?**

① 평면렌즈에 의한 결상 이용
② 오목거울에 의한 결상을 이용한 것이다.
③ 오목렌즈에 의한 결상을 이용한 것이다.
④ 볼록거울에 의한 결상을 이용한 것이다.
⑤ 볼록렌즈에 의한 결상을 이용한 것이다.

정답 | 5. ⑤ 6. ③ 7. ④

008 Keratometer로 각막의 곡률반경을 측정한 결과 수직경선(V)이 7.87 mm 수평경선(H)이 7.72 mm였다. 각막의 굴절률이 1.337이라 할 때, 각막 전면의 난시도는 얼마인가?

① 약 0.83 ② 약 0.96 ③ 약 1.83
④ 약 1.96 ⑤ 약 1.65

009 다음의 keratometer의 mire상에서 Javal-schilte의 mire는?

①
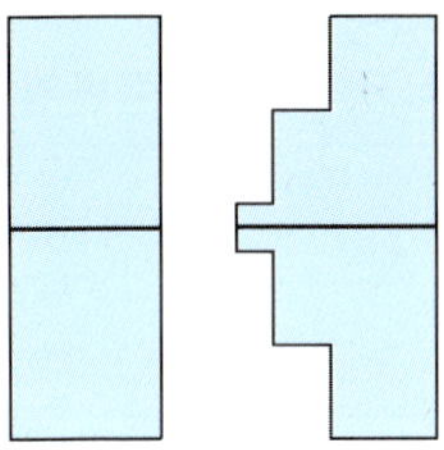

②
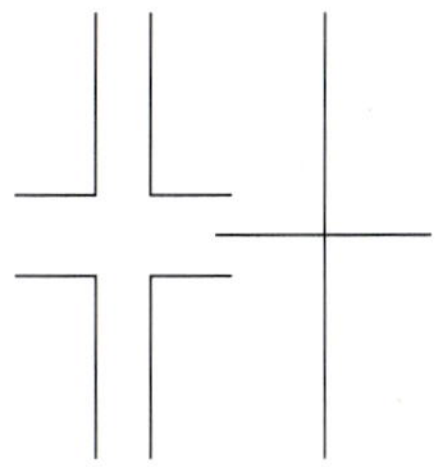

③
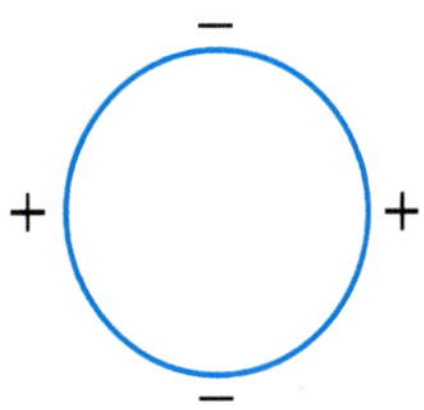

④
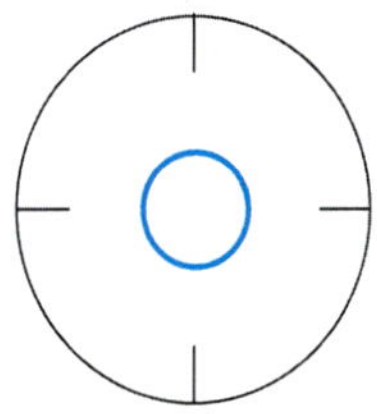

⑤
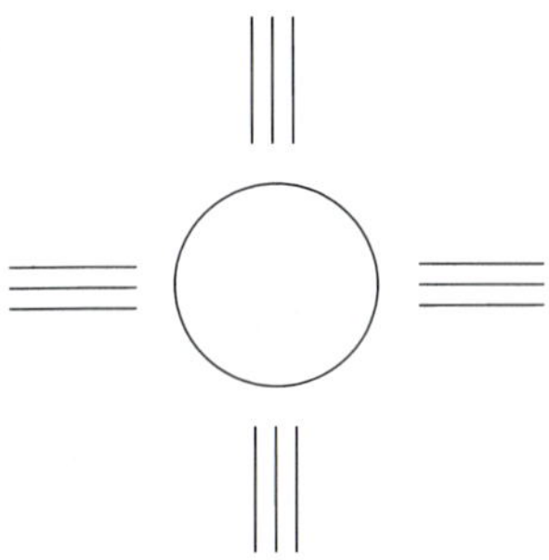

010 keratometer의 용도를 설명한 것으로 옳은 것은?

가. 각막난시도 측정
나. 각막중심부 곡률반경측정
다. 안압측정
라. 하드콘택트렌즈베이스커브측정

정답 | 8. ① 9. ③ 10. 가, 나, 라

011 **백내장이 깊어진 피검자의 눈을 측정하여도 측정값에 오차가 발생되는 기기는?**

가. retinoscope	나. ophthalmometer
다. refractometer	라. phoropter

012 **각막 곡률계의 사용용도에 대한 설명으로 옳은 것은?**

가. 콘택트렌즈의 굴절력 측정	나. 각막곡률반경의 측정
다. 부정난시의 각막이상 검사	라. 각막의 전, 후면 곡률반경의 측정

013 **케라토메타로 측정할 수 있는 것은?**

가. 수정체의 전면 곡률 반경	나. 각막 난시도 및 난시축
다. 하드 콘택트 렌즈의 베이스 커브	라. 각막의 전면 곡률 반경

014 **케라토미터로 측정할 수 있는 것은?**

가. 각막전면의 곡률반경	나. 각막난시도
다. 각막후면의 곡률반경	라. 각막의 전체 굴절력

정답 | 11. 가, 다, 라 12. 가, 나, 다 13. 나, 다, 라 14. 가, 나, 라

제 71 강 검안경

001 다음 안광기기 중 안저검사용으로 사용되도록 된 것은?

① 렌즈미터
② 파코미터(pachometer)
③ 검안경(ophthalmoscope)
④ 케라토미터(keratometer)
⑤ 레티노스코프(retinoscope)

002 검안경(Ophthalmoscope)에 대한 설명 중 옳은 것은?

① 도상검안경의 배율이 15배이다.
② 직상검안경의 배율은 도상검안경보다 작다.
③ 직상검안경은 도상검안경보다 관찰범위가 넓다.
④ 검안경은 눈의 기저부와 매질을 검사하는데 사용된다.
⑤ 직상검안경은 검안경렌즈에 의해 생긴 망막상을 관찰한다.

003 검안경에 대한 설명이다. 옳은 것은?

① 직상검안경 배율은 5배이다.
② 도상검안경의 배율이 직상검안경의 배율보다 크다.
③ 보다 넓은 범위를 검사하려면 도상검안경이 좋다.
④ 보다 안저부위를 자세히 보려면 도상 검안경이 좋다.
⑤ 직상검안경검사는 피검사자의 눈앞에 약 +13D의 렌즈를 댄다.

004 안저 관찰을 위한 직상 검안경의 설명으로 바른 것은?

① 직상검안경은 10배이다.
② 기기 자체로는 직상을 관찰하며 배율은 15배 정도이다.
③ 기기 자체로는 도상을 관찰하며 시야는 도상경에 비해 넓다.
④ 기기 자체로는 직상을 관찰하며 시야는 도상경에 비해 넓다.
⑤ 기기 자체로는 도상을 관찰하며 배율은 3배에서 8배 정도이다

정답 | 1. ③ 2. ④ 3. ③ 4. ②

005 직상검안경과 도상검안경에 대한 설명으로 옳은 것은?

가. 직상검안경은 피검사자의 망막자체를 관찰한다.
나. 도상검안경은 피검사자의 망막상을 관찰한다.
다. 두 검안경을 비교할 직상검안경의 관찰범위가 좁다.
라. 두 검안경을 비교할 때 도상검안경의 배율이 높다.

006 검안경(ophthalmoscope)에 관한 내용으로 옳은 것은?

가. 안저를 검사할 수 있다.
나. 도상검안경은 검안경렌즈에 의해 생긴 환자의 망막상을 관찰할 수 있다.
다. 직상검안경의 관찰범위는 도상검안경보다 좁다.
라. 도상검안경은 안저의 특정 부위를 보다 세밀하게 관찰하는데 이상적이다.

정답 | 5. 가, 나, 다 6. 가, 나, 다

제 72 강 검영법

001 검영법에서 검사거리를 67 cm로 할 경우 사용되는 검사거리용 렌즈의 디옵터는?

① 1.5 D ② 2 D ③ 1 D
④ 2.5 D ⑤ 0.5D

002 검영법을 할 때에 phoropter의 보조렌즈에 +2.00D의 렌즈를 사용하였다면 검사거리는?

① 20 cm ② 30 cm ③ 50 cm
④ 67 cm ⑤ 40 mm

003 정적검영법의 검사거리를 40 cm로 하였다. 사전에 장착할 검사거리 보정렌즈의 도수는?

① S+2.0D ② S−2.0D ③ S+2.50D
④ S−2.50D ⑤ S+1.5D

004 검영기(Retinoscope)에 대한 설명 중 옳은 것은?

① 50 cm에서 중화가 얻어지면 정시다.
② 눈의 굴절이상을 자각적으로 검사한다.
③ 망막으로부터 반사된 반사광의 움직임을 관찰한다.
④ 평행광선을 입사하여 동행이 관측되면 원점은 검자와 피검자 사이에 있다.
⑤ 50cm 검사거리에서 −2.00D로 중화를 얻었다면 +2.00D의 원시이다

005 피검사자의 나안을 정적굴절상태로 유지시키고, 눈 앞 50 cm의 거리에서 발산광선속으로 검영하여 모든 경선에서 역행하였다. 이 피검사자의 원점의 위치는?

① 눈 앞 50 cm ② 눈 뒤 50 cm
③ 눈 앞 20 cm ④ 눈 앞 50 cm보다 눈에 가까운 거리
⑤ 눈 앞 50 cm에서 눈 앞 무한대 사이

정답 | 1. ① 2. ③ 3. ③ 4. ③ 5. ④

006 수렴광선속을 사용하여 피검사자의 나안에 검영한 결과 역행하였다. 피검사자의 원점 위치는?

① 눈 뒤 ② 검사자 뒤 ③ 알 수 없다.
④ 검사자의 위치 ⑤ 검사자와 피검사자 사이

007 수렴광선속을 사용하여 나안에 검영한 결과 동행되었다. 피검사자의 원점위치는?

① 검사자 뒤 ② 알 수 없다. ③ 검사자의 위치
④ 피검사자 눈앞 무한대 ⑤ 검사자와 피검사자 사이

008 발산광선속을 사용하여 나안에 동적검영을 한 결과 역행하였다. 피검사자의 원점 위치는?

① 검사자 뒤 ② 알 수 없다. ③ 검사자의 위치
④ 피검사자 위치 ⑤ 검사자와 피검사자 사이

009 Retinoscope로 피검안에 평행광선속을 조사했을 때 망막반사광이 동행을 관측되는 위치는? (단, 조절휴지상태)

① 관찰구가 검자 원점에 있을 때
② Retinoscope의 관찰구가 피검안의 원점에 있을 때
③ Retinoscope의 관찰구가 피검안의 근점에 있을 때
④ Retinoscope의 관찰구가 피검안의 원점보다 멀리 있을 때
⑤ Retinoscope의 관찰구가 피검안의 원점보다 가까이 있을 때

010 Retinoscope로 피검안에 평행광선속을 조사했을 때 망막반사광이 역행으로 관측되는 위치는? (단, 조절휴지상태)

① 관찰구가 검사 원점에 있을 때
② Retinoscope의 관찰구가 피검안의 원점에 있을 때
③ Retinoscope의 관찰구가 피검안의 근점에 있을 때
④ Retinoscope의 관찰구가 피검안의 원점보다 멀리 있을 때
⑤ Retinoscope의 관찰구가 피검안의 원점보다 가까이 있을 때

정답 | 6. ② 7. ⑤ 8. ⑤ 9. ⑤ 10. ④

011 다음은 검영기의 작동방법에 대한 그림이다. 올바른 설명은?

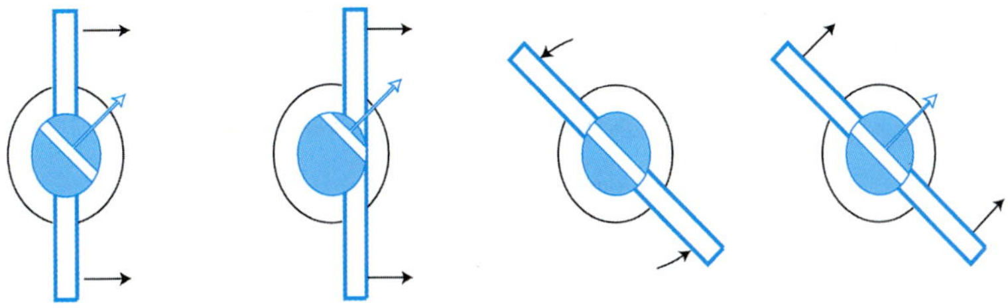

① 부정난시이다.
② 검사안은 사난시이고 반사광은 역행이다.
③ 검사안은 사난시이고 반사광은 동행이다.
④ 검사안의 180축 검사이고 반사광은 동행이다.
⑤ 검사안의 90축 검사이고 반사광은 동행이다.

012 검영기의 발산광선속을 이용하여 90°에서 270°까지 선조광을 회전한 결과 입사 선조방향과 안저 반사 선조상이 평행하지 않은 경선이 있다면?

① 약시가 있다.
② 근시가 있다.
③ 원시가 있다.
④ 정난시가 있다.
⑤ 부정난시가 있다.

013 발산광선속으로 50 cm에서 어느 환자의 우안을 검영하는데 선조광이 10°일 때 +1.00D, 선조광이 100°일 때 +2.00D로 각각 중화되었다면 어느 경선을 먼저 구면도수로 중화시켜야 하며 10° 및 100° 경선에서 교정도수를 차례로 표기한 것은?

① 10°, −1.00D, 0.00D
② 100°, −1.00D, 0.00D
③ 10°, 0.00D, −1.00D
④ 100°, 0.00D, −1.00D
⑤ 100°, +1.00D, 0.00D

014 검영법에서 렌즈없이 역행하여 +0.50D의 렌즈를 눈앞에 대었더니 중화되었다면 그 사람 이 장용할 안경도수는 얼마인가? (발산광선속을 사용했고, 검사거리는 50 cm이다)

① −2.00 D
② −1.50 D
③ −0.50 D
④ −2.50 D
⑤ +0.05D

정답 | 11. ③ 12. ④ 13. ③ 14. ②

015 검사거리 50 cm로 고정하고 발산광선속으로 검영한 결과 중화굴절력이 −0.50D이였다면, 이 환자의 원점굴절도는 몇 D가 되는가? (단, 피검자 눈은 정적굴절상태이다.)

① −3.00 D ② −2.50 D ③ −2.00 D
④ −1.50 D ⑤ −0.50D

016 검사거리 50 cm로 장치된 정적 검영법에서 수평경선이 −0.50D, 수직경선이 −2.00D로 중화되었다. 이 처방은?

① S−1.50D = C−1.50D, Ax 180°
② S−0.50D = C−1.50D, Ax 90°
③ S−0.50D = C−2.00D, Ax 180°
④ S−2.50D = C−1.50D, Ax 180°
⑤ S−0.50D = C−2.00D, Ax 90°

017 검사거리 50 cm로 고정하고 발산광선속으로 검영한 결과 중화굴절력이 수평경선은 −1.00D, 수직경선은 −2.50D이다. 이 환자의 원용 교정 굴절력은? (단, 피검자의 눈은 정적굴절상태이다)

① S−2.50D ⊃ C−1.50D, Ax 180° ② S−1.00D ⊃ C−0.50D, Ax 180°
③ S−3.00D ⊃ C−1.50D, Ax 90° ④ S−3.00D ⊃ C−1.50D, Ax 180°
⑤ S−4.50D ⊃ C+1.00D, Ax 180°

018 검사거리 50 cm에서 고정식 정적검영법으로 선조광이 45°일 때 판부렌즈가 −2.50D였고, 선조광이 135°일 때 판부렌즈 없이 중화되었다. 이 눈의 처방값은?

① S−2.50D ② S−2.00D = C−2.50D, Ax 135°
③ S 0.00D = C−2.50D, Ax 45° ④ S 0.00D = C−2.50D, Ax 135°
⑤ S−2.00D = C−2.50D, Ax 45°

019 다음 검영법 초기에 수렴광선속을 사용할 눈은?

① 정시 ② S+5.00D로 교정될 원시
③ S−2.00D로 교정될 근시 ④ S−2.00D = C−1.00D로 교정될 난시
⑤ S+1.00D로 교정될 원시

정답 | 15. ② 16. ④ 17. ④ 18. ⑤ 19. ②

020 검영기에 회전손잡이를 돌려 선조광의 방향을 바꾸면서 두 선조광을 일치시킨 그림을 아래에 그렸다. 이 눈의 양주경선의 TABO식 방향각은 어떻게 되겠는가?

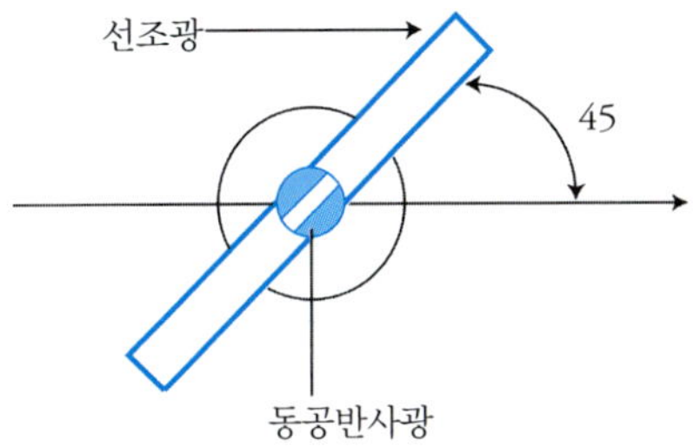

① 90°, 180°　② 45°, 90°　③ 45°, 180°
④ 45°, 135°　⑤ 30°, 60°

021 포롭터에 검영검사 보조렌즈를 장입하고 검영한 결과 45°에서 +2.00D, 135°에서 +1.00D로 중화되었다. 이때 교정렌즈의 굴절력은?

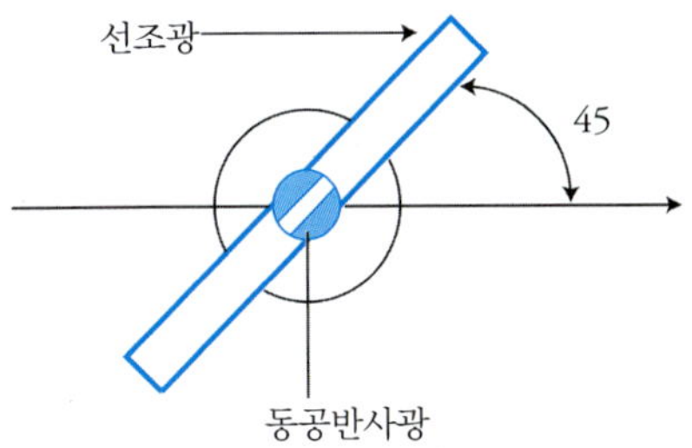

① S+2.00 = C+1.00D Ax 45　② S+1.00 = C+1.00D Ax 45
③ S−1.00 = C+1.00D Ax 135　④ S+1.00 = C+1.00D Ax 135
⑤ S+4.00 = C−1.00D Ax 45

022 발산광선속으로 50 cm에서 검영법을 실시하는 중에 +3.00D 구면렌즈를 가입한 상태에서 150° 경선이 중화되었고 60° 경선에서는 +4.00D 구면렌즈로 중화되었다면 이 피검사자를 교정할 렌즈의 처방으로 옳은 것은?

① S+3.00D = C+4.00D, Ax 60°　② S+1.00D = C+1.00D, Ax 150°
③ S+3.00D = C+1.00D, Ax 60°　④ S+3.00D = C−1.00D, Ax 150°
⑤ S+4.00D = C+1.00D, Ax 60°

정답 | 20. ④ 21. ④ 22. ②

023 발산광선속으로 50 cm에서 검영법을 실시하는 중에 −1.00D 구면렌즈를 가입한 상태에서 150°경선이 중화되었고 60°경선에서는 +3.00D 구면렌즈로 중화되었다면 이 피검사자를 교정할 렌즈의 처방으로 옳은 것은?

① S+2.00D ⌒ C+1.00D, Ax 60°
② S−1.00D ⌒ C+4.00D, Ax 150°
③ S+1.00D ⌒ C−4.00D, Ax 60°
④ S+2.00D ⌒ C−4.00D, Ax 150°
⑤ S+3.00D ⌒ C−2.00D, Ax 45°

024 검영법 연습을 위하여 안모형 렌즈통의 눈금수치 −2를 기준선에 맞추어 놓고 50 cm에서 검사하여 중화를 얻었다. 이때 이 모형안을 중화시킬 판부렌즈의 굴절력은?

① +2.00D ② 0.00D ③ −2.00D
④ +4.00D ⑤ −1.00D

025 검영법 연습을 위하여 안모형 렌즈통의 눈금수치 +2를 기준선에 맞추어 놓고 50 cm에서 검사하여 중화를 얻었다. 이때 이 모형안을 중화시킬 판부렌즈의 굴절력은?

① +2.00D ② 0.00D ③ −2.00D
④ +4.00D ⑤ −4.00D

026 모형안 눈금을 +2.50에 맞추고 검영법을 실시할 때 중화되어야 할 판부렌즈의 굴절력은? (검사거리는 50 cm이다)

① +1.50 ② +0.50 ③ +3.50
④ +4.50 ⑤ −4.50

027 모형안 눈금을 −4.50에 맞추고 검영법을 실시할 때 중화되어야 할 판부렌즈의 굴절력은? (검사거리는 50 cm이다)

① −1.50 ② −2.50 ③ −3.50
④ 24.50 ⑤ +4.50

정답 | 23. ③ 24. ② 25. ④ 26. ④ 27. ②

028 검영법 훈련용 안모형통을 −2.25D 근시상태로 만들고 앞부분 렌즈 받침부에 C+1.00D, Ax 45°로 시험원주렌즈를 가입시키고 50 cm 거리에서 검영법을 실시할 때 양주경선의 중화도수는?

① 45° : S−2.25D, 135° : S−1.25D ② 45° : S−1.25D, 135° : S−2.25D
③ 45° : S−0.75D, 135° : S−0.25D ④ 45° : S−0.25D, 135° : S−1.25D
⑤ S−2.00D

029 안모형통의 뒷통 눈금을 +1.00으로 앞 통의 렌즈 받침대에 −1.00D의 원주렌즈를 축경선 180°로 위치하여 검영하였다. 정확한 처방값은?

① S−1.50D ⌔ C−1.00D Ax 90° ② S−1.50D ⌔ C−1.00D Ax 180°
③ S+1.00D ⌔ C+1.00D Ax 180° ④ S+1.00D ⌔ C−1.00D Ax 90°
⑤ S−4.00D

030 검영법 실시에 대한 설명으로 옳은 것은?

가. 피검자가 5 m 전방에 있는 시표를 망연히 보게 한다.
나. 선조광원의 입사광선속은 되도록 피검사자의 시선과 평행되도록 한다.
다. 중화점에 가까이 오면 동공내의 선조광상의 움직임이 느려진다.
라. 오른쪽 눈을 검영할 때는 검사자는 오른손에 검영기를 들고 검사한다.

031 검영법(Retinoscopy)에 관한 설명으로 옳은 것은? (평행광선검영)

가. 동행하면 피검안의 원점은 검사거리보다 멀리 있다.
나. 역행하면 피검안의 원점은 검사거리보다 가까이 있다.
다. +1.50D 보조렌즈로 67 mm에서 중화를 얻었다면 정시이다.
라. 50 cm 검사거리에서 −2.00D로 중화를 얻었다면 +2.00D의 원시다.

032 검영법에 대한 설명으로 옳은 것은?

가. 검사자와 피검자 사이에 원점이 위치할 때 역행이 나타난다.
나. 정적검영법은 중화도수에 검사거리를 보정해야 굴절이상값이 된다.
다. 검사거리가 50 cm일 때 동행이 나타나는 경우는 원시, 정시, −2.00D 미만의 근시다.
라. 포롭터를 이용한 검영에서는 강주경선을 먼저 중화한다.

정답 | 28. ④ 29. ③ 30. 가, 나, 라 31. 가, 나, 다 32. 가, 나, 다

033 다음 중 피검자의 안저 반사상을 이용한 측정기기는?

가. 검안경(Ophthalmoscope)	나. 검영경(Retinoscope)
다. 안굴절력계(Refractometer)	라. 각막곡률계(keratometer)

034 검영경으로서 다음 중 측정할 수 있는 것은?

가. 원점굴절도 측정	나. 근용가입도 측정
다. 사위처방 굴절력 측정	라. 난시의 두 주경선 방향각 측정

035 검영시(retinoscopy) 이상반사(abnormal reflex)현상이 관측될 경우 그 원인으로 옳은 것은?

가. 구면수차	나. 부정난시
다. 검영자세	라. 난시안

036 검영법 실시에 가위운동(scissor's movement)이 일어났을 때의 처치로 옳은 것은?

가. 검사거리를 전후로 조정한다.
나. 검사할 수 없으므로 검영을 멈춘다.
다. 부정난시를 의심해 본다.
라. 가위운동이 일어나는 시점이 대개는 중화점일 수가 많다.

037 검영법 실시에 가위운동(scissor's movement)에 관한 설명으로 옳은 것은?

가. 검사거리를 전후로 조정한다.
나. 부정난시를 의심해 본다.
다. 망막반사광이 둘로 나누어져 같은 방향으로 움직인다.
라. 가위운동이 일어나는 시점이 대개 중화점일 때가 많다.

정답 | 33. 가, 나, 다 34. 가, 나, 라 35. 가, 나, 다 36. 가, 다, 라 37. 가, 나, 라

제 73 강 포롭터(phoropter)

001 Vision tester에서 적녹시표의 용도는?

① 사시검사 ② 난시축 결정 ③ 근용 가입도 측정
④ 구면 교정도수 결정 ⑤ 원주 교정도수 결정

002 포롭터에 부착된 크로스실린더렌즈(±0.50)의 사용목적은?

① 사시검사 ② 사위검사 ③ 폭주력검사
④ 개산력검사 ⑤ 근용가입도검사

003 포롭터에 내장되어 있는 보조렌즈 선택장치에서 PF의 기호가 뜻하는 것은?

① 필터 ② 차폐 ③ 핀홀
④ 편광렌즈 ⑤ 마독스로드

004 Vision Tester로 노안 가입도 측정시 불필요한 것은?

① light ② 근점봉 ③ 근점카드
④ 크로스실린더 ⑤ 회전프리즘

005 다음 중 회선사위를 측정하는데 이용되는 시표는?

① 0.7 시표 ② 편광 + 자시표 ③ ㄷ자 평광시표
④ 입체시 편광시표 ⑤ 십자시계침 편광시표

006 다음 중 양안 사용시 일부분 융합제거안위를 만드는 검사는?

① 편광법 ② 본그라페
③ MADDOX ROD법 ④ ROTARY PRISM법
⑤ CROSS CYLINDER법

정답 | 1. ④ 2. ⑤ 3. ④ 4. ⑤ 5. ⑤ 6. ①

007 점군시표를 사용해 검사할 수 있는 것은?

① R-G Test
② 회선사위검사
③ 운무법의 구면 검사
④ 0.25의 크로스실린더렌즈
⑤ 붉은점이 90축으로 고정되어 있는 Cr 0.50의 크로스실린더렌즈

008 포롭터로 측정이 불가능한 것은?

① 사위도
② 가입도
③ 고도근시
④ 부정난시
⑤ 양안 균형검사

009 다음은 시표와 그 시표의 사용목적을 연결한 것이다. 잘못된 것은?

① 편광시표 – 양안균형검사
② 방사선 시표 – 난시검사
③ 십자시표 – 노안가입도 검사
④ 점군시표(dots chart) – 사위검사
⑤ 쌍 디귿(⊂·⊃)자 형의 시표 – 부등상시

010 검사거리 50 cm에서 포롭터를 사용하여 검영법을 실시하고 싶다. 포롭터의 보조렌즈 선택다이얼의 위치는?

① R
② OC
③ RL
④ RMV
⑤ RMH

011 자각적굴절검사기인 포롭터 또는 비전 테스트를 사용하여 근용가입도를 구하고자할 때 사용할 측정용 보조렌즈는?

① P
② RMV
③ 편광렌즈
④ 6△기저상방렌즈
⑤ ±0.50D의 크로스실린더렌즈

012 다음 중 사위, 노안의 가입도, 폭주 기능 등을 검사할 수 있는 기기는?

① 포롭터
② 검영기
③ 렌즈미터
④ 각막 곡률계
⑤ 자동 안굴절계

정답 | 7. ④ 8. ④ 9. ④ 10. ① 11. ⑤ 12. ①

018 편광렌즈로 십자시표를 본 결과 우안은 수직선을, 좌안은 수평선을 보고 있을 때 수평선은 위로, 수직선은 왼쪽으로 치우쳐 있는 사위형태를 바르게 나타낸 것은?

① 내사위 + 우안하사위 ② 내사위 + 우안상사위
③ 외사위 + 우안하사위 ④ 외사위 + 우안상사위
⑤ 내사위 + 좌안하사위

019 편광렌즈로 십자시표를 본 결과 우안은 수직선을, 좌안은 수평선을 보고 있을 때 수평선은 아래로, 수직선은 왼쪽으로 치우쳐 있는 사위형태를 바르게 나타낸 것은?

① 내사위 + 우안하사위 ② 내사위 + 우안상사위
③ 외사위 + 우안하사위 ④ 외사위 + 우안상사위
⑤ 내사위 + 좌안하사위

020 편광렌즈로 십자시표를 본 결과 우안은 수직선을, 좌안은 수평선을 보고 있을 때 수평선은 위로, 수직선은 오른쪽으로 치우쳐 있는 사위형태를 바르게 나타낸 것은?

① 내사위 + 우안하사위 ② 내사위 + 우안상사위
③ 외사위 + 우안하사위 ④ 외사위 + 우안상사위
⑤ 외사위 + 좌안하사위

021 편광렌즈로 십자시표를 본 결과 우안은 수직선을, 좌안은 수평선을 보고 있을 때 수평선은 아래로, 수직선은 오른쪽으로 치우쳐 있는 사위형태를 바르게 나타낸 것은?

① 내사위 + 우안하사위 ② 내사위 + 우안상사위
③ 외사위 + 우안하사위 ④ 외사위 + 우안상사위
⑤ 외사위 + 좌안하사위

정답 | 18. ④ 19. ③ 20. ② 21. ①

022 **편광법에 의한 사위검사에서 좌안상 (┘), 우안상(┌)일 때 양안의 상이 그림과 같았다. 피검자의 눈은?**

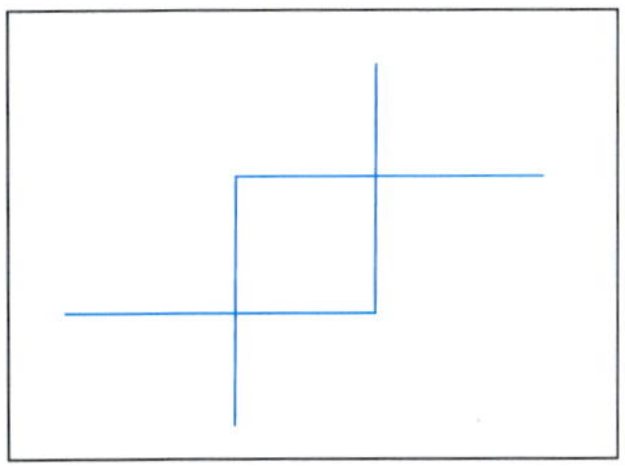

① 내사위이면서 좌안사사위
② 내사위이면서 좌안기준 우안 상사위
③ 내사위이면서 우안기준 좌안 상사위
④ 외사위이면서 좌안기준 우안 상사위
⑤ 외사위이면서 우안기준 좌안 상사위

023 **편광법으로 사위검사를 실시한 결과 편광 십자시표가 피검사자에게 그림과 같이 보였다. 피검사자의 현재 복시의 상태와 사위의 종류는?**

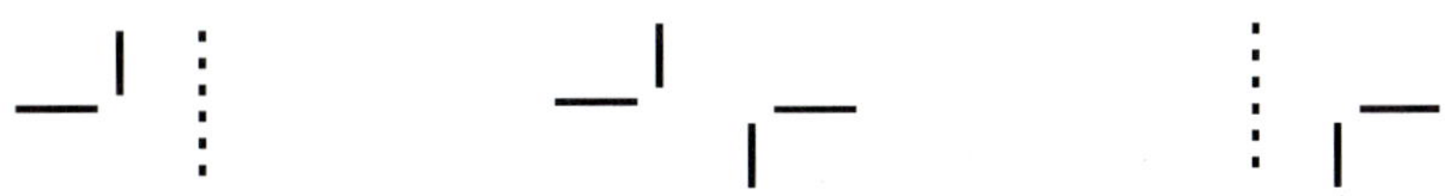

왼쪽 눈으로 본 시표) (양안으로 본 십자시표) (오른쪽 눈으로 본 시표)

① 상사위
② 교차성 복시로 외사위
③ 동측성 복시로 내사위
④ 동측성 복시로 외사위
⑤ 교차성 복시로 내사위

024 **다음의 편광시표를 편광법으로 보니 그림과 같이 보였다. 옳은 설명은?**

좌안 시표 양안으로 본 상태 우안 시표

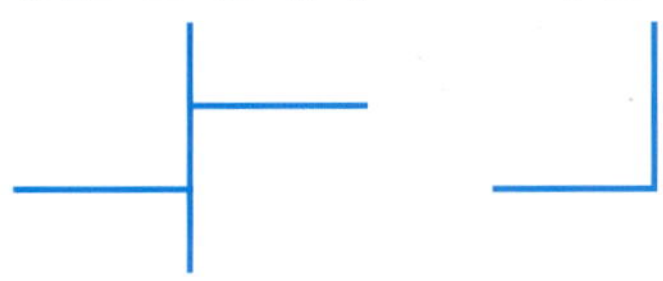

① 외사위
② 좌안 상사위
③ 좌안 기준 우안 하사위
④ 우안 하사위
⑤ 우안 기준 좌안 하사위

025 다음의 시표 중에서 부등상시(aniceikonia)의 검사용 시표로서 가장 적합한 것은?

①
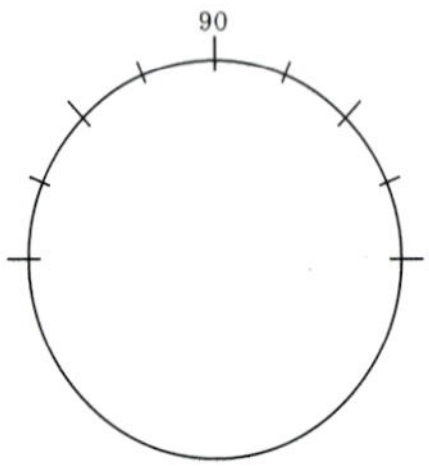

②
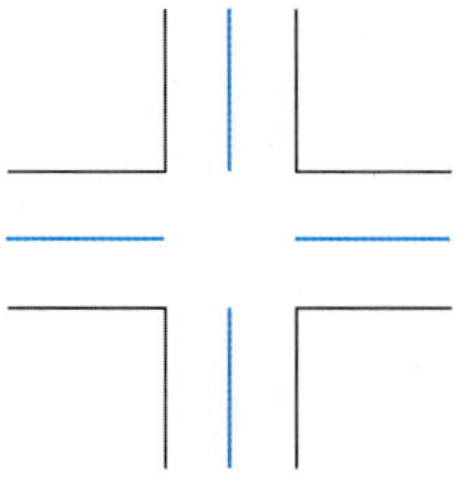

③
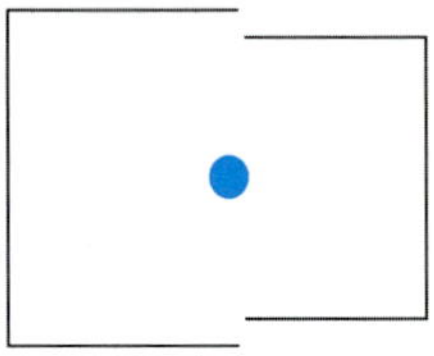

④
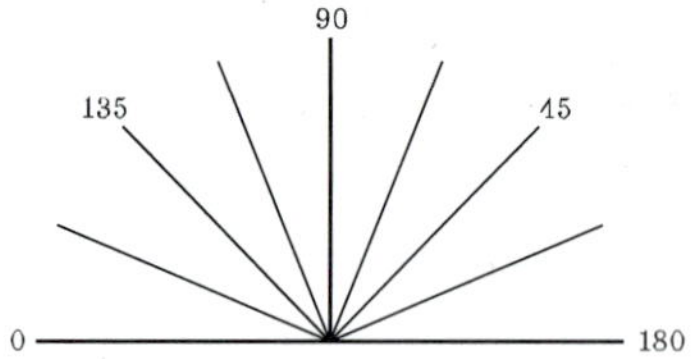

⑤
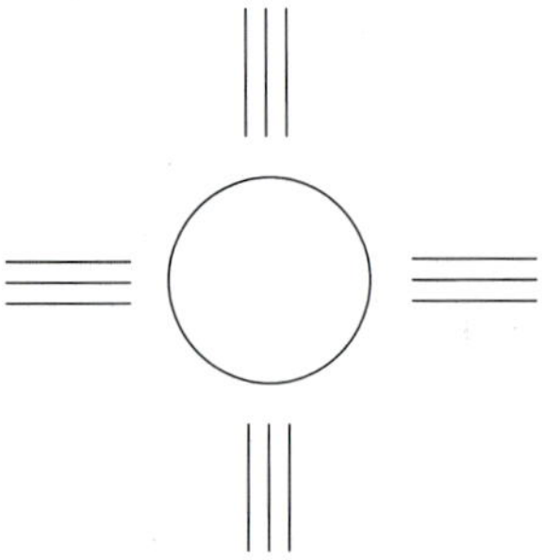

026 "ㄷ"자 편광시표검사에서 다음과 같은 상이 맺혔다. 안위이상 상태는? (우안은 오른쪽 "ㄷ", 좌안은 왼쪽 "ㄷ"를 본다)

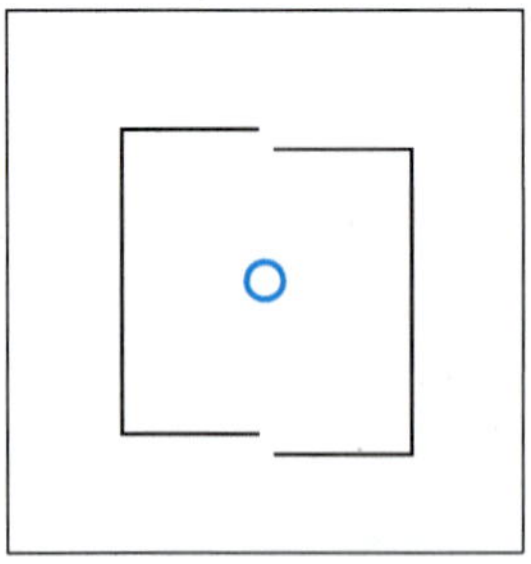

① 외사위
② 좌안상사위
③ 우안하사위
④ 우안상사위
⑤ 외사위 + 상사위

정답 | 25. ③ 26. ④

027 독일의 Augenoptiker들은 검출된 사위를 전량 프리즘처방으로 교정한다. 무엇을 경감하려는 것인가?

① 가입도 ② 근성 안정피로 ③ 히스테리성 안정피로
④ 부등상시성 안정피로 ⑤ 조절성 안정피로

028 사위 검사에서 crossed diplopia를 알아냈다. 이를 교정하는데 올바른 처치는?

① OD : BU
② 검사 로타리 프리즘을 O.S : B.O로 한다.
③ 검사 로타리 프리즘을 O.D. : B.I.로 한다.
④ 검사 로타리 프리즘을 O.D. : B.I. O.S : B.O로 한다.
⑤ 검사 로타리 프리즘을 O.D. : B.O. O.S : B.I로 한다.

029 사위 검사에서 동측성임을 알아냈다. 이를 교정하는데 올바른 처치는?

① OD : BU
② 검사 로타리 프리즘을 O.S : B.O로 한다.
③ 검사 로타리 프리즘을 O.D. : B.I.로 한다.
④ 검사 로타리 프리즘을 O.D. : B.I. O.S : B.O로 한다.
⑤ 검사 로타리 프리즘을 O.D. : B.O. O.S : B.I로 한다.

030 편광법에 의한 수평 부등상시 검사에 쓰이는 편광시표와 모양과 시표 한 폭 굵기가 차이가 날 때 좌우 망막상의 위치는?

① 방사선시표 ② 상하의 쌍 디귿자 시표, 3.5 %
③ 좌우의 쌍 디귿자 시표, 3.5 % ④ 좌우의 쌍 디귿자 시표, 2.0 %
⑤ 상하의 쌍 디귿자 시표, 2.0 %

031 편광법에 의한 수직 부등상시 검사에 쓰이는 편광시표와 모양과 시표 한 폭 굵기가 차이가 날 때 좌우 망막상의 위치는?

① 방사선 시표 1.50 – 1.65 ② 상하의 쌍 디귿자 시표, 3.5 %
③ 좌우의 쌍 디귿자 시표, 3.5 % ④ 좌우의 쌍 디귿자 시표, 2.0 %
⑤ 상하의 쌍 디귿자 시표, 2.0 %

정답 | 27. ② 28. ③ 29. ② 30. ② 31. ③

032 자각적 굴절 검사기에 부착된 마독스 소간을 사용하는 목적은?

① 차폐
② 양안균형검사를 위해
③ 한 쪽 눈을 가리기 위해
④ 융합 기능을 제거시키려고
⑤ 구면 교정도수를 정밀검사하려고

033 다음 중 양안시 일부분 융합제거안위를 만드는 검사는?

① 편광법
② 본그가테
③ MADDOX ROD법
④ ROTARY PRISM법
⑤ CROSS CYLINDER법

034 사위와 정위에서 모두 같은 안위의 종류는?

① 양안시 안위
② 생리적 안정위
③ 긴당제거 안위
④ 완전융합제거 안위
⑤ 부분융합제거 안위

035 다음 중 안경렌즈에 의한 광학적 회선사위가 발생할 렌즈는?

① S−2.0D
② S−1.0D
③ S+10.0D
④ S−3.0D = C−3.0D Ax 45°
⑤ S+1.0D = C+2.0D Ax 180°

036 광학적 회선사위가 발생하는 원인은?

① 직난시 과교정
② 원시안을 미교정했기 때문에
③ 근시안을 과교정했기 때문에
④ 사난시를 완전교정했기 때문에
⑤ 직난시에서 굴절력을 저교정했기 때문에

정답 | 32. ④ 33. ① 34. ① 35. ④ 36. ④

037 포롭터에 양안조절균형검사를 위해 현재 장입되어 있는 검사렌즈가 아래와 같고 윗 시표가 보다 잘 보였다. 검사기기의 다음 조작은? (단, 이 사람은 정위다)

R : S−1.50D 3Δ, B.D.	L : S−2.00D 3Δ, B.U.

① 좌안 원주, 도수를 올린다.
② 우안 구면 검사렌즈를 S−1.25D로 한다.
③ 좌안 구면 검사렌즈를 S−1.25D로 한다.
④ 좌안 구면 검사렌즈를 S−1.75D로 한다.
⑤ 우안 구면 검사렌즈를 S−0.75D로 한다.

038 포롭터를 이용한 양안균형검사에서 현재 장입되어 있는 검사렌즈가 아래와 같고 아래 시표가 더 잘 보였다. 검사기기의 다음 조작은?

원용	R : S−2.50D 3.0△ BD L : S−3.00D 3.0△ BU

① 우안 원주도수를 내린다.
② 우안 구면검사렌즈를 S−2.75 D로 한다.
③ 좌안 구면검사렌즈를 S−2.25 D로 한다.
④ 좌안 구면검사렌즈를 S−2.75 D로 한다.
⑤ 우안 구면검사렌즈를 S−2.25 D로 한다.

039 프리즘렌즈로 양안 균형검사를 실시한다. 옳은 것은?

① 양안 기저 하방 프리즘을 가한다.
② 양안에 기저 외방의 프리즘을 가한다.
③ 양안에 기저 상방의 프리즘을 가한다.
④ 우안에 기저 하방의 프리즘을 가한다.
⑤ 양안에 기저 내방의 프리즘을 가한다.

040 운무법을 기초로 원용안경의 대략적인 검사값을 구하여 포롭터에 가입시킨 처방이 '−1.00 −1.00 × 90'이었다. 적녹검사를 실시한 결과 녹색바탕 시표의 비교선 명도가 좋았다. 처방을 어떻게 바꾸어야 하는가?

① −1.25 −1.00 × 90 ② −1.25 −1.25 × 90 ③ −0.75 −1.00 × 90
④ −0.75 −0.75 × 90 ⑤ −1.50−1.00 × 90

정답 | 37. ② 38. ④ 39. ④ 40. ③

041 **운무법검사에 의한 단안 원용안경 처방검사에서 구면렌즈 교환 중 −0.75D만큼을 교환했음에도 시력이 개선되지 않는다면?**

① 그만둔다. ② 사위 유무검사를 한다.
③ 난시 유무 검사를 한다. ④ 안과의사의 진단을 받게 한다.
⑤ 3분 동안 눈을 감고 쉬게 한다.

042 **적녹검사(red-green test)에서 비교 선명도의 설명으로 옳은 것은? (단, 정적굴절상태로 간주했을 때)**

① 근시는 적색이 선명하지 않다.
② 정시상태에서는 적색바탕의 시표가 보다 선명하게 보인다.
③ 약한 근시성 상태에서는 적녹 바탕의 시표 선명도는 같다.
④ 원시성 상태에서는 녹색바탕의 시표가 보다 선명하게 보인다.
⑤ 근시성 상태에서는 녹색바탕의 시표가 보다 선명하게 보인다.

043 **눈의 색수차를 이용한 교정방법은?**

① 축시법 ② 편광법 ③ 적녹검사법
④ 크로스실린더법 ⑤ 양안균형검사법

044 **다음 시표 중 구면교정도수를 정밀하게 확인하는데 사용되는 것은?**

① 점군 시표 ② 적록 시표 ③ 편광 시표
④ 란돌트 환 시표 ⑤ 난시 다이알 시표

045 **이색검사(red-green test)의 설명으로 옳은 것은?**

① 색수차를 이용한 것이다.
② 구면수차를 이용한 것이다.
③ 나안으로 적색바탕의 시표가 선명하면 원시이다.
④ 나안으로 녹색바탕의 시표가 선명하면 근시이다.
⑤ 나안으로 두시표의 선명도 차이가 없으면 난시이다.

정답 | 41. ③ 42. ④ 43. ③ 44. ② 45. ①

046 근시교정렌즈의 정밀검사에서 적색바탕의 시표가 보다 잘 보였다. 다음 조작은?

① 구면 렌즈를 (+)방향 0.5D 증가시킨다.
② 구면 검사렌즈를 (+)방향으로 0.25D 증가시킨다.
③ 원주 검사렌즈를 (−)방향으로 0.25D 증가시킨다.
④ 원주 검사렌즈를 (+)방향으로 0.25D 증가시킨다.
⑤ 구면 검사렌즈를 (−)방향으로 0.25D 증가시킨다.

047 근시교정렌즈의 정밀검사에서 녹색시표가 잘 보였다. 다음 조작은?

① 원주렌즈를 (+)방향으로 0.50D 증가시킨다.
② 구면검사렌즈를 (+)방향으로 0.25D 증가시킨다.
③ 원주검사렌즈를 (−)방향으로 0.25D 증가시킨다.
④ 원주검사렌즈를 (+)방향으로 0.25D 증가시킨다.
⑤ 구면검사렌즈를 (−)방향으로 0.25D 증가시킨다.

048 'S+1.00D'과 'C+1.00D, Ax 135°'시험렌즈를 가지고 적록검사를 한 결과 녹색 바탕의 시표가 약간 잘 보였다. 완전교정을 위한 포롭터 조작 결과가 맞는 검사 렌즈는?

① S+1.75D = C+1.00D, Ax 135°
② S+2.25D = C+1.00D, Ax 45°
③ S+2.25D = C−1.00D, Ax 45°
④ S+3.75D = C−1.00D, Ax 135°
⑤ S+1.75D = C−1.00D, Ax 45°

049 'S+1.00D'과 'C+1.00D, Ax 135°'시험렌즈를 가지고 적록검사를 한 결과 적색 바탕의 시표가 약간 잘 보였다. 완전교정을 위한 포롭터 조작 결과가 맞는 검사 렌즈는?

① S+1.75D = C+1.00D, Ax 135°
② S+2.25D = C+1.00D, Ax 45°
③ S+1.75D = C−1.00D, Ax 45°
④ S+3.75D = C−1.00D, Ax 135°
⑤ S+2.25D = C−1.00D, Ax 135°

정답 | 46. ⑤ 47. ② 48. ③ 49. ③

013 다음 안경광학기기 가운데 양안시기능 검사와 조절력 검사를 할 수 있는 것은?

① 케라토이터 ② 포롭터(Phoroptor)
③ 검영기(Retinoscope) ④ 안굴절계(Refractometer)
⑤ 각막곡율계(Keratometer)

014 프롭터(Phoropter)와 연동하여 검사거리 50 cm로 검영하려고 한다. 프롭터의 보조다이얼 가운데 어느 표시의 렌즈를 얼마만큼 장입하여야 하는가?

① PL
② "P.H" 표시의 Pin hole lens
③ "R" 표시의 S+2.00D의 렌즈
④ "±.50" 표시의 Cross cylinder lens
⑤ "P", 또는 "P.F" 표시의 편광검사 보조렌즈

015 Vision tester의 각막정렬기의 눈금이 15 mm에서 −10.00D로 측정된 굴절이상안이 12 mm로 안경을 장용할 때 교정도수로 가장 적당한 것은?

① −10.30 D ② −8.50 D ③ −9.00 D
④ −9.70 D ⑤ −10.50D

016 포롭터의 로타리 프리즘을 내려 우안에서는 내사위를 좌안에서는 좌안 하사위를 교정하려고 한다. 로타리 프리즘의 삼각기준지표의 바른 회전방향은?

① R : 위로, L : 아래로 ② R : 코방향으로, L : 아래로 회전
③ R : 코방향으로, L : 위로 회전 ④ R : 귀방향으로, L : 위로 회전
⑤ R : 귀방향으로, L : 아래로 회전

017 포롭터의 로타리 프리즘을 내려 우안에서는 외사위를, 좌안에서는 좌안상사위를 교정하려고 한다. 로타리 프리즘의 삼각 기준지표의 바른 회전방향은?

① R : 아래로, L : 위로 ② R : 코방향으로, L : 아래로 회전
③ R : 귀방향으로, L : 위로 회전 ④ R : 코방향으로, L : 위로 회전
⑤ R : 귀방향으로, L : 아래로 회전

정답 | 13. ② 14. ③ 15. ④ 16. ④ 17. ②

050 'S−1.00D'과 'C−1.00D, Ax 135°'시험렌즈를 가지고 적록검사를 한 결과 적색 바탕의 시표가 약간 잘 보였다. 완전교정을 위한 포롭터 조작 결과가 맞는 검사 렌즈는?

① S−1.75D = C−1.00D, Ax 135°
② S−2.25D = C+1.00D, Ax 45°
③ S−2.25D = C+1.00D, Ax 45°
④ S−3.75D = C−1.00D, Ax 135°
⑤ S−1.75D = C−1.00D, Ax 45°

051 'S−1.00D'과 'C−1.00D, Ax 135°'시험렌즈를 가지고 적록검사를 한 결과 녹색 바탕의 시표가 약간 잘 보였다. 완전교정을 위한 포롭터 조작 결과가 맞는 검사 렌즈는?

① S−1.75D = C+1.00D, Ax 135°
② S−2.25D = C+1.00D, Ax 45°
③ S−1.75D = C+1.00D, Ax 45°
④ S−3.75D = C−1.00D, Ax 135°
⑤ S−1.50D = C−1.00D, Ax 45°

052 포롭터에 보조렌즈로 내장되어 있는 편광필터의 용도와 관계 있는 것은?

가. 양안균형검사	나. 사위검사
다. 노안가입도검사	라. 입체시검사

053 Rotary prism의 설명으로 옳은 것은?

가. 기저는 일정하게 유지하며 프리즘량만 변화가 가능하다.
나. 사위량을 측정할 수 있다.
다. 양안균형검사에 이용할 수 있다.
라. 노안 가입도 검출에 이용할 수 있다.

정답 | 50. ③ 51. ③ 52. 가, 나, 라 53. 나, 다, 라

054 편광법(pola test)으로 검사하는 중심와 융합자극점이 있는 편광십자시표에서 수평선은 왼쪽 눈으로, 수직선은 오른쪽 눈이 보고 있을 때 양안으로 본 형태가 아래와 같을 때 맞는 것의 조합은?

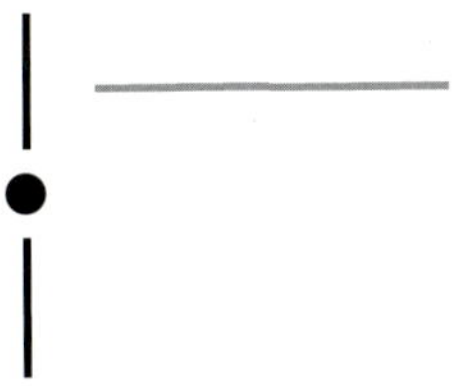

가. 우안우세안	나. 외사위
다. 우안상사위	라. 좌안억제경향

055 편광법(Pola test)에 대한 설명으로 옳은 것은?

가. 주시시차의 조정이 가능하다.
나. 유사부등상시를 검사할 수 있다.
다. 일부 융합된 상태로 눈을 검사할 수 있다.
라. Maddox rod test를 할 수 있다.

056 Vision tester의 보조렌즈와 사용기능이 옳은 것은?

가. RMV : 상하사위검사	나. RMH : 수평사위검사
다. PH : 가림판	라. ±0.50 : 노안가입도

057 편광렌즈를 이용한 입체시 검사에 대한 설명으로 옳지 못한 것은?

가. 양안의 중심와와 중심소와에 결상되어진 고시점을 융합하는 과정에서 원근감이 느껴진다.
나. 동측성으로 배열된 시표는 원치감을 느끼게 된다.
다. 시표가 전방으로 튀어나온 거리가 너무 길면 내사위를 미교정한 상태이다.
라. 제 2 입체시 편광시표를 이용하여 양안 균형상태의 검사를 할 수 있다.

정답 | 54. 가, 나, 다, 라 55. 가, 나, 다 56. 가, 나, 라 57. 가, 나, 라

058 이색검사에 대한 설명으로 옳은 것은?

가. 적색의 환이 잘 보이면 근시는 미교정
나. 녹색환이 잘 보이면 원시는 미교정
다. 녹색이 잘 보이면 근시는 S-0.25D 내린다.
라. 색수차를 이용한 것이다.

정답 | 58. 가, 나, 다, 라

제74강 Cross Cylinder

001 '원용 O.U. : S+1.00D ⊂ C−1.00D, Ax 90°'인 사람을 정식 '크로스실린더 렌즈'에 의한 '가입도검사'에서 구면검사렌즈가 S+3.00D일 때 십자시표의 수직, 수평선의 선명도가 같았고 다시 구면검사렌즈가 S+3.50D일 때 선명선이 역전되어 수직선이 되었다. 근용안경의 처방으로 가장 적합한 것은? (단, 검사거리는 33.3 cm)

① O.U. : S+2.00D C−1.00D, Ax 90°
② O.U. : S+2.00D C+1.00D, Ax 180°
③ O.U. : S+3.50D C−1.00D, Ax 90°
④ O.U. : S+0.00D C+1.00D, Ax 180°
⑤ O.U : S+3.00D : C−1.00D, Ax 90°

002 완전교정 원용처방 [O.U. : S−2.00D = C−1.00D, Ax 135°]를 포롭터에 장입하고 크로스실린더법으로 가입도를 검사한 결과 포롭터 상의 구면 도수가 +2.00D였을 때 십자시표의 수직, 수평선의 선명도가 같아졌다. 실제가입도에 의한 근용 안경의 처방은 어떻게 되겠는가? (단, 전체 조절력의 1/2을 유용조절력으로 하고, 작업거리는 20 cm로 한다)

① S+2.5D = C−1.00D, Ax 135°
② S+2.5D = C−1.00D, Ax 45°
③ S+2.00D = C−1.00D, Ax 135°
④ S+2.00D = C−1.00D, Ax 45°
⑤ S+2.00D = C−1.00D, Ax 45°

003 완전 교정 원용렌즈 OU : S+2.00D ⌯ C−0.50D Ax 180°를 포롭터에 장입하고 크로스실린더법으로 가입도 검사를 한 결과 구면검사렌즈가 +4.00D였을 때 십자시표의 수직, 수평선의 선명도가 같아졌다. 실제 가입도에 의한 근용처방은? (단, 유용조절력은 1/2, 작업거리는 33.3 cm)

① S+6.00D ⌯ C+0.50D Ax 90°
② S+3.50D ⌯ C−0.50D Ax 180°
③ S+6.00D ⌯ C−0.50D Ax 180°
④ S+4.00D ⌯ C+0.50D Ax 90°
⑤ S+5.00D ⌯ C−0.50D Ax 45°

정답 | 1. ③ 2. ① 3. ④

004 완전교정 원용렌즈 'O.U : S−1.00D = C−0.50D, Ax 90°'를 포롭터에 장입하고 크로스실린더법으로 가입도 검사를 한 결과 구면검사렌즈가 +1.00D였을 때 십자시표의 수직,수평선의 선명도가 같아졌다. 이론가입도와 실제가입도에 의한 근용처방은? (단, 유용조절력은 1/2, 작업거리는 33.3 cm)

① +2.00, S+1.00D = C+0.50D, Ax 180°
② +2.00, S+1.50D = C+0.50D, Ax 180°
③ +1.00, S+3.00D = C+0.50D, Ax 90°
④ +1.00, S+3.50D = C+0.50D, Ax 90°
⑤ +1.00, S+2.00D = C−0.50D, Ax 180°

005 교정도수가 S−2.00D = C−0.50D, Ax 35°였다. 이때 난시도수의 정밀검사를 위해 교정렌즈축인 35°에 크로스실린더 (−)축을 일치시켰을 때가 (+)축을 일치시켰을 때보다 시표가 더 선명하게 보였다면, 다음에 취해야 할 행동에 대한 설명 중 옳은 것은?

① 난시 추 45°로 한다.
② 난시도수 −0.25D 감한다.
③ 난시도수 −0.25D를 부가한다.
④ 원주렌즈의 축 방향을 65° 정도로 맞춘다.
⑤ 구면렌즈 도수를 −2.25D, 난시도수를 −0.75D로 한다.

006 교정도수가 S−2.00D = C−0.50D, Ax 35°였다. 이때 난시도수의 정밀검사를 위해 교정렌즈축인 35°에 크로스실린더 (−)축을 일치시켰을 때가 (+)축을 일치시켰을 때보다 시표가 더 선명하게 보였고, 다시 반전하니 역시 (−)축을 일치시켰을 때가 더 선명하게 보였다면 다음에 취해야 할 행동에 대한 설명 중 옳은 것은?

① 구면도수 −0.25D감소
② 난시도수 −0.25D를 부가 한다.
③ 원주렌즈의 축 방향을 65° 정도로 맞춘다.
④ 구면렌즈 도수를 −2.25D, 난시도수를 −0.75D로 한다.
⑤ 구면렌즈 도수를 −1.75D, 난시도수를 −1.00D로 한다.

정답 | 4. ① 5. ③ 6. ⑤

007 교정도수가 S−2.00D = C−0.50D, Ax 35°였다. 이때 난시도수의 정밀검사를 위해 교정렌즈축인 35°에 크로스실린더 (−)축을 일치시켰을 때 보다 (+)축을 일치시켰을 때의 시표가 더 선명하게 보였다면, 다음에 취해야 할 행동에 대한 설명 중 옳은 것은?

① 구면도수 +0.25D 증가
② 난시도수 −0.25D 감한다.
③ 원주렌즈의 축 방향을 65° 정도로 맞춘다.
④ 난시도수 −0.25D를 부가한다.
⑤ 구면렌즈 도수를 −2.25D, 난시도수를 −0.75D로 한다.

008 교정도수가 S−3.00D = C−1.50D, Ax 35°였다. 이때 난시축의 정밀검사를 위해 교정렌즈축인 35°에 크로스실린더 중간축을 일치시키고 반전 후, 다음에 취해야 할 행동에 대한 설명 중 옳은 것은?

① 난시도수를 가한다.
② 잘보인다고 대답하는 (−)축 쪽으로 5° 정도 이동한다.
③ 잘보인다고 대답하는 (+)축 쪽으로 5° 정도 이동한다.
④ 잘보인다고 대답하는 (−)축 쪽으로 2.5° 정도 이동한다.
⑤ 잘보인다고 대답하는 (+)축 쪽으로 2.5° 정도 이동한다.

009 교정도수가 S−3.00D = C−1.50D, Ax 35°였다. 이때 난시축의 정밀검사를 위해 교정렌즈축인 35°에 크로스실린더 중간축을 일치시키고 반전 후 축이 40°로 수정된 후, 다시 반전하니 이번에는 이전단계와 반대방향이 잘보인다고 대답하면 다음에 취해야 할 행동에 대한 설명 중 옳은 것은?

① 원래 축으로 돌린다.
② 잘보인다고 대답하는 (−)축 쪽으로 5° 정도 이동한다.
③ 잘보인다고 대답하는 (+)축 쪽으로 5° 정도 이동한다.
④ 잘보인다고 대답하는 (−)축 쪽으로 2.5° 정도 이동한다.
⑤ 잘보인다고 대답하는 (+)축 쪽으로 2.5° 정도 이동한다.

010 윗 문제에서 3번째로 반전하니 선명도가 똑같다고 대답하면 최종 정밀축은 얼마인가?

① 37.5° ② 32.5° ③ 42.5°
④ 45° ⑤ 35°

정답 | 7. ② 8. ② 9. ④ 10. ①

011 최상의 시력을 낸 후 크로스실린더렌즈(Cross Cylinder Lens)로 교정원주렌즈의 축방향(Ax)과 굴절력의 정밀검사를 하려고 할 때 이를 정확하게 조작하는 방법으로 가장 좋은 것은? (단, 피검사자는 0.50D 이상의 최대조절력을 가지고 있다)

① S+1.00D로 운무상태를 만든다.
② S−1.00D를 가해서 혼합난시로 만든다.
③ 이색검사 적색 바탕시표 잘 보이게 한다.
④ S−1.00D를 가해서 주경선 균형상태의 혼합난시
⑤ 이색검사로 녹색 바탕의 시표가 약간 잘보이게 검사구면렌즈(S)의 굴절력을 조정한다.

012 포롭터를 이용하여 난시검사를 마친 다음 정확한 구면검사를 위하여 크로스실린더렌즈의 붉은점을 수직으로 위치시키고 십자시표를 보였더니 수직방향이 선명하게 보였다. 다음 중 옳은 것은?

① 부정난시
② 난시가 미교정된 상태이다.
③ 근시상태이므로 구면렌즈를 (−)방향으로 올린다.
④ 원시상태이므로 구면렌즈를 (+)방향으로 올린다.
⑤ 크로스실린더렌즈를 반전시켜도 수직방향이 선명하다.

013 두 매의 원주렌즈가 축이 직교되도록 조합된 보조렌즈는?

① Prism
② Pin hole
③ Stenopaic slit
④ Cross cylinder
⑤ Blank occluder

014 노안보정용 근용 안경의 가입도 검사에서 가입도가 필요한 경우는 십자시표가 어떻게 보일 때인가?

① 사선으로 보일 때
② 가로와 세로선 모두 흐릴 때
③ 가로선이 세로선 보다 선명할 때
④ 세로선이 가로선 보다 선명할 때
⑤ 가로와 세로선의 선명도가 똑같을 때

정답 | 11. ⑤ 12. ③ 13. ④ 14. ③

015 원용구면도수 체크와 노안 가입도 검사에서 크로스실린더의 세팅 상태는?

① S+0.25D = C−0.50D, Ax 90°　② S+0.25D = C−0.50D, Ax 180°
③ S−0.25D = C+0.50D, Ax 45°　④ S−0.25D = C+0.50D, Ax 135°
⑤ S−2.00D

016 크로스실린더를 이용한 난시검사 때 피검사자의 눈의 상태는?

① 근시상태　② 원시상태　③ 운무상태
④ 부정난시　⑤ 혼합난시 상태

017 다음 시표 중 크로스실린더를 이용한 정밀 난시축을 미조정하는데 이용되는 시표는?

① 편광시표　② 점군시표　③ 적녹시표
④ 십자시표　⑤ 란돌트 고리

018 다음 시표 중 크로스실린더를 이용한 구면도수를 미조정하는데 이용되는 시표는?

① 편광시표　② 점군시표　③ 적녹시표
④ 십자시표　⑤ 란돌트 고리

019 크로스실린더 렌즈를 사용하여 교정 원주축 및 굴절력을 정밀검사할 때 피검안의 굴절상태를 어떻게 유지시켜야 하는가?

① 잡성난시　② 근시성 단난시　③ 원시성 복난시
④ 근시성 복난시　⑤ 원사성 단난시

020 크로스실린더 렌즈를 사용하여 원주 교정굴절력을 정밀검사할 때 피검안의 굴절상태를 어떻게 유지시켜야 하는가?

① 부정 난시　② 정시 상태　③ 약한 운무 상태
④ 강한 운무 상태　⑤ 주경선 균형상태의 혼합난시

정답 | 15. ① 16. ⑤ 17. ④ 18. ④ 19. ① 20. ⑤

021 교정 원주렌즈 굴절력 값을 정밀 측정하려면 결정된 난시축방향에 크로스실린더 무엇과 일치시키는가?

① 아무거나　② 강주경선　③ 약주경선
④ 중간기준축　⑤ (+) 또는 (−)축

022 교정 원주렌즈 난시축을 정밀 측정하려면 결정된 난시축방향에 크로스실린더 무엇과 일치시키는가?

① 아무거나　② 강주경선　③ 약주경선
④ 중간기준축　⑤ (+) 또는 (−)축

023 크로스실린더(cross cylinder)렌즈를 정적굴절 상태에서 반전(反轉)시켰을 때 점군 시표의 비교선명도가 반전 전·후에 변화가 없다면 이 눈은?

① 근시　② 원시　③ 정시
④ 난시　⑤ 부정난시

024 운무법에서 결정된 축방향을 크로스실린더법으로 정밀검사하려 한다. 맞는 것은?

① (−)축이나 (+)축
② 축방향에 Cr렌즈의 (+)축을 일치시킨다.
③ 축방향에 Cr렌즈의 (−)축을 일치시킨다.
④ 축방향에 Cr렌즈의 중간기준축을 일치시킨다.
⑤ 축방향보다 10°범위 내에서 다르게 중간기준축과 일치시킨다.

025 크로스실린더를 사용해서 난시 교정축을 정밀 검사하려고 한다. 크로스실린더를 옳게 위치한 상태는?

① 축과 (+)축 일치
② 교정원주축과 크로스실린더의 (−)축을 일치시킨다.
③ 교정원주축과 크로스실린더의 0D 경선을 일치시킨다.
④ 교정원주축과 크로스실린더의 +0.50D 경선을 일치시킨다.
⑤ 교정원주축과 크로스실린더의 −0.50D 경선을 일치시킨다.

정답 | 21. ⑤ 22. ④ 23. ③ 24. ④ 25. ③

026 크로스실린더렌즈법에 의한 교정(−)실린더의 축방향 및 굴절력의 정밀검사를 하려고 한다. 완전 교정된 상태에서 다음 조작으로 맞는 것은?

① 원주렌즈를 (−)방향으로 1.50D를 올린다.
② 구면검사렌즈를 (−)방향으로 0.25D를 올린다.
③ 구면검사렌즈를 (−)방향으로 1.00D를 올린다.
④ 구면검사렌즈를 (+)방향으로 0.25D를 올린다.
⑤ 구면검사렌즈를 (+)방향으로 1.00D를 올린다.

027 일반 굴절검사를 끝내고 크로스실린더렌즈법에 의한 교정(−)실린더의 축방향 및 굴절력의 정밀검사를 하려고 한다. 완전 교정된 상태에서 다음 조작으로 맞는 것은?

① 원주렌즈를 (+)0.25D을 올린다.
② 장입된 구면검사렌즈를 (+)방향으로 0.25D을 돌린다.
③ 장입된 구면검사렌즈를 (+)방향으로 1.00D을 돌린다.
④ 이색시표 중 녹색바탕의 것이 약간 잘 보이는 구면검사렌즈를 찾는다.
⑤ 이색시표 중 적색바탕의 것이 약간 잘 보이는 구면검사렌즈를 찾는다.

028 지각적 굴절검사에서 크로스실린더법으로 정확한 난시 굴절력 검사에서 C−0.25D를 연속 2회 추가되었다. 다음 조치는?

① C−0.50D 추가한다.
② S−0.25D를 추가한다.
③ S+0.25D를 추가한다.
④ ±0.25D의 (−)축을 눈의 약주경선 방향과 일치시킨다.
⑤ ±0.25D의 중간기준축을 눈의 약주경선 방향과 일치시킨다.

029 크로스실린더법 검사로 교정 원주굴절력의 정밀검사를 하고 있다. 현재 포롭터의 실린더 굴절력 눈금값은 −0.75이고 반전 전후 Cr렌즈의 (−)축과 정확한 축방향이 일치될 때 비교 선명도가 좋다. 다음 조작은?

① S−1.00D
② cyl을 +0.75D로 한다.
③ cyl을 −1.00D로 한다.
④ cyl을 +1.00D로 한다.
⑤ cyl을 −0.75D로 한다.

정답 | 26. ② 27. ④ 28. ③ 29. ③

030 근시성 난시 굴절검사에서 크로스실린더에 의한 난시정밀 검사가 끝난 다음 정밀 구면검사를 위해 이색검사를 하였더니 녹색바탕의 시표가 더 선명하였다. 다음 조치는?

① C+0.50D추가
② S+0.25D를 추가한다.
③ S−0.25D를 추가한다.
④ C+0.25D를 축방향으로 추가한다.
⑤ C−0.25D를 축방향으로 추가한다.

031 크로스실린더를 반전시키면서 난시를 검사할 때 가장 사용하기 좋은 시표는?

① 점군시표
② 스넬렌 시표
③ 방사선 시표
④ 랜돌트고리 시표
⑤ 라우비체크시표

032 다음 중 크로스실린더의 −축이 180°로 위치된 표기는?

① S+2.0D = C−1.0D Ax 90°
② S−1.0D = C+2.0D Ax 45°
③ S+1.0D = C−2.0D Ax 180°
④ S+2.0D = C−2.0D Ax 180°
⑤ S−1.0D = C+2.0D Ax 180°

033 S−1.00D = C+2.0D Ax 90°의 검사용 크로스실린더렌즈를 중간기준축을 잡고 반전시켰을 때의 표기는?

① S+2.0D = C−1.0D Ax 90°
② S−1.0D = C+2.0D Ax 90°
③ S+1.0D = C−2.0D Ax 90°
④ S+2.0D = C−2.0D Ax 90°
⑤ S−2.0D = C+1.0D Ax 90°

034 Cr, c를 이용하여 노안 가입도 검사를 + 시표를 이용한 결과 다음과 같았다. Add는?

+	+	+
s−1.00	s+1.00	s+1.50

① 2.25
② 2.00
③ 1.50
④ 1.00
⑤ 0.50

정답 | 30. ② 31. ③ 32. ③ 33. ③ 34. ②

035 아래 내용은 어떤 비정시 교정 후 미조정 내용인가?

일단 실린더 축을 미조정하여 장용검사를 하고 그래도 위화감이 있으면 실린더 굴절력을 감하고 다시 축을 조정한다.

① 근시 ② 원시 ③ 직난시
④ 사난시 ⑤ 부정난시

036 크로스실린더를 이용한 정밀 난시검사에 이용되는 시표로 옳은 것은?

가. 란돌트 고리 나. 점군시표
다. 숫자시표 라. 적색시표

037 정시안에 ±0.50D의 크로스실린더렌즈의 (+)축을 180° 방향으로 장착했을 경우에 대한 설명으로 옳은 것은?

가. 전초선은 수직으로 후초선은 수평으로 결상된다.
나. 이색검사를 실시할 목적으로 장용시켰다.
다. 이 눈은 S+0.5D = C−1.00D, Ax 180°로 교정될 눈이다.
라. 혼합난시이다.

정답 | 35. ④ 36. 나, 라 37. 나, 다, 라

제 75 강 Tonometer

001 렌즈의 곡률반경의 측정과 관련되는 원리는?

① 스넬의 원리
② 사그(Sag)원리
③ 케플러(Kpler)원리
④ 호에겐스(Huygens)원리
⑤ 프라운호퍼(Fraunhofer)원리

002 눈의 전분야를 검사할 수 있는 기기로 특히 콘텍트렌즈를 피팅할 때 피팅 전후의 상태검사가 가능한 기기는?

① 굴절계
② 포롭터
③ 시야계
④ 렌즈미터
⑤ 세극등(slit lamp)

003 콘택트렌즈를 피팅하기 전과 피팅한 다음 후 처치과정에서 환자의 각막, 결막 및 안검을 관찰할 때 이용되는 기기는?

① 렌즈미터
② keratometer
③ tonometer
④ ophthalmoscope
⑤ slit lamp microscope

004 콘택트렌즈를 처방하기 전후에 각막 결막 등을 세밀하게 검사할 수 있는 기기는?

① 렌즈미터
② Retinoscope
③ Visual chart
④ Ophthalmoscope
⑤ Slit lamp microscope

005 구면계를 사용하여 재질의 굴절률이 1,7로 만들어진 안경렌즈의 전면굴절력을 측정한 결과 +8D였다면 이 렌즈의 실제 전면굴절력은 얼마인가?
(단, 구면계는 굴절률 1.523를 기준으로 제작되었다)

① +7.7D
② +9.7D
③ +10.7D
④ +14.7D
⑤ +12.7D

정답 | 1. ② 2. ⑤ 3. ⑤ 4. ⑤ 5. ③

006 구면계를 사용하여 재질의 굴절률이 1.8로 만들어진 안경렌즈의 전면굴절력을 측정한 결과 +8D였다면 이 렌즈의 실제 전면굴절력은 얼마인가?
(단, 구면계는 굴절률 1.523를 기준으로 제작되었다)

① +7.2D ② +9.2D
③ +12.2D ④ +14.2D
⑤ +10.7D

007 시야를 측정할 수 있는 기기는?

① 렌즈미터 ② Perimeter
③ Keratometer ④ Tonometer
⑤ Pachometer

008 각막두께 측정기기는?

① 렌즈미터 ② keratometer
③ pachometer ④ spherometer
⑤ slit lamp microscope

009 다음 설명은 어떤 기기에 대한 설명인가?

> 원판의 중심은 볼록렌즈가 놓여 있는 관찰수가 있어 검사자는 이 볼록렌즈를 통해 각막으로부터 반사된 동심원(mire)의 상을 볼 수 있다.

① 세극등 ② 검안경
③ 렌즈미터 ④ 케라토메터
⑤ 플래시드 각막계

정답 | 6. ③ 7. ② 8. ③ 9. ⑤

010 Goldmann Tonometer헤드 압력이 정확할 때의 양은?

① 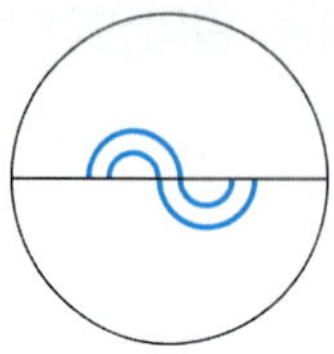

② 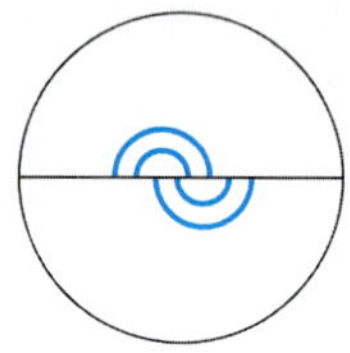

③ 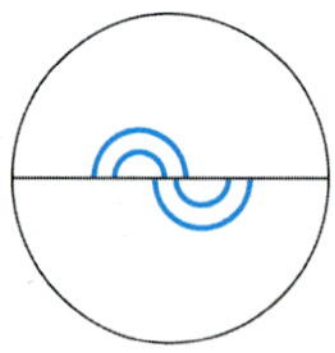

④ 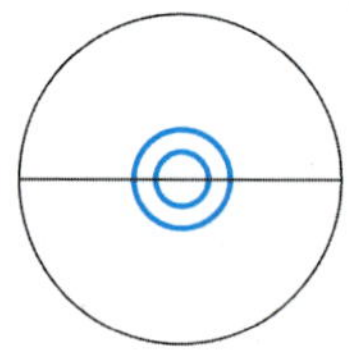

⑤ 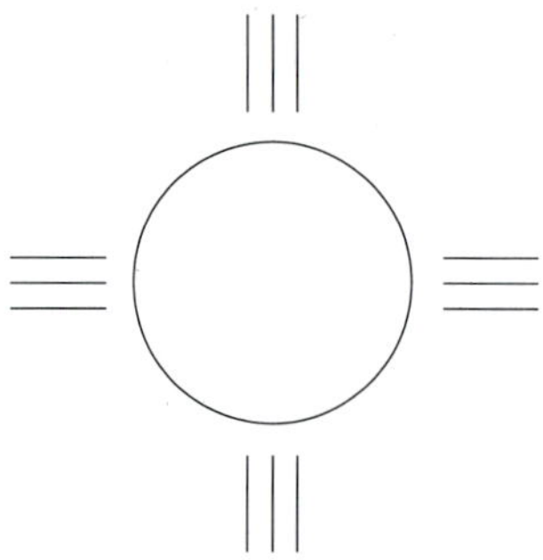

011 Goldmann Tonometer헤드 압력이 너무 낮을 때의 양은?

① 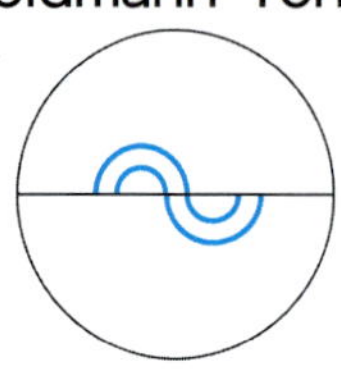

② 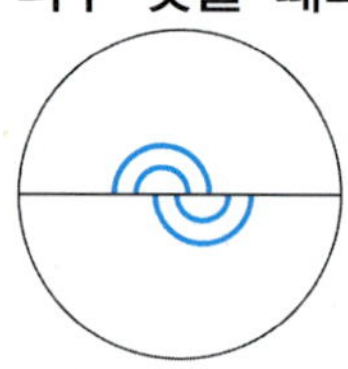

③ 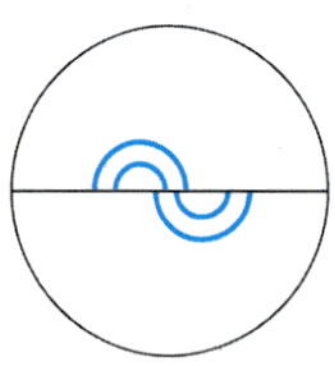

④ 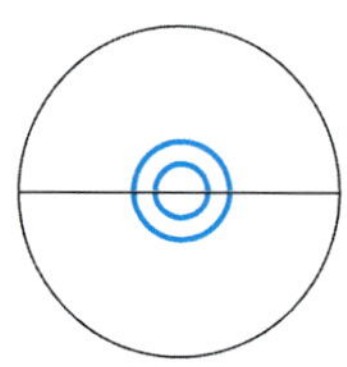

⑤ 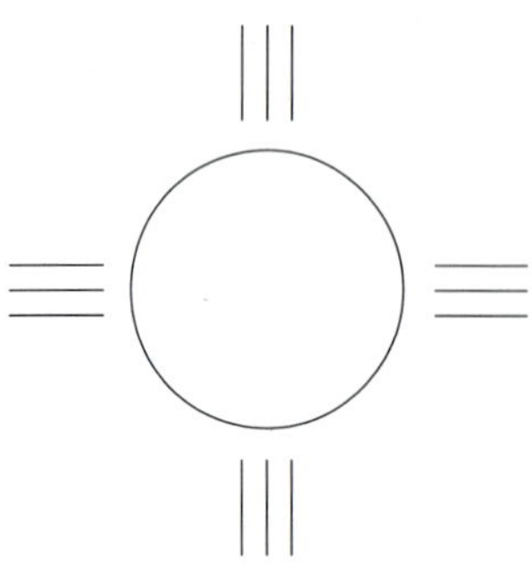

정답 | 10. ③ 11. ①

012 Goldmann Tonometer헤드 압력이 너무 높을 때의 양은?

①
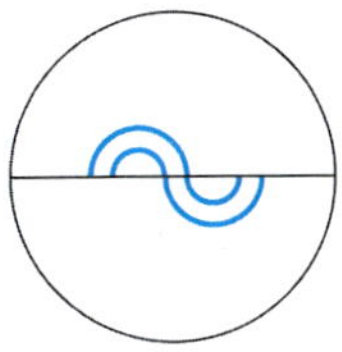

②
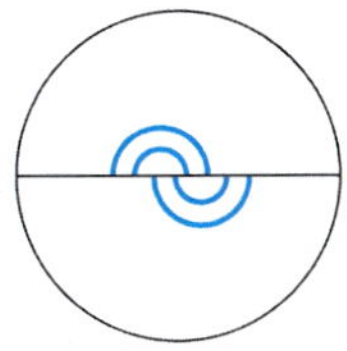

③
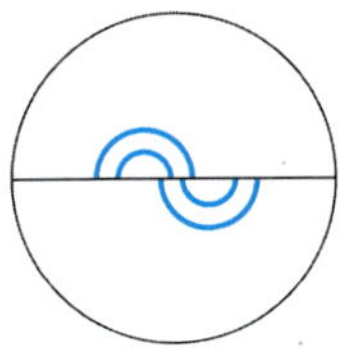

④
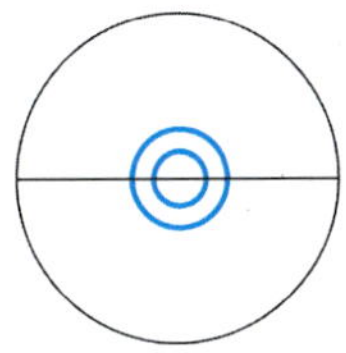

⑤
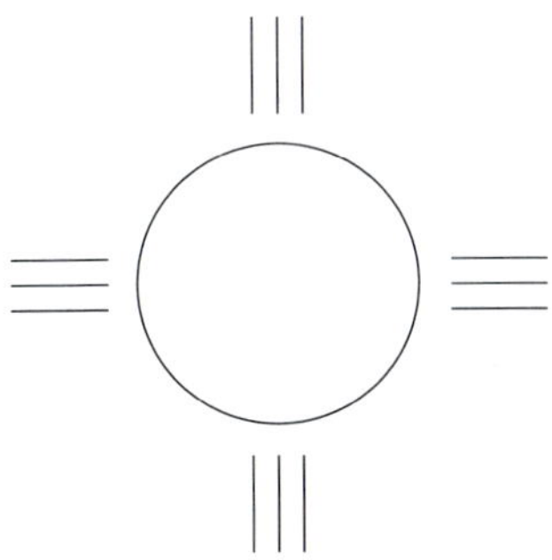

013 하드 콘택트렌즈를 피팅하기 위해서 반드시 필요기기는 다음 중 어느 것인가?

가. 각막곡률계(keratometer)	나. 시야계
다. 세극등 현미경(slit lamp)	라. 동공거리계(P.D. meter)

014 같은 굴절력의 렌즈라도 형상에 따라 장용감이 다르다. 렌즈의 휘어진 정도를 알기 위한 것과 관계가 깊은 광학기기는?

가. 두께측정기(thickness gauge)	나. 곡률반경측정기(radiuscope)
다. 정점굴절력계(lensmeter)	라. 구면계(spherometer)

정답 | 12. ② 13. 가, 다 .14 나, 라

제 76 강 시시력표 등 기타 기기

001 C−6.00D, Ax 180°의 근시성단성직난시인 사람을 등가구면 상태로 만들기 위해서 처치방법은?

① S+3.00D ② S−3.00D렌즈 장용
③ S−6.00D렌즈장용 ④ C−3.00D, Ax 180°렌즈장용
⑤ S−6.00D = C−0.50D, Ax 180°렌즈를 장용

002 다음 프리즘 중에서 색수차제거용 프리즘은?

① 사각 프리즘 ② 포로(porro)프리즘
③ 직각(right−angle)프리즘 ④ 몰색프리즘(achromatic prism)
⑤ 직시프리즘(direct vision prism)

003 원점굴절도 +2.50D의 원시인 사람의 조절력을 구하기 위하여 S+1.00D인 렌즈를 착용하고 근점 위치를 측정했을 때 근점거리가 눈앞 25 cm였다. 이 사람의 최대조절력은?

① 7.50D ② 5.50D ③ 4.00D
④ 3.50D ⑤ 6.00D

004 사용 중인 미교정 안경 S−2.00D ⊃ C−1.00D, Ax 180°에 S+1.00D ⊃ C+0.50D, Ax 90°를 추가하니 완전교정이 되었다. 새로운 처방은?

① S−0.50D = C−1.50D, Ax 180°
② S+0.50D = C−1.50D, Ax 180°
③ S−0.00D = C−0.50D, Ax 180°
④ S−1.00D = C−0.50D, Ax 90°
⑤ S−2.00D

005 다음 지역에서 자외선 반사량이 가장 적은 곳은?

① 바다 ② 들판 ③ 스키장
④ 눈썰매장 ⑤ 사막 모래땅

정답 | 1. ② 2. ④ 3. ② 4. ① 5. ②

006 일반적으로 서양인들은 동양인보다 여름철 강한 빛에 약하다. 가장 합당한 이유는?

① 동공이 커서 ② 동공이 작아서 ③ 망막시세포가 약해서
④ 홍채에 색소가 적어서 ⑤ 눈물층의 두께가 얇아서

007 S−2.00D ⊂ C−3.00D, Ax 90로 완전 교정될 근시성 복성난시안이 주경선 균형상태를 이루게 하는데 필요한 장입도수는?

① S+1.00D ② S−1.50D ③ S−2.00D
④ S−3.50D ⑤ S+3.5D

008 투영식 렌즈미터에는 없는 광학계는?

① 콜리미터 ② Reading계 ③ Eye piece계
④ Collimator계 ⑤ Telescope계

009 Lensmeter의 광학계 중 Target에서 나온 빛을 평행광선으로 변환시키는 것은?

① 확산판 ② 접안렌즈 ③ 측정렌즈
④ Collimator lens ⑤ Telescope 대물렌즈

010 시각과 관계되는 눈의 주요점은?

① 주점 ② 초점 ③ 절점
④ 정점 ⑤ 회선점

011 슬래브 업(Slab off)가공렌즈를 사용하여야 할 사람은?

① 근시
② 좌우 원용굴절력이 같은 사람이 근용 단초점렌즈를 사용하려 할 때
③ 좌우 원용굴절력이 같은 사람이 융착형 2중초점렌즈를 사용하려 할 때
④ 좌우 원용굴절력이 3D 이상 차이가 나는 부등상시가 근용 단초점렌즈를 사용하려 할 때
⑤ 좌우 원용교정굴절력이 3D 이상 차이가 나는 노인이 융착형 2중초점렌즈를 사용하고자 할 때

정답 | 6. ④ 7. ④ 8. ③ 9. ④ 10. ③ 11. ⑤

012 색각이상자에게 가장 적당한 색안경은 다음 중 어느 색인가?

① 갈색 ② 회색 ③ 노란색
④ 핑크색 ⑤ 초록색

013 정상시야에 대한 아래의 설명 중 옳은 것은?

① 중심시야는 40°이내이다.
② 시야 중심부의 Isopter는 타원형이다.
③ 나이가 많아질수록 시야는 점점 넓어진다.
④ 같은 크기로 측정하면 백색시야와 색시야의 넓이가 같다.
⑤ 시야 주변부의 Isopter는 귀쪽 방향이 가장 넓고 위쪽 방향이 가장 좁다.

014 일몰등 야간이 되면 정시도 비정시로 되는 현상의 옳은 설명은?

① 난시경향
② 원시 경향을 띠고 기계원시라고 한다.
③ 근시 경향을 띠고 기계근시라고 한다.
④ 원시 경향을 띠고 야간 원시라고 한다.
⑤ 근시 경향을 띠고 야간 근시라도 한다.

015 다음 중 틀리게 연결된 것은?

① LS – 맹인
② 0.1 – 5 m거리 0.1시표 읽음
③ FC – 50 cm거리에서 손가락 수
④ HM – 50 cm거리에서 손 움직임
⑤ 0.08 – 4 m 거리에서 0.1시표를 봤을 때

016 5 m 거리에서 폭 1.5 mm를 바라보는 시각의 크기는?

① 1도 ② 1분 ③ 1초
④ 5도 ⑤ 10분

정답 | 12. ② 13. ⑤ 14. ⑤ 15. ① 16. ②

017 검사거리 2 m용, 시력 0.1의 란돌트 고리 시표의 외경의 크기와 시표 두께는 얼마나 되겠는가?

① 3.0 mm, 0.6 mm ② 3.0 cm, 0.6 mm ③ 3.0 cm, 0.6 cm
④ 1.5 cm, 0.3 cm ⑤ 15 mm, 0.6 mm

018 눈의 최소분리역을 측정하는 것과 관계있는 것은?

① 점군시표 ② 십자시표 ③ 편광시표
④ 방사선시표 ⑤ 란돌트고리환시표

019 시표의 5분각 1분각 원리에 의해서 외경 7.5 mm를 5 m 위치에서 바라보는 시력은?

① 1.0 ② 0.1 ③ 0.5
④ 0.7 ⑤ 0.2

020 어떤 사람이 0.1의 시표를 5 m에서 인식하지 못하고 3 m에서 판독하였다. 시력은?

① 0.06 ② 0.04 ③ 0.02
④ 0.1 ⑤ 0.2

021 다음 중 시력의 표기가 옳은 것은?

① 20/20 ② 30/30 ③ 100/100
④ 200/200 ⑤ 100/20

022 그림에서 (가)는 (나)의 몇 배인가?

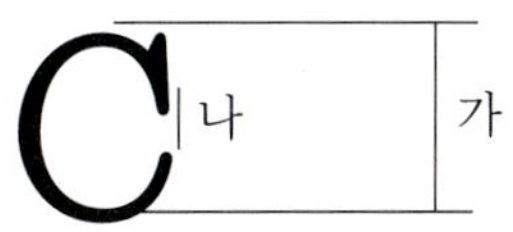

① 2.5배 ② 5배 ③ 7.5배
④ 2배 ⑤ 4배

023 망막조도의 단위는?

① cd ② sb ③ id
④ lux ⑤ rlux

024 다음 처방에 대해서 설명한 것 중 옳은 것은?
(처방 : O.D. : 0.2 (0.9 × Sph−4.00D))

① 교정시력 0.2 ② 왼쪽 눈에 대한 처방이다.
③ 교정시력이 0.9라는 뜻이다. ④ 나안시력이 0.9라는 뜻이다.
⑤ 원주렌즈가 −4.00D인 안경을 써야 한다.

025 약시경에 8 × 40 × 4 = 로 적혀있다. 여기서 40은 무엇을 나타내는가?

① 배율 ② 크기 ③ 렌즈의 밝기
④ 대물렌즈직경 ⑤ 접안렌즈 직경

026 약시경에 8 × 40 × 4 = 로 적혀있다. 여기서 4는 무엇을 나타내는가?

① 배율 ② 크기
③ 렌즈의 밝기 ④ 대물렌즈직경
⑤ 접안렌즈 직경

027 약시경에 8 × 40 × 4 = 로 적혀있다. 여기서 8은 무엇을 나타내는가?

① 크기 ② 배율
③ 렌즈의 밝기 ④ 대물렌즈직경
⑤ 접안렌즈 직경

정답 | 23. ⑤ 24. ③ 25. ④ 26. ④ 27. ②

참고문헌

1. 안경조제가공, 편집부, 대학서림
2. 안경사국시험대비 안경광학총론, 국가시험문항 연구회, 청구문화사
3. 최신안경사국가시험 예상문제, 편집부, 고문사
4. 안경사국시험문제, 편집부, 대학서림
5. 옵토메트리개론, 성풍주, 대학서림
6. 안경재료학, 강현식, 배영출판사
7. 안경학개론, 강현식, 배영출판사
8. 안기능검사, 신진아, 한미의학
9. 안광학기기, 안경광학 교재 편집위원회, 대학서림
10. 안경조제 및 가공 실기 실습, 이혜정외, 대학서림
11. 안경처방을 위한 굴절검사, 최혜정외, 월드 사이언스
12. 굴절검사, 마기중, 대학서림
13. 안경사대비 안경학, 편집부, 정문각
14. 안경조제가공학, 김혜동, 신광출판사
15. 김혜동, 안경광학중심과 동공중심의 일치에 관한 임상적 고찰, 한국안광학회지
16. 김혜동, 검사방법에 따른 수평 수직 사위량의 비교, 한국안광학회지
17. 김혜동, 한국 청년의 원거리와 근거리 수평사위에 관한 연구, 한국안광학회지
18. 김혜동, 청년들의 얼굴형태와 안경착용에 관한 연구, 한국안광학회지
19. 김혜동, 티타늄 안경테의 융제와 납땜에 관한 연구, 대구보건대학회지
20. 김혜동, 스테인레스합금 안경테의 품질향상위한 연구, 대구보건대학회지

감수자 약력 **김 혜 동**

계명대학교 이학사
계명대학교 이학박사
영남대학교 이학박사
안경원 원장 역임
한국안경광학과교수협의회의장 역임
현재 : 대구보건대학 안경광학과 교수

안경사 국가고시 대비문제집

안경조제가공학

2005년 8월 1일 초판 발행
2008년 3월 20일 개정 발행
2016년 3월 4일 개정 2판 발행
2021년 3월 4일 개정 3판 발행

감 수 자 김혜동
편 저 편집부
발 행 인 윤진영
발 행 소 도서출판 대학서림
주 소 03076 서울특별시 종로구 혜화로 2길 8
전 화 02) 744-2811~2, 763-1220
팩 스 02) 744-1210
등록번호 제1-88호

ISBN 978-89-6940-259-2 93510

값 25,000원

http://www.daihaks.com